高等学校烹饪与营养教育专业教材

赵　冬/主编

餐饮食品安全

CANYIN SHIPIN ANQUAN

中国轻工业出版社

图书在版编目（CIP）数据

餐饮食品安全/赵冬主编.—北京：中国轻工业
出版社，2024.4
高等学校烹饪与营养教育专业教材
ISBN 978-7-5184-3336-0

Ⅰ.①餐… Ⅱ.①赵… Ⅲ.①食品卫生—高等学校—
教材 Ⅳ.①R155.5

中国版本图书馆CIP数据核字（2020）第258820号

责任编辑：方 晓 吴曼曼 责任终审：许春英 设计制作：锋尚设计
策划编辑：史祖福 方 晓 责任校对：朱燕春 责任监印：张 可

出版发行：中国轻工业出版社（北京鲁谷东街5号，邮编：100040）
印 刷：三河市国英印务有限公司
经 销：各地新华书店
版 次：2024年4月第1版第1次印刷
开 本：787×1092 1/16 印张：16.5
字 数：380千字
书 号：ISBN 978-7-5184-3336-0 定价：49.00元
邮购电话：010-85119873
发行电话：010-85119832 010-85119912
网 址：http://www.chlip.com.cn
Email：club@chlip.com.cn
版权所有 侵权必究
如发现图书残缺请与我社邮购联系调换
201201J1X101ZBW

本书编写人员

主　编：赵　冬　桂林旅游学院

副主编：崔莹莹　桂林旅游学院

　　　　杜密英　桂林旅游学院

参　编：丁　捷　四川旅游学院

　　　　张宇晴　桂林旅游学院

　　　　薛　峰　桂林旅游学院

　　　　韦冯霞　桂林旅游学院

　　　　刘丽丽　桂林旅游学院

前言

PREFACE

我国餐饮业规模庞大，餐饮业收入由1952年的14.1亿元，发展到2022年的43941亿元，占国内生产总值（GDP）的3.63%，餐饮行业从业人数3588.5万人，占全国就业总人数的4.89%。如此规模庞大的产业及从业人员数量，任何一个食品安全事件，都会带来较大的社会影响。党的二十大报告将食品安全纳入国家安全体系，强调要"强化食品药品安全监管"，切实维护人民身体健康和生命安全。

当前，我国食品安全问题依然突出、形势依然严峻而复杂，餐饮食品全链条、全过程的食品安全防护措施仍有待完善。近些年，餐饮食品业态呈多样化发展、食品供应链日趋复杂，人们对食品安全也提出了新的要求，而食品安全管理是一项复杂的系统工程，迫切需要餐饮食品行业从单纯的食品卫生管理转变为主动作为的食品安全体系化管理，因此需要更多的高阶思维来应对更为复杂的食品安全问题，彻底守住食品安全底线。

目前，"餐饮食品安全"相关课程是国内烹饪与营养教育专业的核心主干课程。为了适应现代人才培养需要，培养出更多高素质的、行业急需的应用型本科人才，结合食品安全管理行业经验，我们编写了《餐饮食品安全》一书。本书以食品安全问题为基础，将食品安全学及烹饪科学有机结合，介绍了现代管理思维工具及方法在食品安全管理中的应用，并系统阐述了餐饮食品从原料采购验收、贮藏、烹调加工等关键环节的食品安全控制。学生通过学习本书，可将烹调工艺学、食品工艺学、食品安全学、食品微生物学、食品分析知识进行综合运用，通过思维训练和工程实践，培养解决复杂食品安全工程问题的能力，以保证餐饮食品的安全、营养和美味。

本书由桂林旅游学院赵冬担任主编，负责编写第一章、第三章、第五章及全书统稿工作；四川旅游学院丁捷负责编写第二章、第四章；桂林旅游学院崔莹莹、杜密英负责编写第六章、第八章；桂林旅游学院张宇晴负责编写第七章。桂林旅游学院薛峰、韦冯霞、刘丽丽也参与了本书编写。

　　本书在编写过程中，得到了桂林西麦食品股份有限公司罗宝剑、秦玉兰及正大集团南宁分公司的大力支持，在此表示感谢。

　　由于编者水平有限，书中不足之处，敬请专家和广大读者予以指出并提出宝贵意见，编者不胜感激。

编　者

2023年12月

目 录
CONTENTS

第一章 CHAPTER 1　餐饮食品安全概述

本章目标

1. 从宏观层面掌握我国餐饮食品产业及食品安全相关的基本概念。
2. 掌握食品安全管理的基本内容及方法。
3. 了解食品安全实践案例，把握餐饮食品安全现状及未来趋势。
4. 把握当前我国餐饮食品产业发展态势及面临的食品安全形势与挑战，形成"安全有我，主动担当"的责任意识。

📝 课程导入

据中国饭店协会统计，2022年全国餐饮企业数量为1221.7万家。尽管餐饮单位数量多，但规模、质量参差不齐。据国家统计局数据显示，截至2022年底，限额以上餐饮企业数量仅为4.68万家。此外，我国食品原料丰富、烹饪方式多样，加上网络订餐、共享厨房等新型餐饮业态的快速发展，餐饮企业的食品安全管理工作更为繁杂。目前餐饮业食品安全最突出的问题是生物、化学污染风险问题，表现在以下几方面：一是餐饮环境状况不佳，有的餐饮店环境卫生条件差，特别是后厨等消费者无法亲身体验的场所的卫生问题十分严重；二是从业人员操作不规范、有的没有按照合理规程操作，原料与成品交叉污染，有的健康管理欠缺、个人卫生意识缺失等；三是餐饮具消毒不到位，2018年对餐饮复用餐具抽检1247批次，不合格餐饮具240批次，合格率仅为80.8%，2022年上半年，全国四级市场监管部门对市场上销售的全部34大类食品，按法定程序和食品安全标准等规定组织食品抽样、检验，完成食品安全监督抽检237万批次，发现不合格样品5.94万批次，监督抽检不合格率为2.51%，较2021年同期上升0.17个百分点；四是违规使用餐饮用油和添加剂，一些地区和行业仍有使用回收油、罂粟壳制作火锅等情况。

针对上述问题，作为未来餐饮食品从业人员，该如何担负起食品安全管理责任？如何根据本单位经营业态特点，有效保证餐饮食品行业高质量发展？

⑫ 解决问题的思路

> 本章节所要解决的问题是理解食品安全基础概念和食品安全管理基本内容、方法，并通过了解餐饮食品产业发展态势及所面临的食品安全形势，形成自觉维护食品安全的责任意识，以期明确接下来的学习内容及计划，激发学生兴趣。

⚙ 工程任务分解

> 1. 理解食品安全的内涵并熟悉我国餐饮食品安全现状。
> 2. 能够理解食品安全管理的基本内容和方法。
> 3. 主动获取产业动态并对接市场要求，识别和汇编餐饮食品安全管理规范所需的法律条款引用手册。
> 4. 增强实践，在学中做、做中学，制订个人食品安全管理学习计划和实践计划。

📖 知识储备

"民以食为天，食以安为先。"餐饮食品卫生安全伴随人类饮食发展。早在约2500年前，《论语·乡党第十》中就提出了食品安全的"五不食"原则，"食饐而餲，鱼馁而肉败，不食。色恶，不食。臭恶，不食。失饪，不食。不时，不食。"这是我国最早记录饮食安全的文献。我国东汉著名医学家张仲景《金匮要略·下卷》中指出"……猪肉落水浮者，不可食……秽饭，馁肉，臭鱼，食之皆伤人……六畜自死，皆疫死，则有毒，不可食之……"。食品安全不仅影响到消费者对政府的信任，甚至会威胁社会稳定和国家安全。因此，探讨餐饮食品安全、降低疾病隐患、防范食物中毒，对保证人们身体健康具有十分重要的意义。

第一节　食品安全相关概念

一、食物与食品、餐饮食品

食物是人体生长发育、更新细胞、修补组织、调节机能必不可少的营养物质，也是产生热量、保持体温、进行各种活动的能量来源。食物是人体的必需营养品，没有食物，人类就不能生存。通常，人们把加工过的食物称为食品。根据《中华人民共和国食品安全法》的定义，食品是指各种供人食用或者饮用的成品和原料以及按照传统既是食品又是中药材的物品，但是不包括以治疗为目的的物品。该定义包括了食品和食物的所有内容，包括三层含义：一是指通过种植、饲养、捕捞、狩猎获得的食物，即食品原料；二是指加工后的食物，即供人食用或饮用的成品；三是指食药两用物品，是指既是食品又是药品的动植物原料，但不包括以治疗为目的的药品。

通常来讲，食品必须满足以下三个基本特性：一是营养性，是指食品能提供人体所需的营养成分和能量，满足人体的营养需要，营养性是食品的主要功能；二是感官性，是指食品具有良好的色、香、味、形和质构等属性，能够满足人们对感官的不同要求，从而发挥其增进食欲、促进消化和稳定情绪等作用；三是安全性，是指食品应对人体无毒无害，对人体健康不造成任何危害。以上三个基本属性是食品应该具备的性质，对预包装食品来讲，除以上三点外，还应满足功能性、方便性、耐贮藏运输等要求，其中方便性和耐贮藏性是食品区别于家庭及餐饮单位制作食物的根本。因此，在讨论食品安全时，应当包括所有具有食品特性的食物。

餐饮可以理解为饮食，也可以是指提供餐饮的行业或者机构，通过满足食客的饮食需求，从而获取相应的服务收入。由于在不同的地区、文化下，不同的人群饮食习惯、口味的不同，世界各地的餐饮也呈现出多样化特点，没有统一的标准。餐饮服务单位根据用餐者的订购要求，在餐饮服务单位加工场所加工成合格的、可食用或饮用的食品。根据餐饮食品的概念，食品也可以分为两种，一种是指人们为了满足自身的生理或心理需要加工制作成的可食用的食品；另一种则是指餐饮行业或者机构，为了满足食客的饮食需求，将食物加工成熟，成为具有一定色、香、味、形的食品。

二、餐饮业与餐饮服务

据《2017国民经济行业分类注释》的定义，餐饮业指通过即时制作加工、商业销售和服务性劳动等，向消费者提供食品和消费场所及设施的服务。餐饮业是提高人民生活质量的重要环节，也是开辟就业渠道、振兴经济的重要途径，而且在改善人民的生活和实现家务劳动社会化中发挥着越来越重要的作用。

为满足消费者日益追求个性化、体验化、多元化消费的趋势，在推进供给侧结构性改革的过程中，餐饮企业主动调整业态结构，探索差异化服务，创新业态形式，市场呈现多元化、多品牌拓展经营，小而精、小而美的大众餐饮品牌遍地开花，商超餐饮、婚宴、寿宴、家庭聚餐、旅游用餐等多种经营模式融合、协调发展，注重消费体验的特色餐饮、休闲餐饮、农家乐等发展势头正旺。截至2020年，全国持有食品经营许可证的餐饮服务提供者已达600多万户，正餐市场规模在全国餐饮业所占比重为67.1%，快餐所占比重为22.7%，饮料及冷饮所占比重为4.8%，其他餐饮所占比重为5.3%。正餐仍为主力业态，火锅显示出强劲发展势头，饮料及冷饮发展迅速，茶饮、咖啡等各类饮品不断融合，分类及业态界限越来越模糊。

餐饮行业是最早受互联网渗透且影响较深的行业。随着国家人口红利减少，全行业提质增效更多依靠技术进步，智能化餐厅初显端倪；信息化、互联网等新技术催生了一大批餐饮经营的新业态、新模式、新服务、新商业；跨界经营、规模生产、中央厨房的作用日益凸显，原料加工工业化、标准化、专业化、智能化、统配化成为行业新特征。从团购O2O（online to offline，即线上到线下的商业模式）开始，发展到外卖O2O、移动支付，接着互联网又在餐饮的半成品、准成品、食材采购、系统管理等方面发力，餐饮企业运用互联网、大数据、云计算等技术提高自身经营管理水平，拓展网络营销渠道，实现线上预订、线下体验的模式。据国家信息中心正式发布的《中国共享经济发展报告》（2022）显示，2022年在线外卖收入占全国餐饮业收入比重约为25.4%。

企业通过信息化管理实现有效数据集成和决策分析，增强盈利能力，扩大中央厨房服务功能，创新设立智能餐厅，支持鼓励自动烤箱、自动煮面机、自动料理机等先进厨房设备广泛投入使用，餐厅厨房进入现代化、机械化、智能化发展阶段。

在我国2021年3月发布的《食品安全国家标准 餐饮服务通用卫生规范》（GB 31654—2021）中，对餐饮服务有明确的定义：餐饮服务是指通过即时加工制作、商业销售和服务性劳动等，向消费者提供食品和消费场所及设施的服务活动。按照这一定义，向消费者所提供的食品包括加工制作的即食菜肴，也包括外部采购的以预包装食品形态的酒水、饮料等。而餐饮服务场所就包括了与食品加工、供应相关的区域，即包括了食品加工处理区和就餐区。因此，在讨论食品安全问题时，菜肴加工所需的原材料、半成品或预制菜、调味品，以预包装食品形式的酒水、饮料，以及食品加工处理和就餐环境均可能是产生食品安全风险的因素，需要统筹考虑。如餐用具的清洗、消毒和保洁等活动，可能引起食品生物性、化学性的危害等。

三、食品卫生与食品安全

食品安全关系着广大人民群众的身体健康和生命安全，关系着社会经济发展及和谐稳定。食品从种植或养殖到生产、加工、贮存、运输、销售、烹调直至餐桌整个过程中的各个环节，都有可能受到某些有毒有害物质污染，以致食品卫生质量降低或对人体造成不同程度的危害。世界各个国家都制定了相关的法律来保证食品安全。我国1979年颁布了《中华人民共和国食品卫生管理条例》，1982年颁布了《中华人民共和国食品卫生法（试行）》，1995年正式颁布了《中华人民共和国食品卫生法》，2009年6月1日起实施《中华人民共和国食品安全法》，标志着从传统"食品卫生"的概念发展到全面的"食品安全"，食品安全管理从企业管理过渡到行业管理，使我国的食品安全监督管理工作进入了一个新的发展时期。2015年10月1日起实施修订后的《中华人民共和国食品安全法》，又分别在2018年、2021年经过两次修正，被认为是"史上最严"的新《中华人民共和国食品安全法》。

食品安全是食品卫生发展的高级阶段，两者密不可分，但又有明显的区别。

1．食品安全的概念

在食品安全概念的理解上，国际社会已经基本形成共识，即食品的种植、养殖、加工、包装、储存、运输、销售、消费等活动符合国家强制标准和要求，不存在可能损害或威胁人体健康的有毒、有害物质致消费者病亡或者危及消费者及其后代的隐患。《中华人民共和国食品安全法》对食品安全的定义是："指食品无毒、无害，符合应当有的营养要求，对人体健康不造成任何急性、亚急性或者慢性危害。"

2．食品卫生的概念

食品卫生是为防止食品在生产、收获、加工、运输、储存、销售等各个环节被有害物质（包括物理、化学、微生物等方面）污染所采取的各项措施，从而保证人体健康不受损害。

3．食品安全与食品卫生的区别

在较早时人们对食品安全的认识等同于食品卫生，两者没有严格的区别。1996年世界卫生组织（WHO）在《加强国家级食品安全性计划指南》中把食品安全与食品卫生作为两个不同的概念加以区别，将食品安全解释为"对食品按其原定用途进行制作和食用时不会使消费者受害的一种担保"；将食品卫生界定为："为确保食品安全性和适合性，在食物链的所有阶段必须采取的一切条件和措施"。总之，食品卫生虽然也是一个具有广泛含义的概念，但是与食品安全相比，食品卫生无法涵盖作为食品源头的农产品种植、养殖等环节；而且从过程安全、结果安全的角度来看，食品卫生是侧重过程安全的概念，食品安全既强调过程安全、又强调结果安全，更为全面。在立法过程中曾经出现的关于法律名称的争论，即叫食品卫生法，还是叫食品安全法，绝不是简单的概念之争，而是立法理念的变革。将原来的"食品卫生法"修改为"食品安全法"，扩大了法律调整范围，不仅对食品生产、经营阶段发生的食品卫生问题进行规定，而且还涵盖了"从农田到餐桌"的全过程，对涉及食品安全的相关问题（如食品添加剂的生产经营等）都做出全面规定；并且可以在一个更为科学的体系下，用食品安全标准来统筹食品相关标准，避免之前食品卫生标准、食品质量标准、食品营养标准之间的交叉与重复。食品卫生具有针对性，食品安全更具有综合性，已成为系统工程，而不是单一的食品卫生。

总之，食品安全是一个大概念。从纵向上看，它包括了食物的种植、养殖、加工、包装、储存、运输、销售、消费等各个环节；从横向上看，它包括食品卫生、质量安全、数量安全、营养安全、生物安全和可持续性安全等。本书仅涉及食品污染及其预防、各类食品卫生及其管理、食源性疾病及其预防、食品安全风险分析和控制、食品安全监督管理等内容。

四、食品安全管理

（一）概念

食品安全管理是指政府及食品相关部门、企业在食品市场中，动员和运用有效资源，采取计划、组织、领导和控制等方式，通过对食品、食品添加剂和食品原材料的采购，食品生产、流通、销售及食品消费等过程进行有效的协调及整合，来确保食品市场内活动健康有序地开展，保证实现公众生命财产安全和社会利益目标的活动过程。

食品是维持人类健康的重要营养载体，而食品原料从初级产品到最终的食品的整个食品加工过程中，任何一个环节的半成品或成品均可能受到各种有毒有害物质的污染，进而导致人体出现急性、亚急性等疾病。为此，控制食品安全，强化企业是第一责任人的意识，需从技术、管理层面建立食品安全管理体系。从人—机—料—法—环五要素来展开说明企业如何开展食品安全管理。

（1）人，即人员 大部分食品加工操作过程都是需要人来开展的，尤其是餐饮食品加工。人体本身带有许多微生物、身上衣物附着的毛发等异物，在直接接触食品时，将污染源带给食物，从而造成一定的食品安全危害。因此，人员卫生管理，往往被列为食品安全控制的前提性方案。

（2）机，即机器设备或器皿 餐饮食品加工往往会借助器具器皿、机械设备来完成，与食品直接接触。器具在使用前后应进行有效清洁，以保证器具干净卫生，避免污染待加工的原料。此外，不同物料在加工时应选择合适的机器，做到生熟分开、不同类型原料分开，避免交叉污染。

（3）料，即食品原料 食品原料是食品加工的基础。对食品原料、食品添加剂和食品相关产品等物料的采购和使用的有效管理，是确保物料合格、保证最终食品产品安全的先决条件。食品生产者对于食品原料、食品添加剂、食品相关产品，应当查验供货者的许可证和产品合格证明；对无法提供合格证明的食品原料，应当按照食品安全标准进行检验；不得采购或者使用不符合食品安全标准的食品原料、食品添加剂、食品相关产品。

（4）法，即方法 方法对于食品安全管理的重要性不言而喻，包括食品安全管理本身的方法和为满足食品加工制作需要而进行的加工过程中的方法选择。如，新鲜的果蔬要及时进行冷藏保存，或者及时加工处理，肉类食品也要及时送入冷冻环境保藏或加工。方法要有计划性、有效性。为此，需要在实践中，不断进行方法的验证、改善的活动。

（5）环，即加工环境 餐饮食品加工对象大部分为未经包装食品，暴露在各种加工环境中，或多或少会受到环境影响。如湿热的环境促进细菌生长繁殖，容易导致食品腐败变质；下水道、排水口、地板等要及时清洁，避免微生物从这些地方钻出来或繁殖细菌等；冷菜食品或不再加热直接食用的食品需要在环境条件控制得更合适的专间进行制作。

（二）食品安全管理的基本目标

1．加快食品安全管理全球化进程

由于农产品和食品产业具有生产工业化与智能化、流通全球化及消费大众化的特点，食品安全问题不局限于某些人群或某个地区。基于此，在世界贸易组织（WTO）框架下，各国制定了动植物检疫措施和技术壁垒的协议，协调各国政府的食品安全监管工作。除了各国政府的食品安全监管及国际协调之外，市场主体在食品安全管理全球化中发挥重要作用，尤其是零售商通过供应链管理对食品质量与安全的要求为供应商设定标准。如全球良好农业规范（Global GAP）、英国零售商协会食品技术标准（BRC Food Technical Standard）、国际食品标准（International Food Standard，IFS）、食品安全体系认证（Food Safety System Certifucation）等。为从根本上解决食品安全问题，应通过标准比对、标准互认，"一处认证，处处认可"，实现不同食品安全标准之间的同轨运行，世界领先的食品生产、零售企业和餐饮等供应链服务商在2000年成立了全球食品安全倡议（GFSI）组织，在全球食品安全治理方面发挥着巨大作用。此外，食品安全被联合国列入2030年可持续发展议程目标，确保所有人全年都有安全、营养和充足的食物。2018年12月20日，联合国大会以决议的方式，将2019年以后每年的6月7日设立为世界食品安全日。

2. 强化食品生产经营者的主体责任

食品生产经营者应当向社会提供安全的食品，而食品生产经营者只有树立了较强的食品安全意识，才能自觉地遵守良好卫生规范（GHP），实施危害分析与关键控制（HACCP）食品安全管理体系，控制和消除食品安全危害，保证所生产经营食品的安全。同时，食品生产经营者应接受食品安全管理机构的监督检查，共同研究解决食品安全问题的办法或措施，消除产生食物中毒或食源性疾病的隐患，确保消费者的健康不受侵害。

3. 实行农田到餐桌整条食物链的食品安全管理

中国引进"从农田到餐桌"管理的理念较早，2022年修订的《中华人民共和国农产品质量安全法》贯彻落实党中央决策部署，按照"四个最严"的要求，完善农产品质量安全监督管理制度，做好与食品安全法的衔接，实现从田间地头到百姓餐桌的全过程、全链条监管，确保食品"最初一公里"的质量安全问题。

4. 全面推行危险性分析方法

危险性分析方法已被WTO、联合国粮食及农业组织（FAO）、WHO、国际食品法典委员会（CAC）及欧盟（EU）采纳为基本的科学方法，用于食品安全的危险评估、危险管理及危险的信息交流。欧盟及其很多成员国都建立了独立危险性评估研究所及负责危险性管理和危险性信息的部门。

5. 增加食品安全管理政策和法律的透明度

根据《实施卫生与植物检疫措施协定》的要求，应当保证所有有关的卫生规定迅速公布，并使其他利益相关国知晓。对发现的食品安全问题，不仅要迅速公开，还应保证其政策和规定制定程序的透明。

6. 食品溯源管理

食品安全溯源体系，是指在食品产、供、销的各个环节（包括种植养殖、生产、流通及销售与餐饮服务等）中，食品质量安全及其相关信息能够被顺向追踪（生产源头→消费终端）或者逆向回溯（消费终端→生产源头），从而使食品的整个生产经营活动始终处于有效监控之中。近些年国家大数据发展迅速，区块链技术在食品溯源管理中得到较好应用，保证了食品溯源管理的独立性、有效性。

（三）食品安全管理的基本内容及方法

1. 确保食用农产品的质量安全

食用农产品质量安全管理应遵守《中华人民共和国农产品质量安全法》的规定。食用农产品生产者应当按照食品安全国家标准和国家有关规定使用农药、肥料、兽药、饲料和饲料添加剂等农业投入品，严格执行农业投入品使用安全间隔期或者休药期的规定，不得使用国家明令禁止的农业投入品。禁止将剧毒、高毒农药用于蔬菜、瓜果、茶叶和中草药材等国家规定的农作物。推行无公害食品、绿色食品和有机食品认证。食用农产品在市场进行销售时应该遵守相关规定进行检验检测，保证食品无毒、无害。

2. 市场准入

食品生产经营企业首先应该取得食品生产经营许可证，生产经营的食品必须无毒、无害，符合应有的营养要求，对人体健康不造成任何急性、亚急性或者慢性危害。

3. 建立食品安全管理制度

食品生产经营企业应当建立健全食品安全管理制度，包括从原料采购、加工、储存至销售各环节均应依法从事生产经营活动。食品生产经营企业应努力采用卫生标准操作规程（sanitation standard operation procedure，SSOP）、实现良好生产规范（good manufacture practice，GMP）和危害分析与关键控制点（hazard analysis and critical control point，HACCP）等的要求。食品生产经营企业应当配备食品安全管理人员，加强对其的培训和考核，考核不过关的取消上岗资格。

4. 提高从业人员食品安全知识储备

食品生产经营企业应定期组织从业人员进行食品安全知识培训，学习食品安全法律法规、标准和相关知识，建立培训档案。建立从业人员健康管理制度，新参加工作和临时参加工作人员均要求做健康检查。从业人员做到定期体检，每日报告健康状况。患有有碍食品安全疾病的人员，不得从事接触直接入口食品的工作。

5. 建立健全食品记录制度

在食用农产品环节应做好农用投入品的使用记录，如名称、来源、用法、用量和使用日期、停用日期；动物疫病、植物病虫害发生和防治情况；食用农产品收获、屠宰、捕捞日期。原料采购环节应建立进货查验记录，如实记录食品原料、食品添加剂、食品相关产品的名称、规格、数量、生产日期或者生产批号、保质期、进货日期以及供货者名称、地址、联系方式等内容，并保存相关凭证。食品生产环节做好生产工序、设备、包装等生产关键环节的记录，如生产时间、设备名称、清洗消毒、关键限值等的记录。食品生产企业应当建立食品出厂检验记录制度，查验出厂食品的检验合格证和安全状况，如实记录食品的名称、规格、数量、生产日期或生产批号、保质期、检验合格证号、销售日期以及购货者名称、地址、联系方式等内容。原料或产品的记录和凭证保存期限不得少于产品保质期满后6个月；没有明确保质期的，保存期限不得少于2年。食品生产经营者应当按照保证食品安全的要求储存食品，定期检查库存食品，及时清理变质或者超过保质期的食品。做好产品储存环节的分类记录。

6. 建立食品安全自查制度

食品生产经营者应当定期对食品安全状况进行检查评价。生产经营条件发生变化，不再符合食品安全要求的，食品生产经营者应当立即采取整改措施；有发生食品安全事故潜在风险的，应当立即停止食品生产经营活动，并向所在地县级人民政府食品药品监督管理部门报告。

7. 做好网络食品安全监管

网络食品交易第三方平台提供者对入网销售的食品负有管理责任，应当对入网食品经营者进行实名登记，明确其食品安全管理责任；依法应当取得许可证的，还应当审查其许可证。

8. 建立食品召回制度

食品生产经营者发现其生产经营的食品不符合食品安全标准或者有证据证明可能危害人体健康的，应当立即停止生产经营，召回已经上市销售的食品，通知相关生产经营者和消费者，并记录召回和通知情况。食品生产经营者应当对召回的食品采取无害化处理、销毁等措施，防止其再次流入市场。但是，对因标签、标志或者说明书不符合食品安全标准而被召回的食品，食品生产者在采取补救措施且能保证食品安全的情况下可以继续销售；销售时应当向消费者明示补救措施。

第二节　我国餐饮食品产业

一、我国餐饮食品产业发展

"民以食为天"。食品是人类赖以生存和发展的重要物质基础。据统计，我国餐饮业规模巨大，餐饮业收入由1952年的14.1亿元，发展到2022年的43941亿元，占GDP的3.63%。据国家统计局发布的数据显示，2022年底，我国餐饮行业从业人数达到3588.5万人，占全国就业总人数的4.89%，比1978年改革开放初期餐饮业从业人数104.4万人提升了近35倍。

与此同时，餐饮业还带动了上下游产业链的发展，对种植业、养殖业、旅游业、建筑业等相关产业的发展起到了重要促进作用，极大地促进了农民增收和新农村建设，成为带动当地经济发展的重要行业。而且，餐饮业中相当一部分从业人员来自农村，大量工作岗位的提供以及农家乐的兴起，都为农民增收提供了重要途径，在脱贫攻坚中发挥了良好的作用。

餐饮业作为我国经济社会不可缺少的组成部分，作为与广大人民群众生活息息相关的产业，自改革开放以来，从小到大、从弱到强，经历了由封闭走向开放、由传统走向现代的发展过程，在行业规模、经济贡献、社会地位、国际影响等方面发生了翻天覆地的变化，不仅见证了中国的强大，也创造着属于自己的辉煌。中华人民共和国餐饮业艰苦卓绝的发展历程可总结归纳为四个发展时期。

第一个时期是1949年—1959年，通过对餐饮业进行社会主义改造、公私合营、建立合作社、产业整合、扶持帮助产业发展等手段，我国的餐饮业从解放初期的简陋弱小、凋零散落，发展到初具规模、自成体系。中华人民共和国成立后，国家完善政策法规体系，党在不同时期制订了多项政策支持餐饮业持续发展，从而推动了餐饮业稳定增长，提升了行业规范化水平，满足了人民群众日益增长的物质生活需要。

第二个时期是1959年—1978年，计划经济下的中国餐饮业，为服务社会、保证人民群众基本生活需要作出了应有贡献，但是餐饮企业在用人制度、薪资分配、服务态度等方面运营机制不够灵活，生产效率较低，当遇到自然灾害等不可抗拒的因素时，由于缺乏抗风险能力，造成行业发展缓慢，受到严重挫折。

第三个时期是1978年—2017年，改革开放时期，餐饮业实现快速发展。1980年10月7日，第一家个体经营的餐饮企业"悦宾饭馆"在北京出现，之后形成了以公有制经济为主体、多种经济成分共存的格局。连锁经营企业得到了前所未有的发展，餐饮企业扩张明显加快。1985年，我国取消了长达30多年的农产品统购派购制度，极大激发了农民的生产积极性，丰富了城市居民的"米袋子""菜篮子"。2010年，餐饮业进入互联网纪元，美团成立，在接下来2年，美团在"千团大战"中血拼存活，大众点评网站稳脚跟。2015年，两家电商服务头部公司合并，对餐饮业这个古老而又传统的行业产生了巨大的影响。2016年，中国餐饮业迎来空间集聚化、产业融合化、服务智能化、品类定制化的发展，餐饮收入35799亿元。

改革开放的第一个10年，我国基本解决了粮食短缺的问题，个体饭店、快餐业开始有所发展，人们的饮食结构发生变化，一日三餐日益丰盛。1990年10月8日，第一家麦当劳餐厅在深圳开业，自此，洋快餐加快了进入中国市场的步伐，这不仅带给我们口味上的变化，还有饮食文化、管理模式、用餐观念等的改变。在洋快餐与各国美食进驻中国后，个体饭馆和一些老字号都不同程度地受到了冲击。中国老字号餐馆不得不改良转型，在经营方式和管理模式上不断创新，才能恢复往日的风采，重新占有饮食界的一席之地。创业于明朝永乐十四年的便宜坊烤鸭店正是在这种冲击下完成了传统工艺的创新与连锁经营模式的转变，凭借着600年积淀的文化底蕴，再次将金字招牌推向一个全新水平。

改革开放的第二个10年，洋快餐快速进入中国，国内传统品牌完成改革升级。连锁经营已经成为餐饮产业扩展最快的经营模式。中国烹饪协会的统计结果显示，2004年营业额在

1000万以上的连锁餐饮企业有147家，营业额达到622.1亿元，占餐饮业营业总额的8.31%。

改革开放的第三个10年，随着对外开放的扩大、本土企业的加盟，促使餐饮产业竞争日益升级，竞争手段由价格转向品牌、竞争规模由单店转向集团、竞争范围由区域转向全国、竞争对象由国内转向国际。市场竞争的加剧、消费结构的变化，使人们的消费需求也逐渐改变，主题餐厅、休闲餐厅等新型业态不断涌现，餐饮市场更加丰富多彩。

餐饮经济持续快速发展，行业规模不断扩大。与改革开放前夕相比，我国餐饮业年营业额规模增加1万亿元以上，居民餐饮消费能力不断增强。从最初的"吃饭难"到如今"吃特色""吃健康"——中国餐饮业伴随着改革开放走过了辉煌的40余年。今天的餐饮行业已经成为我国第三产业中的支柱产业，使国人的生活水平发生了质的飞跃。

我国的餐饮行业在改革开放的四十多年间，经历了从基础薄弱开始逐步发展至今，在扩内需、促消费、稳增长、惠民生等方面起到举足轻重的作用。从市场匮乏到物质丰富，从吃饭难到吃特色，改革开放让中国餐饮业在竞争和变革中自我更新迭代，完成转型升级。

第四个时期是2017年至今，党的十九大引领餐饮业进入新时代，开启新征程。2017年10月，党的十九大确定了决胜全面建成小康社会、开启全面建设社会主义现代化国家新征程的目标。2019年我国餐饮产业在宏观经济承压形势下在稳增长、促消费、稳就业和惠民生领域发挥了重要作用，提出餐饮业要深入研判发展环境变化，以"创新""协调""绿色""开放""共享"的发展理念为指导，在"十四五"期间加快转型升级。党的二十大报告明确要求推进健康中国建设，引领餐饮食品向营养健康的高质量发展。

随着饮食的极大丰富，肥胖等困扰随之产生，人们开始寻求健康饮食。以粗粮谷物、水果蔬菜代替鸡鸭鱼肉成为人们追捧的健康饮食。人们的饮食习惯，由原来的饱餐型向营养型、新鲜型、简便型转变。人们开始重新认识传统膳食。不仅是食物的多样化，人们对就餐环境的要求也越来越高，花园式餐饮、园林式餐饮、野外餐饮以及露天餐饮都非常受欢迎。

近年来，各种家庭厨房、原生态健康主题的农庄、采摘园也成为忙碌城市人的度假首选。随着科技飞速发展，外卖行业发展如火如荼，各色饮食都可以通过网络轻松下单，快速便捷地送到顾客手中。

二、餐饮食品业态分类与特点

餐饮食品业态是指为满足不同的目标市场的饮食消费需求而形成的不同的经营形态。餐饮业态的选择主要依据餐饮业的位置空间、规模诉求、目标顾客、产品结构、店堂设施、经营方式、服务功能、技术条件等来确定。餐饮业态的内在组合要素包括目标市场、产品结构、服务方式、硬件设施、价格策略等。餐饮业态的实质是这些要素的组合，组合不同就会产生不同的效果，就会有不同的市场表现。

大众餐馆类业态。这一业态类型的餐馆主要目标市场定位为普通工薪阶层，菜单和菜式趋向大众化、家常化，价格较低、菜量大、上菜速度快，能够满足百姓的日常饮食需求。这类餐馆多分布在交通便利、流动人口多或居民区、机关、企事业团体较为集中的地区。

快餐类业态。快餐类业态可分为中式快餐和西式快餐，中式快餐以价格便宜、菜品简单、简洁实惠为特点。西式快餐则因食品可口、服务快捷、环境个性化、营销手段新颖等特点而深受年轻人和儿童的喜爱。

高档正餐类业态。此类业态也可以分为中式正餐和西式正餐。中式正餐主要是指具有鲜明菜系特征的高档次餐馆，分为国有老字号、新兴的民营餐馆。餐馆是中国饮食文化的代表和集大成者，无论是操作技艺、菜式，还是服务、环境都体现了较为浓郁的民族性和历史性，具有深厚的传统文化内涵。新兴的民营餐馆以服务周到、菜品多样、环境高档、促销灵活的特点吸引了许多高档消费群体。西式正餐主要以高层次、高收入群体为主，环境幽雅、服务细致，是喜欢西餐人士的最佳选择。

移动消费的餐饮类业态。目前的餐饮企业以坐店经营为主，为满足人们快节奏的生活方式，移动服务和移动消费的移动餐饮业态应运而生。肯德基在北京推出的汽车餐厅无疑是餐饮业态的一个新亮点。汽车餐厅可谓没有餐桌的餐厅，只要驾车人将车开到肯德基的窗口，就可以在车内完成点单、取餐、结算的过程，大大节省了消费者的购物时间。另外，食品外送服务也是移动消费的重要组成部分。移动消费市场潜伏着巨大的商机，是餐饮业重要的发展方向。

近年来，预制菜产业成为新的市场风口和推进乡村振兴建设的重要抓手，它是以农、畜、禽、水产品为原料，通过预加工或预烹调而成的预包装成品或半成品菜肴。《2023年中国预制菜产业白皮书》显示，2021年我国预制菜市场规模从2017年的超过3000亿元升至2021年的5500亿元，年复合增长率约为16.36%。2022年，我国预制菜市场增至6199亿元，已有广东等多个省份出台预制菜发展战略有关的配套政策。然而，预制菜产业快速发展的同时，由于我国预制菜行业标准不健全，食品安全仍存隐患。预制菜从原材料采购到加工再到销售的跨度较长，涉及菜品加工、冷链保鲜等多个环节。受限于冷冻保存技术，食材在长时间运输、加工过程中易出现不新鲜、腐败等问题，容易造成食品安全隐患。

第三节　餐饮食品安全现状及未来

一、餐饮食品安全现状

从远古人采集的天然生食到现在精心烹制的美食，食品安全问题一直存在于人们的生活中，尤其是随着现代社会经济的不断发展，信息获取快速便捷，食品安全问题越发多见。从根本上讲，食品安全问题的形成具有复杂性。长期以来，人们注重经济建设，忽视了生态环境建设，一些长期积累的环境问题正在食品安全领域集中显现，特别是重金属、添加剂滥用，农兽药残留超标问题尤为突出。在源头上，生产种植环境污染、农兽药过度依赖、各类添加剂大量使用等多层因素叠加，导致食品安全风险与日俱增。

食品安全整体上得到显著改善。随着我国食品安全法律法规的不断完善，监管手段在不断提升，食品安全在整体上已得到显著改善。但由于生态环境变化和市场竞争激烈，食品在原材料种植、生产加工和销售流通中依然有很多环节存在安全风险，在部分领域食品安全问题将继续存在。据统计，2022年食品监督抽检涵盖34大类食品，共计抽检6563388批次产品，不合格样品共计187572批次，不合格率为2.86%。在不合格样品中，餐饮食品的不合格率最高，为8.07%；食用农产品为3.63%；炒货食品及坚果制品为2.80%；蔬菜制品为2.37%。其中特殊医学用途配方食品样品合格率100%。在不合格项目中，农药残留超标仍然占据首位。

消费者对产品质量信任度逐步提升。由于网络信息发达，一些零星食品安全事件信息通过各种渠道快速传播，一些媒体的不实报道、直播平台的主观引导对人们产生一定误导，导致消费者对产品质量的信任度不高。截至目前，仍有很多人宁愿从国外高价购买奶粉、保健品，也不愿意尝试国产产品。但随着生产技术条件的不断提升和国家食品安全监管的规范化，我国产品质量不断提升，食品安全水平得到了大幅提升，国产货在品质上已远超进口货大量占据市场，消费者对产品质量的信心将逐步提升。

由单纯的质量安全向营养健康全面化发展。传统的食品安全问题多是由于存在违规使用食品添加剂、农药残留、兽药残留、真菌毒素和重金属等污染物超标的质量问题，影响人体健康，导致安全事故的发生。随着生活水平的不断提高，人们的理念已由原来的"吃得饱"过渡到"吃得好"，对饮食健康问题的关注越来越高。因此，食品营养学将作为食品安全中新的内容被广泛关注。《国民营养计划（2017—2030年）》中明确提出，要以改革创新驱动营养型农业、食品加工业和餐饮业转型升级，丰富营养健康产品供给，促进营养健康与产业发展融合。积极推进全民健康生活方式行动，广泛开展以"三减三健"（减盐、减油、减糖，健康口腔、健康体重、健康骨骼）为重点的专项行动。可见，食品安全已由单纯的质量安全发展为数量合格、质量达标、营养健康的新方向。

食品安全检测行业崛起。随着法律法规的不断完善，食品安全问题已初步得到改善，人们开始重视源头的控制和监测，并加大了生产和流通环节的整治。国家对食品安全监管的重视、食品质量安全监管的前沿化将拉动食品检验需求，第三方检测服务的快速发展，为食品安全检测提供了技术后盾，食品安全检测行业将迎来进一步的发展。政府政策驱动直接影响了检验检测机构仪器设备的配置，特别是政府机构的采购，使得仪器技术产业在过去的十年得到了飞速发展。分析仪器上趋向高端化、小型化、便携化、智能化，极大地促进了检测技术的发展。

国家实施食品安全行动日趋严格。2017年2月，国务院发布《"十三五"国家食品安全规划》，提出餐饮业质量安全提升工程计划，推进餐饮业实施《餐饮服务食品安全操作规范》，加强餐饮食品安全员考核，完善餐饮服务食品安全标准。

在政府监管、行业协会协调服务和社会关注的共同促进下，食品安全作为餐饮行业的底线和红线，受到全社会空前的持续高度关注。餐饮企业逐步建立健全食品安全管理制度和操作流程，加强餐饮从业人员食品安全教育和管理培训，优化餐饮经营流程，优化供应链，从机制上提高食品安全水平，坚持食品原材料采购中索证索票，建立可追溯制度，餐饮企业主动引入"明厨亮灶"工程，为消费者营造放心、安心、舒心的就餐环境；餐饮企业实现了量化等级评定，一批食品安全质量提升示范企业、示范街区正不断涌现。2020年8月，习近平总书记对坚决制止餐饮浪费、反对浪费粮食作出重要指示。全行业高度重视，认真贯彻落实习近平总书记的指示精神，从政府部署、行业倡议、标准规范、国家立法、舆论宣传、消费引导、经验交流等多方面落实餐饮业厉行节约、反对浪费工作。2021年4月，国家颁布并实施了《中华人民共和国反食品浪费法》，以立法的形式防止食品浪费，保障国家粮食安全。

二、餐饮食品安全问题的总体表现

根据《卫生部办公厅关于2010年全国食物中毒事件情况的通报》，微生物性食物中毒事件的报告起数和中毒人数最多，分别占总数的36.82%和62.10%，有毒动植物及毒蘑菇引起的食物中毒事件的死亡人数最多，占总数的60.87%；与2009年相比，不明原因食物中毒事件的报告起数和中毒人数分别增加29.41%、28.15%。通过分析餐饮行业食品安全存在的问题，其在加工经营环节中可能出现的致病因素主要为以下两个方面。

餐饮原料被污染导致餐饮食品被污染。餐饮原料成为食品要经过种植养殖、收割、加工处理、运输再烹饪加工成为食品，在这个过程中的每一个环节都可能使餐饮原料被污染，尤其是加工处理和烹饪加工这两个环节是食品污染的比较重要的环节，加工处理环节是为了去除原料本身以外的异物，有一些半成品在这个环节需要进行杀菌消毒、包装等，如果在这一环节没有做好的话会导致细菌滋生，污染食品。

贮藏不当。餐饮原料贮藏分为干货常温贮藏、冷藏、冻藏等，不同的贮藏方式用于贮藏不同的原料，一般独立设计一个空间作为干货贮藏间，通常用于一些常温贮藏的原料，比如面粉、生抽等；冷藏一般用于贮藏一些蔬菜水果或者用于冷冻解冻；冻藏一般用于贮藏肉类原料。在贮藏时应做好分类且密封好，避免原料与原料之间交叉污染；原料先进先出，防止原料过期和原料腐败变质污染其他原料。

餐饮食品安全问题导致的食物中毒流行病学特点，主要有以下几个方面。

（1）暴发性 一般潜伏期短、来势急剧，在较短时间内可有大量病人同时出现，常为集体暴发，有时则为个体散布。所有病人均有类似的临床表现，并多有急性胃肠炎症状。

患者在相同时间内均食用过同一种食物，发病范围局限于食用该种有毒食品的人群，一旦停止食用这种食物则发病立即停止。人与人间不发生直接传染，发病曲线呈突然上升以后又迅速下降，一般无传染病流行时所表现的余波，从而与肠道传染病有明显区别。

（2）地域性　不同的地域有其特有的食品或者原料，不同的原料也会出现不同的食品安全问题，如肉毒毒素中毒在我国大部分省（区）市极为少见，而新疆地区则较多发生；东北地区某些农村习惯食用"酵米面"常可引起中毒；长江下游一带多产河豚，广东、广西、福建等地多种木薯；森林山区多采食蕈类，从而形成了该地区多发此类食物中毒的客观条件。野菜中毒和农药中毒多散发于农村和市郊。

（3）季节性　食物中毒的暴发有明显的季节性，多发生于气候炎热的季节。我国中部和北部一般以5~10月较多，尤以6~10月气温高，利于微生物生长繁殖和产生毒素。有毒动植物的生长、采集或捕获亦常发于此期间，也是食物中毒事件高发的因素。如谚语"清明蔗，毒过蛇"反映了食物中毒的季节性，这是因为四月份的温湿度有利于发霉的甘蔗产生3-硝基丙酸类神经毒素。

三、餐饮食品安全控制的未来发展及最佳实践案例

（一）区块链技术在餐饮食品安全控制中的应用

餐饮食品领域由于食材来源复杂、生产方法多样、人员流动大，诸多不利因素造成了社会对食品安全信心的匮乏。解决食品安全问题和质量问题的有效途径之一是提高食品安全溯源的透明度、安全性、耐久性和完整性。现代食品安全溯源体系的主要目的是实现食品供应链的过程可感知，源头可追溯，风险可预警。目前食品安全溯源系统待解决的问题有很多，诸如信息采集过于依赖个人操作，信息搜集困难且不全面；整个供应链体系信息标准化程度不统一，难以流动；溯源系统的核心数据库，储存空间有限，易受攻击、易被篡改。基于这些问题，食品安全溯源体系无法发挥信息的潜在价值。食品安全治理过程中，食材的种植养殖、加工处理、储存运输、分销售卖、检查监管中都存在着信息不对称的问题。此外，由于市场不规范、监管不健全，溯源信息容易造假，在全国范围内推行食品溯源体系建设并非易事，面临追溯成本过高，且追溯链条不统一，不同企业或地区需要重新组合等问题。这些问题导致食品安全溯源流于形式和浮于表面。而各主体之间的利益因素和不同场景下的信息结构差异、技术条件约束、治理成本过高等问题都是食品安全溯源面临的困境。

互联网时代的到来为信息传递方式带来了新的变革，利用互联网技术建设食品安全溯源体系，保障食品安全信息，实现智慧监管，将区块链与农业溯源系统结合，是我国食品产业发展由量变到质变的关键。加上权威机构和政府机构以联盟链的形式介入，食品安全从系统中心转移到边缘，区块链技术作为第三方信任中介，去中心化、层级化，极大地降低了监管成本并提升了监管运行效率，从而保障体系安全运转，提高食品安全溯源体系公信力。

区块链所采取的布式储存使信息分流，降低了系统运行所需带宽，有效避免了资源浪费。保障体系的正常运行是联盟链中主链、副链的各个参与主体的共同责任，不依赖数字货币，且风险小。由于机械化程度高，采用机器采集标准化的数据和程序判定，避免了人工作业时参与人员选择性屏蔽对自己不利的信息，篡改食品信息。区块链具有共同维护、全员参与的特点，具备供应链内部制定规则制度、供应链外部提供安全设备和系统安全规则的优势，这些优势使得食品从种植到商品化的过程确保全程真实有效，便于追踪。在最长链原则等算法基础下，区块链有很强的容错和抗网络变换特性，这些无法篡改的信息在整个溯源体系中的存在，也侧面增强了企业对产品质量的预测、评估能力，使消费者更加放心。区块链和食品溯源系统的结合还可以避免生产者、消费者信息的过度暴露，降低维权风险。访问信息时使用的公钥无法反推出对应私钥，可防止用户的个人信息被盗用。此外，通过节约信息数据存储成本并提高其运行效率，更有效的信息流通将加强企业之间的信息交换，提升彼此可信度、简化沟通，提升了供应链整体生产效率，维护供需平衡。更进一步，该技术有助于拓宽企业融资路径，解决中小型食品企业的融资难问题，由此促进现代农业的可持续发展。

因此，互联网+区块链技术是互联网时代的新技术，它具有去中心化和可防篡改等特点，整个过程可实现匿名的机器自治和程序审核，应用在食品安全溯源体系中，能够有针对性地解决信任危机，减少资源浪费。

（二）现代食品检测技术在食品安全控制中的应用

食品检测技术是食品安全管理的重要抓手，是食品安全风险分析的基础手段，是食品安全技术监管的主要方式。随着科学技术的不断发展，食品安全检测技术在保证检测准确度和精确度的同时，正不断向着高通量化、快速化、自动分析的方向不断发展，为政府监管单位和食品企业提供更有效的方法。相比于化学检测分析行业的发展和自动化程度，传统的微生物检测方法，即配制培养基、灭菌、接种、人工观察的微生物检测方法，仍然是很多企业在日常运营中所采用的主流方法。总体而言，国内食品行业的微生物检测效率仍有较大提升空间，食品微生物检测技术需要高通量检测、数据自动化采集与分析的可落地方案。

在当前技术领域内，可用于食品污染控制与安全检测的技术方法多种多样，必须坚持检测技术方法的系统化、整体化、协同化发展方向，将现代化的食品安全检测理念融入食品污染与食品安全控制全过程，构建完善可靠的食品检测技术体系。以水果、蔬菜的有害物质残留为例，可通过化学检测技术对其残留物的类型、种类、数量等进行检测，利用专业食品检测仪器进行分析，充分估量其可能对人体造成的潜在危害，进而采取具有针对性的方法予以处理。3M公司生物荧光监测系统（MLSⅡ）采用生物荧光快速检测技术可以在较短的时间内检测出微生物污染，MLSⅡ是半自动高通量的检测方案，可在样品保温后，几十分钟内快速检测并出结果，比传统方法节约至少48h（图1-1），可实现商业无菌产品的放行，这对保存期限短的餐饮食品原料安全控制极为有利。

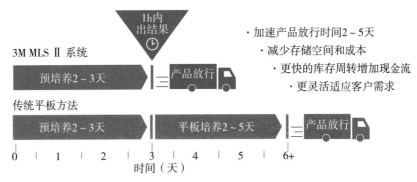

图1-1 MLS Ⅱ检测方法与传统检测方法放入流程比较

(资料来源:《食品安全最佳实践白皮书(2021—2022年)》)

(三)远程审核在食品安全控制中的应用

根据全球食品安全倡议(GFSI)认可的食品安全计划,通过内部审核和外部认证审核,对整个系统进行严格的合规性和绩效评估。为了确保食品安全管理体系在整个生产过程中的每一个步骤被规范操作和有效执行,并持续改进,包括餐饮企业在内的食品安全部门应拥有一支高度独立的审核团队,成员具有资深的审核经验,用有效的基于风险的方法协调各类审核活动。

远程审核是指当"面对面"的方法不现实或不理想时,使用技术来收集信息、与受审核方访谈等,是应对大规模流行性疾病等公共卫生、自然灾害或其他出行受限情况的发生导致审核员无法到达受审核方场所实施的审核活动。然而,远程审核对许多公司提出了新要求,为保障各工厂认证审核的连续性和有效性,远程审核实践活动的指导原则主要依据国际认证论坛(international accreditation forum)发布的《信息和通信技术(ICT)在审核中应用》及全球食品安全倡议基准。与传统现场审核相比,远程审核活动在审核策划、审核日程计划及远程审核实施方式上发生了重要改变。

虚拟审核是远程审核的特殊形式,指审核人员不在现场、对由信息技术所构建的食品生产经营虚拟场所的食品安全审核方式,包括审核策划、确认审核信息和要求、确认审核交流平台及受审方人员、制订审核日程计划、运用信息和通信技术实施审核等关键环节。

此外,远程审核成功的因素还在于审核员事先的准备、与被审核方充分地交流、远程审核期间灵活的审核安排等。

(四)基于全产业链的食品安全控制的最佳实践

某调味品公司致力于推行"从农田到餐桌"的全产业链控制管理模式,所有原料从种子、种植、加工、运输、到厂验收等环节层层把关,严格管控,确保各项食品安全指标均检验合格之后才会用于产品生产。目前有96%的原料供应来自原产地,93%的原料供应商经过严格的现场审核或驻厂监控。

1. 原材料选择方面

基于趋零风险的源头管理,对原材料供应商进行风险分级,对于高风险供应商,每年进行驻厂监控或现场审核，通过对供应商审核和培训、与供应商一起进行质量攻关等，推动持续改善，特别是对涉及食品安全风险的因素如农药残留、兽药残留、重金属超标、食品添加剂滥用等的严格管控。

该公司生产的鲜蚝均在优质内湾水域生长，选址在符合国家养殖标准的咸淡水交汇的优质水域，由该公司聘请的专业团队监督，定期对海水的含氧量、盐度、温度、酸碱度、细菌及重金属等多个水质指标进行检测，以保证作为原料的鲜蚝品质。生蚝在采收当日会经过严格筛选和处理，确保新鲜度、色泽、气味、肉质及汁液丰厚程度等均符合要求，并沿用祖传煮蚝工艺，经多个小时慢煮出鲜美蚝汁。随后将蚝汁转移到全自动化的生产线上，以自动混拌系统将原材料均匀融合，做出酱质细滑、口味一致的蚝油。

整个生产程序均由电脑严密监控，以此保证产品的质量与稳定性。同时，每一瓶蚝油均经过空瓶检测、清洗及消毒，灌注过程全自动化，经过隔筛、金属探测器检查、高温灌注、冷却及包装，最后再作抽样检验，确认合格后才可出厂。

2. 生产方面

每个生产环节都有严格的检测标准。以酱油为例，该调味品公司的酱油严选优质非转基因黄豆为原材料，采用优质曲种进行发酵，在阳光下生晒3～6个月，赋予其浓郁豉香味、红润鲜明的光泽。

该公司实行的全程管控体系共有30多道工序、200多个质量监控点，涵盖种植采购、原料运输、食品加工、分销物流等各个环节。不仅如此，该公司还培育自我原料生产基地，对土壤、种子、种植过程、农药使用进行严格控制，并取得了良好农业规范（GAP）认证，从采收、抽样、验收、加工、包装、运输等各环节严格管控。

3. 运输方面

要求供应商签署《食品保安运输保证》，所有来货必须有供方负责人签名承诺。原料装柜后进行铅封保护，确保原料真正来自被认可的供应商，且在运输过程中没有被调换。

如有一个环节出现问题，均可在2h内进行双向追溯，迅速查到问题的源头，并立即着手处理。正是这份对于食品安全的高度责任心和对质量检查一丝不苟的精神，公司产品通过了欧盟、英国、日本等主要国际市场的一致认可。

4. 质量控制方面

该公司新会检测中心于2016年正式取得中国合格评定国家认可委员会（CNAS）认可实验室资格，持续强化检测、质量监控和保障食品安全的能力；在上海启用的集团营销总部及广州分部亦设有研发中心，拥有现代化实验检测仪器，严控产品质量。

同时，该公司积极响应国家号召的"三同"工程，践行并落实同线、同标、同质的"三同"标准，按国际先进水平和标准要求生产所有内外销产品，将安全、健康、美味的食品带至全球各个角落。

总之，实现全产业链食品安全控制的企业不止这一家，餐饮食品企业作为调味品使用大户，还需要根据自身情况，制定合理的食品安全控制方案，守护好食品安全"最后一公里"。

· 本章小结 ·

本章阐述了餐饮食品、食品安全、食品卫生、食品安全管理等相关概念，介绍了我国餐饮食品产业发展历程，重点分析了餐饮食品安全问题的表现，并通过介绍当前我国食品安全控制最佳实践案例，总结了食品安全控制的基本内容及方法。

· 思考题 ·

1. 分析食品卫生与食品安全的区别及联系。
2. 食品安全控制的基本内容有哪些？
3. 餐饮食品安全问题都有哪些？
4. 作为未来食品行业从业人员，如何助力传统餐饮食品高质量发展？并谈一谈你对餐饮行业的食品安全控制思路及路径。

· 主要参考文献 ·

［1］邢颖，黎素梅，于干千. 餐饮产业蓝皮书：中国餐饮产业发展报告（2020）［M］. 北京：社会科学文献出版社，2020.
［2］张建新，沈明浩. 食品安全概论［M］. 郑州：郑州大学出版社，2011.
［3］郭利芳，乔支红，杨国斌. 餐饮食品安全［M］. 武汉：华中科技大学出版社，2021.
［4］瞿维玮. 餐饮业存在的食品安全问题及改进策略［J］. 食品安全导刊，2022（23）：25–27.
［5］赵京桥，于干千. 餐饮业高质量发展的挑战及应对［J］. 财经智库，2021，6（5）：112–125.
［6］蔡倪. 浅谈我国餐饮产业链中央厨房中预制菜的发展趋势［J］. 食品安全导刊，2021（23）：187–188.
［7］庞明，单卓歆. 餐饮产业经济发展现状研究［J］. 当代会计，2021（16）：181–183.
［8］于干千，杨遥. 中国餐饮产业生态化发展研究［J］. 粮油食品科技，2021，29（3）：1–8.
［9］莫展浩，陈心怡，杨晓仪，等. 基于HACCP研究"区块链+肉类"食品安全控制体系［J］. 现代食品，2020（14）：160–161.
［10］李馨. 全产业链模式、内部治理机制与食品安全控制［D］. 郑州：河南工业大学，2016.

第二章
CHAPTER 2
餐饮食品安全问题

本章目标

1. 认识食品污染的类型、污染途径及其预防措施。

2. 掌握并能分析食品腐败变质的原因、制订相应的预防措施。

3. 认识食源性疾病在餐饮食品安全中的危害性、严重性，掌握控制食源性疾病暴发的方法。

4. 理解对食物过敏的管控要求，能快速识别过敏原物质及其来源，并制订相应的过敏原控制措施。

5. 了解食品欺诈的类型、产生的原因，能够运用脆弱性评估控制食品欺诈行为。

6. 培养食品安全风险意识、责任意识，在分析食品安全问题过程中能秉持工匠精神。

📝 **课程导入**

食品安全关系国民健康，是社会关注的热点问题。然而，餐饮行业知名企业频频曝出食品安全问题：麻辣烫食材被老鼠咬过仍使用、某知名餐饮后厨蟑螂乱爬、蛋糕有异物、发臭肉末再利用等。餐饮食品安全事件频发，已成为企业品牌沦陷的重要方面。一方面是因为餐饮行业中食品卫生问题一直存在，如餐饮企业缺乏检测能力、企业一线员工存在食品安全意识薄弱、操作不规范等问题。另一方面，消费者食品安全意识的不断增强以及自媒体时代的到来，使企业的不规范行为得到及时曝光和高速传播。近些年来，国家出台了一系列重大政策措施，要求以"四个最严"推动食品安全工作，强调生产经营单位是食品安全第一责任人。如何守住"舌尖上的安全"是食品生产经营单位必须思考的首要问题，餐饮食品行业从业人员对食品安全问题类型、特点及来源的认识和掌握是解决食品安全问题的前提。

　　本章节主要是从认识层面开展学习活动，对食品安全问题类型、特点来源的理解是本章节学习的核心任务，在此基础上从行动层面进行能力培养，使学员能够制订相应的控制措施。

　　按照布鲁姆分类法将知识分为事实性知识（如食品污染，包括生物性、化学性和生物性污染）、概念性知识（如食品污染的定义）、程序性知识（如过敏原控制步骤，有识别、标识、管控或消除）和元认知知识（如应对复杂的餐饮单位厨房或车间条件，思考"如何识别可能存在的食品污染，并找出应对措施"这个过程的思维）。为此，针对不同的知识类型，制订相应的学习方法：对于事实性、概念性的知识学习，可以利用思维导图制作知识结构，方便个人记忆、加深理解，对于程序性知识的学习，通过案例教学或者案例实践，逐渐掌握技能；对于元认知知识学习，可以根据工程任务或学习任务条件，复盘反思，找出适合的策略方法。

🞏 工程任务分解

　　1. 理解食品污染、食品腐败变质、食品欺诈、食物过敏等食品安全问题的定义、类型、特点、产生途径，建立知识结构图。

　　2. 分析总结不同食品安全问题产生的可能原因，形成问题清单及控制措施"方案库"，方便在工程实践中应用。

　　3. 强化练习，根据工程实际案例，提出食品安全控制方案。

　　4. 塑造强烈的食品安全风险意识、责任意识，精益求精、追求卓越，并锻炼跨部门沟通能力。

🗐 知识储备

第一节　食品污染概述

　　食品污染是指在各种条件下，导致外源性有毒有害物质进入食品，或者食物本身成分发生化学变化产生有毒有害物质，从而造成食品安全性、营养性和（或）感官性状发生变化的过程。食品从原料的种植或养殖到收获、捕捞、屠宰、加工、储存、运输、销售、烹调直至餐桌整个过程中的各个环节，都有可能受到某些有毒有害物质的污染，以致降低食品营养价值和卫生质量，甚至对人体造成不同程度的危害。

一、食品污染的分类

根据污染物的性质，食品污染可分为三类。

（一）生物性污染

食品的生物性污染包括微生物、寄生虫和昆虫的污染。微生物污染主要有细菌及其毒素、真菌及其毒素以及病毒等的污染，其中细菌、真菌及其毒素对食品的污染最常见、最严重。近年来病毒污染食品安全事件也日益受到人们的关注，如轮状病毒、诺如病毒、甲型肝炎病毒和禽流感病毒等。寄生虫及其虫卵污染主要是指病人、病畜的粪便通过水体或土壤间接污染食品或直接污染食品，常见有蛔虫、绦虫、华支睾吸虫卵及旋毛虫卵等。昆虫污染主要有粮食中的螨类、蛾类、甲虫以及动物食品和某些发酵食品中的蝇、蛆等。

（二）化学性污染

食品的化学性污染涉及范围广，来源种类多。主要包括：①农药兽药的不合理使用，致其残留在食品中；②工业"三废"（废水、废渣、废气）排放，造成有毒金属和有机物污染环境，继而转移至食品，如铅、砷、镉、汞、酚等；③食品接触材料和运输工具中的有毒化学物质，在接触食品时转移至食品中；④滥用食品添加剂或使用不符合卫生要求的食品添加剂；⑤食品腌制、烟熏及高温烹调类食品中产生N-亚硝基化合物、多环芳烃、杂环胺、丙烯酰胺等；⑥掺假、制假过程中加入的物质，如在乳粉中加入三聚氰胺。

（三）物理性污染

食品的物理性污染主要有：①食品的异物污染，来自食品生产、加工、储藏、运输、销售等过程中的污染物，如粮食收割时混入的草籽，液体食品容器中的杂物，食品运销过程中的灰尘、沙石，畜禽肉中混入的皮毛、羽毛等；②食品的放射性污染，主要来自放射性物质的开采、冶炼、生产、应用及意外事故造成的食品污染。

二、食品污染的特点

食品污染具有以下特点：①污染源除了直接污染食品原料及食品外，大部分是通过食物链逐级进行富集；②造成的危害，除引起急性中毒外，更可蓄积或残留在体内，对机体造成慢性损害和潜在的威胁；③被污染的食品，除少数表现出感官性状变化外，多数不被感官所识别；④常规的冷、热处理不能达到绝对无害，尤其是非生物性污染。

三、食品污染的危害

受污染的食品除了感官性状、营养价值发生变化之外，对机体健康造成不良影响还包括急性中毒、慢性损害以及致畸、致突变和致癌作用。①急性中毒：食品被大量病原微生物及其产生的毒素或化学物质污染，进入人体后可引起急性中毒。②慢性损害：食物被某些有害物质污染，其含量虽少，但由于长期连续地通过食物进入人体，也可引起机体的慢性损害。③致畸作用：某些食品污染物在动物胚胎的细胞分化和器官形成过程中，可使胚胎发育异常。④致突变作用：食品中的某些污染物能引起生殖细胞和体细胞的突变，不论其突变的性质如何，一般认为都是这些化学物质毒性的一种表现。⑤致癌作用：目前具有或怀疑具有致癌作用的物质有数百种，而与食品污染有关的有多环芳烃类、N-亚硝基化合物、黄曲霉毒素等天然致癌物以及砷、镉、镍、铅、铬等。

四、食品污染的预防

（1）实施良好农业操作规范和卫生措施，以控制原材料安全。有效措施包括：①使用关键控制点分析的原则来分析和调查土地使用和污染危害情况；②实施化肥使用限制；③评估灌溉用水和杀虫剂的安全性；④在收获期间控制卫生条件。

（2）采用合理的食品加工技术和烹调方法。清洗、去皮和炖煮可以减少食物中的污染物，可有效减少污染物的形成。食品的pH制约微生物的生长，控制食品加工过程中的化学反应。当pH<4.6时，病原菌的生长受到抑制，酸性条件不利于美拉德反应。

（3）加强食品污染物风险监测并制定合理的限量标准。对于新发现的食品污染物应开发有效的检测方法，应对新出现的污染物进行风险评估，以制定合理的管理制度。政府和有关部门要建立健全食品质量安全监管机制和标准。

第二节 食品的生物性污染

一、微生物污染

污染食品的微生物按其对人体的致病能力，可分为三类。①致病性微生物，可直接对人体致病并造成危害，包括致病性细菌和细菌毒素、人畜共患传染病病原菌和病毒、产毒真菌和真菌毒素；②相对致病性微生物，即通常条件下不致病，在一定条件下才有致病力的微生物；③非致病性微生物，在自然界分布非常广泛，其中有许多是引起食品腐败变质和卫生质量下降的主要原因。

（一）细菌污染

食品中存活的细菌只是自然界细菌中的一部分，在食品卫生学上被称为食品细菌，其中绝大多数是非致病菌，它们往往与食品出现特异颜色、气味、荧光、磷光以及相对致病性有关，是评价食品卫生质量的重要指标，也是研究食品腐败变质的原因、过程和控制方法的主要对象。

1. 食品中常见的细菌

按细菌属性分为革兰氏阳性菌和革兰氏阴性菌，革兰氏阳性菌有微球菌属（*Micrococcus*）、葡萄球菌属（*Staphylococcus*）、芽孢杆菌属（*Bacillus*）、梭状芽孢杆菌属（*Clostridium*）、乳杆菌属（*Lactobacillus*）；革兰氏阴性菌有假单胞菌属（*Pseudomonas*）、黄单胞杆菌属（*Xanthomonas*）、肠杆菌科（Enterobacteriaceae）、弧菌属（*Vibrio*）、黄杆菌属（*Flavobacterium*）、嗜盐杆菌属（*Halobacterium*）、嗜盐球菌属（*Halococcus*）。

2. 食品中的细菌菌相

将共存于食品中的细菌种类及其相对数量的构成称为食品的细菌菌相，其中相对数量较多的细菌称为优势菌。细菌菌相，特别是优势菌决定了食品在细菌作用下发生腐败变质的程度与特征。

食品的细菌菌相可因污染细菌的来源、食品本身的理化特性、所处环境条件和细菌之间的共生与抗生关系等因素的影响而不同，所以可根据食品的理化性质及其所处的环境条件预测食品的细菌菌相。如常温下放置的肉类，早期常以需氧的芽孢杆菌、微球菌和假单胞菌污染为主；随着腐败进程的发展，肠杆菌会逐渐增多；中后期变形杆菌会占较大比例。而食品腐败变质引起的变化也会由于食品细菌菌相及其优势菌种的不同而出现相应的特征，因此，检验食品细菌菌相又可对食品腐败变质的程度及特征进行估计，如需氧的芽孢杆菌、假单胞菌、变形杆菌等主要分解蛋白质，分解脂肪的细菌主要为碱性杆菌等。

3. 细菌污染的评价指标

反映食品卫生质量的细菌污染指标有两个：一是菌落总数，二是大肠菌群。

（1）菌落总数及其食品卫生学意义　菌落总数是指在被检样品的单位质量（g）、体积（mL）内，在严格规定的条件下（培养基及其pH、培育温度与时间、计数方法等）培养所形成的细菌菌落总数，以菌落形成单位（colony-forming unit，CFU）表示。

菌落总数的卫生学意义包括两方面：一是作为食品被细菌污染程度，即清洁状态的标志。在许多国家的食品卫生标准中常采用这一指标，我国也制定了许多食品的菌落总数指标。二是可用于预测食品的耐保藏性。食品中细菌在繁殖过程中可分解食物成分，一般来讲，食品中细菌数量越多，食品腐败变质的速度就越快。例如，当鱼的菌落总数为10^5 CFU/cm²时，在0℃条件下可保存6天；而菌落总数为10^3 CFU/cm²时，同样条件下可保存至12天。

（2）大肠菌群及其食品卫生学意义　大肠菌群可以作为食品卫生质量的鉴定指标。大肠菌群指在一定培养条件下能发酵乳糖、产酸产气的需氧和兼性厌氧革兰氏阴性无芽孢杆菌。食品中大肠菌群的数量可用两种方式表示，当食品中大肠菌群含量较低时，采用相当于每g（mL）食品中大肠菌群的最可能数（MPN）来表示。当食品中大肠菌群含量较高时，采用平板计数法培养后的大肠菌群的菌落数，结果表示为每g（mL）样品中大肠杆菌的菌落数，即CFU/g（mL）。大肠菌群的卫生学意义也包括两个方面：一是作为食品受到人与温血动物粪便污染的指示菌，因为大肠菌群都直接来自人与温血动物粪便；二是作为肠道致病菌污染食品的指示菌，因为大肠菌群与肠道致病菌来源相同，且在一般条件下大肠菌群在外界生存时间与主要肠道致病菌是一致的。

（二）真菌及其毒素污染

1．真菌及其毒素概述

（1）真菌及其毒素的定义　真菌是一类不含叶绿素，无根、茎、叶分化，具有细胞壁的真核细胞型微生物。真菌毒素主要是指真菌在其所污染的食品中产生的有毒代谢产物。人和动物一次性摄入含大量真菌毒素的食物常会发生急性中毒，而低剂量长期摄入含真菌毒素的食物则会导致慢性中毒，甚至对人体产生致癌、致畸和致突变作用。

（2）真菌产毒的特点　真菌产毒主要有以下几个特点。

①真菌产毒只限于少数的产毒真菌，而产毒菌种中也只有一部分菌株产毒。

②同一产毒菌株的产毒能力有可变性和易变性。

③产毒菌种产生真菌毒素不具有严格的专一性，即一种菌种或菌株可以产生几种不同的毒素，而同一真菌毒素也可由几种真菌产生。

④产毒真菌产生毒素需要一定的条件。

⑤耐高温、无抗原体，主要侵害实质器官。

（3）真菌产毒的条件　真菌产毒需要适宜的条件，具体有以下5个方面。

①基质（营养成分）：一般来说，营养丰富的食品其真菌生长的可能性大，真菌在天然食品上比在人造培养基上更易繁殖。

②水分：食品中的水分对真菌的繁殖与产毒有重要作用。

③湿度：在不同的相对湿度中，易于繁殖的真菌不尽相同。

④温度：不同种类的真菌其最适温度不一样。大多数真菌繁殖最适宜的温度为25～30℃，在0℃以下或30℃以上时，其产毒能力有所减弱或消失。

⑤通风情况：大部分真菌繁殖和产毒需要有氧条件，但毛霉、庆绿曲霉是厌氧菌，并可耐受高浓度的CO_2。

（4）主要产毒真菌及主要真菌毒素。

①主要产毒真菌。目前已知的产毒真菌主要有以下几种。

曲霉属（*Aspergillus*，*A*）：曲霉在自然界分布极为广泛，对有机质分解能力很强，有些菌种如黑曲霉（*A. niger*）等被广泛用于食品工业。曲霉属中可产生毒素的菌种有黄曲霉（*A. flavus*）、赭曲霉（*A. ochraceus*）、杂色曲霉（*A. versicolor*）等。

青霉菌属（*Penicillium*，*P*）：青霉分布广泛，种类很多，经常存在于土壤、粮食和果蔬上。有些菌种能产生多种酶及有机酸，具有很高的经济价值。另一方面，青霉可引起果蔬、谷物及食品的腐败变质，有些菌种还可产生毒素，包括岛青霉（*P. islandicum*）、橘青霉（*P.citrinum*）、黄绿青霉（*P. citreoviride*）等。

镰刀菌属（*Fusarium*，*F*）：镰刀菌属包括的菌种很多，其中大部分是植物的病原菌，并能产生毒素，包括禾谷镰刀菌（*F. graminearum*）、梨孢镰刀菌（*F. poae*）、拟枝孢镰刀菌（*F. sporotrichioides*）等。

其他真菌：如绿色木霉（*Trichoderma viride*）、漆斑菌属（*Myrothecium toda*）、黑色葡萄状穗霉（*Stachybotus corda*）等。

②主要真菌毒素。目前已知的真菌毒素大约有200种，一般按其产生毒素的主要真菌名称来命名。比较重要的真菌毒素有黄曲霉毒素、赭曲霉素、杂色曲霉毒素、岛青霉素、黄天精、环氯素、展青霉素等。

（5）真菌污染的危害　真菌污染食品后，在基质及环境条件适宜时，首先可引起食品的腐败变质，不仅可使食品失去原有色泽、产生霉味等异味，导致食用价值降低，甚至完全不能食用，而且还可使食品原料的加工品质下降，如出粉率、出米率、黏度等降低。其中，粮食类及其制品被真菌污染而造成的损失最为严重。真菌污染食品的程度以及被污染食品卫生质量的评定可从真菌污染度和真菌菌相构成两个方面进行。

真菌毒素是农产品的主要污染物之一，人畜进食被其污染的粮食和饲料可导致真菌毒素中毒。真菌的大量生长繁殖与产生毒素是真菌毒素中毒的前提，这需要一定的条件，特别是温度、湿度、易于引起中毒的食品在人群中被食用情况及饮食习惯等。所以真菌毒素中毒可表现出较为明显的地方性和季节性，甚至有些中毒可具有地方病的特征。真菌毒素中毒的临床症状表现多种多样，较为复杂。有因短时间内摄入大量真菌毒素引起的急性中毒，也有因少量长期摄入含有真菌毒素的食品而引起的慢性中毒，可表现为诱发肿瘤、造成胎儿畸形和引起体内遗传物质发生突变等。

2. 常见的真菌毒素

（1）黄曲霉毒素　黄曲霉毒素（aflatoxin，AF）是黄曲霉或寄生曲霉产生的一类代谢产物。寄生曲霉的所有菌株都能产生AF，而黄曲霉只有某些菌株能产生AF。在我国寄生黄曲霉很罕见，黄曲霉是我国粮食和饲料中常见的真菌。AF因其极强的毒性和致癌性，而受到广泛关注。

①化学结构及性质。AF是一类结构类似的化合物，相对分子质量是312～346，其基本结构都有二呋喃和香豆素（邻氧萘酮），在紫外线照射下都产生荧光，根据荧光颜色及其分子结构分别命名为B_1、B_2、G_1、G_2、M_1、M_2等，其中B_1、B_2呈蓝色，G_1呈绿色，G_2呈蓝绿色，M_1呈蓝紫色，M_2呈紫色，其化学结构式见图2-1。

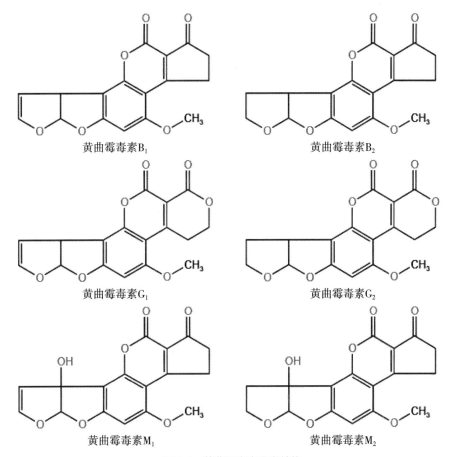

黄曲霉毒素B₁　　　　　　　　　　　　　黄曲霉毒素B₂

黄曲霉毒素G₁　　　　　　　　　　　　　黄曲霉毒素G₂

黄曲霉毒素M₁　　　　　　　　　　　　　黄曲霉毒素M₂

图2-1　黄曲霉毒素化学结构

AF耐高温，在280℃时发生裂解。AF在水中溶解度很低，几乎不溶于水，能溶于油脂和甲醇、丙酮、氯仿等多种有机溶剂，但不溶于石油醚、乙烷和乙醚中。

②代谢途径与代谢产物。AFB₁进入体内后主要在肝脏代谢，在肝细胞微粒体混合功能氧化酶系的催化下，AFB发生羟化、脱甲基和环氧化反应。AFM₁是AFB₁在肝微粒体酶催化下的羟化产物，最初在牛乳、羊乳中发现。

③产毒条件和对食品的污染　黄曲霉生长产毒的温度范围是12~42℃，最适产毒温度为25~33℃，最适水分活度值为0.93~0.98。AF主要污染粮油及其制品，其中以玉米、花生和棉籽最易受到污染，其次是稻谷、小麦、大豆等。

④毒性。毒性可以分为急性毒性、慢性毒性、致癌性三类。AF有很强的急性毒性，也有明显的慢性毒性与致癌性。AF对肝脏有特殊亲和性，具有较强的肝脏毒性并有致癌作用。

⑤预防措施。包括以下几个方面。

食物防霉：是预防食品被AF污染的最根本措施。要利用良好的农业生产工艺，从田间开始防霉。首先要防虫、防倒伏；在收获时要及时排除霉变玉米棒。在粮食收获后，必须迅速将水分含量降至安全水分以下。不同粮粒的安全水分含量不同，如一般粮粒的水分含量在13%以下，玉米在12.5%以下，花生仁在8%以下时，真菌即不易繁殖。粮食入仓后，要保持粮库内干燥，注意通风。有些地区使用各种防霉剂来保存粮食，但要注意其在食品中的残留及其本身的毒性。选用和培育抗霉的粮豆新品种将是今后防霉工作的一个重要方面。

去除毒素法：对花生、玉米等通过挑选霉粒去除毒素；将受污染的大米加工成精米，可降低毒素含量；油脂精炼过程中，AF与NaOH反应，其结构中的内酯环被破坏形成香豆素钠盐，后者能溶于水，故加碱后再用水洗可去除毒素。但此反应具有可逆性，香豆素钠盐遇盐酸可重新生成AF，故水洗液应妥善处理；也可以在含毒素的植物油中加入活性白陶土或活性炭等吸附剂，搅拌静置，毒素可被吸附而去除；利用AF在紫外光照射下不稳定的性质，可用紫外光照射去毒，此法对液体食品（如植物油）效果较好，而对固体食品效果不明显。此外，在一定的氨气压力和72～82℃状态下，谷物和饲料中98%～100%的AF会被除去，并且使粮食中的含氮量增加，同时不会破坏赖氨酸。

制定食品中AF限量标准：限定各种食品中AF含量是降低AF对人体危害的重要措施，我国《食品安全国家标准 食品中真菌毒素限量》（GB 2761—2017），规定了食品中黄曲霉毒素B_1、黄曲霉毒素 M_1限量指标。食品生产和加工者均应采取控制措施，使食品中真菌毒素的含量达到最低水平。

（2）赭曲霉毒素　赭曲霉毒素包括赭曲霉毒素A、赭曲霉毒素B、赭曲霉毒素C和赭曲霉毒素D等至少7种结构相似的真菌代谢产物。其中赭曲霉毒素A（ochratoxin A，OTA）是已知毒性较强的物质，可由赭曲霉、洋葱曲霉、鲜绿青霉、圆弧青霉、变幻青霉等产生。

OTA的急性毒性很强，大鼠经口半数致死量LD_{50}为20～30mg/kg。动物中毒的靶器官主要为肾脏和肝脏，可见到肾曲管上皮细胞萎缩、间质细胞纤维化及肾小球玻璃样变等；肝脏可见脂肪变性及肝细胞透明样变、点状坏死及灶状坏死等。大鼠和仓鼠实验发现赭曲霉毒素还具有胚胎毒性和致畸性，一些动物实验显示，OTA还是一种肾脏致癌物。

赭曲霉毒素主要污染玉米、大豆、可可豆、大麦、柠檬类水果、腌制火腿、花生、咖啡豆等。我国食品安全国家标准GB 2761—2017中规定谷类、豆类及其制品、烘焙咖啡和咖啡豆中OTA的限量为5.0μg/kg，速溶咖啡的限量为10.0μg/kg，葡萄酒的限量为2.0μg/kg。

（3）展青霉素　展青霉素是一种由扩展青霉、荨麻青霉、细小青霉、棒曲霉、土曲霉和巨大曲霉以及丝衣霉等多种真菌产生的有毒代谢产物。展青霉素可存在于霉变的面包、香肠，以及香蕉、梨、菠萝、山楂、葡萄和桃子等水果，苹果汁、苹果酒中。

展青霉素对小鼠经口LD_{50}为35mg/kg。小鼠中毒死亡的主要病变为肺水肿、出血，肝、脾、肾淤血，中枢神经系统亦有水肿和充血。鸡胚实验表明展青霉素有致畸作用。日本曾发生展青霉素污染饲料引起的奶牛中毒事件，主要表现为上行性神经麻痹、脑水肿和灶性出血。展青霉素的致癌作用尚需进一步研究。

预防展青霉素中毒的首要措施仍然是防霉。我国食品安全国家标准GB 2761—2017中规定山楂、苹果及其制品（果丹皮除外）、以山楂或苹果为原料制成的饮料和酒类中展青霉素的限量为50μg/kg。

（三）食品的腐败变质

食品腐败变质是指食品受到各种内外因素的影响，造成其原有化学性质或物理性质和感官性状发生变化，降低或失去其营养价值和商品价值的过程；或指食品在一定环境因素影响下，由以微生物为主的多种因素作用下所发生的使食品失去或降低食用价值的一切变化，包括食品成分和感官性质的各种变化。

1. 食品腐败变质的因素

食品腐败变质是以食品本身的组成和性质为基础，在环境因素影响下，主要由微生物的作用引起；是食品本身、环境因素和微生物三者互为条件、相互影响、综合作用的结果。

（1）微生物　这是食品发生腐败变质的重要原因。在食品腐败变质过程中起重要作用的是细菌、霉菌和酵母菌，但一般情况下细菌更占优势，且大多数为非致病菌。

分解蛋白质而使食品变质的微生物，主要是细菌、霉菌和酵母菌，它们多数是通过分泌胞外蛋白酶来完成的。绝大多数细菌都具有分解糖类的能力，特别是利用单糖的能力，某些细菌能利用有机酸或醇类；多数霉菌都有分解简单碳水化合物的能力，能够分解纤维素的霉菌并不多；大多数酵母菌有利用有机酸的能力。有的微生物能分泌脂肪酶，可使脂肪水解为甘油和脂肪酸。一般来讲，对蛋白质分解能力强的需氧性细菌，大多数也能同时分解脂肪。能分解脂肪的霉菌比细菌多，在食品中常见的有曲霉、白地霉、戴氏根霉、娄地青霉和芽枝霉等。酵母菌分解脂肪的菌种不多，主要为解脂假丝酵母菌，这种酵母菌对糖类不发酵，但分解脂肪和蛋白质的能力却很强。

（2）食品本身的组成和性质。

①食品中的酶。食品本身就是动植物组织的一部分，在宰杀或收获后一定时间内其所含酶类要继续进行一些生化过程，如新鲜的肉的后熟作用，粮食、蔬菜、水果的呼吸作用等，可引起食品组成成分的分解，加速食品的腐败变质。

②食品组分。主要包括以下几种。

水分：食品中的水分以游离水和结合水两种形式存在。食品中微生物的生长繁殖所需要的水取决于水分活度（water activity，Aw），通常用Aw来表示食品中可被微生物利用的水，每一种微生物在食品中生长繁殖都有其最低的Aw要求。如细菌生长所需的Aw大于0.9。

营养成分：食品中含有蛋白质、碳水化合物、脂肪、矿物质、维生素等，是微生物良好的培养基。

抑菌成分：有些食品含有天然抑菌物质，如鲜乳中的乳铁蛋白、鸡蛋清中的溶菌酶、草莓和葡萄皮中存在的酚类化合物等，在一定时间内可起到某种程度的防腐保鲜作用。

③食品的理化性质。主要包括以下几方面。

酸碱度（pH）：食品中pH的高低可改变微生物细胞膜的电离状况，从而影响其对营养物质的吸收；可改变微生物体内多种酶系的活动，影响其代谢，故可限制微生物生长。大多数细菌在pH为7.0左右生长最好，少数细菌在pH为4.0以下也能够生长。

渗透压：渗透压与微生物的生命活动有一定的关系。如将微生物置于低渗溶液中，菌体吸收水分发生膨胀，甚至破裂；若置于高渗溶液中，菌体则发生脱水，甚至死亡。

生物结构：有些食品具有的外层结构可以抵御微生物的侵袭和破坏，如果实、种子、禽蛋等的外壳。

④环境因素。如温度、氧气、湿度等。

温度：根据微生物对温度的适应性，可将微生物分为嗜冷、嗜温、嗜热三大类。嗜冷菌最适宜生长温度为-10～20℃，嗜温菌为20～45℃，嗜热菌一般在≥45℃的条件下生长。真菌生长温度范围较细菌广，如酵母菌在0～45℃条件下可以生长。

氧气：微生物有需氧型、厌氧型和兼氧型三种类型。

湿度：环境相对湿度对食品水分活度和食品表面微生物生长有较大的影响。

⑤食物的状态。外观完好无损的食品，可抵御微生物的入侵；食品胶态体系的破坏、不饱和脂肪酸、色素、芳香物质等的变化均可引起食品色、香、味、形的改变。

2. 食品腐败变质的化学过程

（1）食品中蛋白质的分解　畜、禽、鱼、蛋和大豆及其制品等富含蛋白质的食品，主要是以蛋白质的分解为其腐败变质的特性。食物中的蛋白质在微生物的蛋白酶和肽链内切酶等作用下可分解形成氨基酸及其他含氮的低分子物质再通过脱羧基、脱氨基等作用，形成多种腐败产物。在细菌脱羧酶的作用下，酪氨酸、组氨酸、赖氨酸和鸟氨酸分别生成酪胺、组胺、尸胺及腐胺，后两者均具有恶臭气味。在微生物脱氨基酶的作用下，氨基酸脱去氨基生成氨，脱下的氨基与甲基构成一甲胺、二甲胺和三甲胺；又可脱掉氨基形成甲基吲哚而具有粪臭味；含硫的氨基酸在脱硫酶的作用下可脱掉硫产生具有恶臭味的硫化氢。

（2）食品中脂肪的酸败　易发生脂肪酸败的食品主要是食用油及油脂含量高的食品，脂肪的腐败程度受脂肪酸的饱和程度、紫外线、氧气、水分、天然抗氧化物质、食品中微生物的脂肪酶等多种因素的影响。油脂酸败的化学过程复杂，主要是经水解与氧化，产生相应的分解产物。在酸败过程中所形成的醛、酮和某些羧酸使得油脂带有特殊的刺激性气味，即所谓的"哈喇"气味。

（3）碳水化合物的分解　含有较多碳水化合物的食品主要是粮食、蔬菜、水果和糖类及其制品，这类食品腐败变质时，主要是碳水化合物在微生物或动植物组织中酶的作用下，经过产生双糖、单糖、有机酸、醇、醛等一系列变化，最后分解成二氧化碳和水。这个过程的主要变化是食品的酸度升高，并带有甜味、醇类气味等。

3．食品腐败变质的判别指标

食品腐败变质的鉴定一般采用感官、物理、化学和微生物四个方面的指标。

（1）感官鉴定　食品的感官鉴定是指通过视觉、嗅觉、触觉、味觉等人的感觉器官对食品的组织状态和外在的卫生质量进行鉴定。食品腐败初期产生腐败臭味，发生颜色的变化（褪色、变色、着色、失去光泽等），出现组织变软、变黏等现象，都可以通过感官分辨出来，如通过嗅觉可以判断出食品极轻微的腐败变质。

（2）物理指标　食品的物理指标主要是根据蛋白质、脂肪分解时低分子物质的量的变化，可测定食品浸出物的量以及浸出液电导率、折射率、冰点、黏度等指标。

（3）化学指标　微生物的代谢可引起食品化学组成的变化，并产生多种腐败性产物，直接测定这些腐败产物的量就可作为判断食品质量的依据。

①挥发性盐基总氮：挥发性盐基总氮（total volatile basic nitrogen，TVBN）指食品水浸液在碱性条件下能与水蒸气一起蒸馏出来的总氮量，即在此种条件下能形成氨的含氮物的量。

②三甲胺：三甲胺是季胺类含氮化合物经微生物还原产生的，新鲜鱼虾等水产品和肉中没有三甲胺。三甲胺主要用于判定鱼、虾等水产品的新鲜程度。

③组胺：食品发生腐败变质时，细菌中的组氨酸脱羧酶可使鱼贝类的组氨酸脱去羧基生成组胺。当鱼肉中的组胺含量超过200mg/100g，就可引起人类过敏性食物中毒。

④其他化学指标：K值、pH、过氧化值和酸价等。

（4）微生物检验　食品微生物学的常用检测指标为菌落总数和大肠菌群。对食品进行微生物检验是判定食品生产的一般卫生状况以及食品卫生质量的一项重要依据。

4．食品腐败变质的处理

食品腐败变质时，首先是感官性状发生改变，其次是食品营养成分分解，营养价值严重降低；再者，腐败变质食品必然是受到大量微生物的严重污染，这样就有可能存在致病菌和产毒真菌，可引起人体的不良反应，甚至中毒。如某些鱼类腐败后产生的组胺与酪胺可引起人体过敏反应、血压升高；脂质过氧化分解产物刺激胃肠道而引起胃肠炎，食用酸败的油脂引起食物中毒；腐败的食品还可为亚硝胺类化合物的形成提供大量的胺类（如二甲胺）；有机酸类和硫化氢等一些产物虽然在体内可以进行代谢转化，但如果在短时间内大量摄入，也会对机体产生不良影响。

因此，对食品的腐败变质要及时准确鉴定，并严加控制。这类食品的处理必须以确保人体健康为原则，其次也要考虑具体情况。如单纯感官性状发生变化的食品可以加工处理，部分腐烂的水果蔬菜可拣选分类处理，轻度腐败的肉、鱼类，通过煮沸可以消除异常气味等，但明显发生腐败变质的食物应该坚决废弃。

5．食品腐败变质的控制措施

食品保藏的基本原理是改变食品的温度、水分、氢离子浓度、渗透压以及采用其他抑菌杀菌的措施，将食品中的微生物杀灭或减弱其生长繁殖的能力，以达到防止食品腐败变质的目的。

（1）食品的化学保藏 食品化学保藏常见的有盐腌法、糖渍法、酸渍法、防腐剂保藏等。盐腌法和糖渍法通过提高渗透压，使得微生物菌体原生质脱水、收缩、凝固、与细胞膜脱离，从而使微生物死亡。酸渍法是利用提高氢离子浓度来实现防腐。防腐剂用于抑制或杀灭食品中引起腐败变质的微生物，如脱氢乙酸钠、乳酸链球菌素等。

（2）食品的低温保藏 低温可以降低酶的活性和食品内化学反应速率，降低微生物生长繁殖速度，因此食品的低温保藏可以防止或减缓食品的变质，在一定的期限内，可较好地保持食品的品质。低温保藏可分为冷藏和冷冻两种方式。冷藏温度一般设定在-1～8℃范围内，冷冻温度一般在-18℃以下。

（3）食品的加热杀菌保藏 高温使微生物体内酶、脂质体和细胞膜破坏，原生质构造中呈现不均一状态，以致蛋白质凝固，细胞内一切反应停止，从而达到保藏的目的。食品加热杀菌的方法主要有常压热杀菌（如巴氏杀菌）、加压热杀菌、超高温瞬时杀菌和微波杀菌等。常压热杀菌即加热温度控制在100℃及以下，常用于液态食物消毒。加压热杀菌通常的温度为100～121℃，常用于肉类制品、中酸性、低酸性罐头食品的杀菌。超高温瞬时杀菌是在封闭的系统中加热到120℃以上，持续几秒钟后迅速冷却至室温的一种杀菌方法。

（4）食品的干燥脱水保藏 食品干燥保藏的机制是降低食品水分含量到一定的范围，以抑制腐败微生物的生长，使食品在常温下长期保藏。食品干燥、脱水方法主要有自然干燥（日晒、阴干）、对流干燥、喷雾干燥、减压蒸发、冷冻干燥等。生鲜食品干燥和脱水保藏前，一般需破坏其酶的活性，最常用的方法是热烫（亦称杀青、漂烫）或硫黄熏蒸（主要用于水果）。肉类、鱼类及蛋干燥时常发生褐变，可添加酵母菌或葡萄糖氧化酶处理或除去肝糖原再干燥。

（5）食品辐照保藏 目前使用的辐照源主要有 ^{60}Co 和 ^{137}Cs 产生的 γ 射线，以及电子加速器产生的低于10 MeV的电子束。

二、寄生虫污染

寄生虫是需要宿主才能生存的生物，生活在宿主体表或其体内。能通过食品感染人体的寄生虫称为食源性寄生虫。人类因生食或半生食含有感染期寄生虫的食品而感染的寄生虫病，称为食源性寄生虫病。食源性寄生虫病是人畜共患寄生虫病。

寄生虫病的传播途径主要是感染了寄生虫的人和动物，如患者、带虫者、转续宿主、保虫宿主和病畜，通过粪便排出成虫或虫卵，污染水和土壤，进而使家禽、水产品、蔬菜等食品受到污染。

食品中常见的污染食品的寄生虫：主要有绦虫（包括囊尾蚴）、旋毛虫、肝片吸虫、布氏姜片吸虫、弓形虫、华支睾吸虫、横川后殖吸虫、异形吸虫等，蛔虫等也可通过食品进入人体。其中囊尾蚴、旋毛虫、肝片吸虫、弓形虫等常寄生于畜肉中，鱼贝类中常见的寄生虫有华支睾吸虫、阔节裂头绦虫、猫后睾吸虫、横川后殖吸虫、异形吸虫、卫氏并殖吸虫、有棘颚口线虫、无饰线虫等，而布氏姜片吸虫则常寄生于菱角、茭白、荸荠等水生植物的表面，蔬菜、瓜果则可引起蛔虫病的传播，生食鱼片（生鱼干）则易得肝片吸虫病。

预防寄生虫污染的主要原则：①煮熟煮透，由于寄生虫不耐热，煮熟煮透可以有效预防寄生虫病；②保持清洁的水源和原料；③做好动物检验检疫，识别并不使用死因不明的动物原料；④做好个人卫生。

三、昆虫污染

当食品的储存环境卫生条件不良或管理不善时，极易被蚊子、苍蝇、蟑螂、飞蛾等昆虫污染。昆虫污染食品时可以分解其中的营养成分，如蛋白质、脂类、碳水化合物等，使食品的营养价值和品质降低。昆虫在食品中大量滋生时可同时引起微生物的增殖，导致食品变味、变色、发霉和变质。另外，苍蝇、蟑螂和螨虫可携带病原体，通过被其污染的食品传播疾病，严重危害人体健康。

预防昆虫污染的主要措施：保持加工环境清洁卫生；建筑物符合《食品生产通用卫生规范》（GB 14881—2013）相关要求，并设置有符合规定的防护设备设施；定期消杀。

第三节　食品的化学性污染

食品的化学性污染是指由各种有毒有害的有机和无机化学物质对食品造成的污染。其特点是：①污染途径复杂、多样，涉及的范围广，不易控制；②受污染的食品外观一般无明显改变，不易鉴别；③污染物性质稳定，在食品中不易消除；④污染物的蓄积性强，通过食物链的生物富集作用可在人体内达到很高的浓度，易对健康造成多方面的危害，特别是致癌、致畸、致突变作用。有些化学性污染物化学性质稳定，在自然条件下难以降解，可通过大气、水等远距离迁移并长期存在于环境中，通过食物链的生物富集作用危害人类的健康，这些化学污染物被称为持久性有机污染物（persistent organic pollutants, POPs）。

一、农药和兽药残留

虽然使用农药和兽药增加食用农产品产量的效果显著，但有些品种易长期残留在食用农产品和食品中，若不加以控制，则会对人体健康产生诸多不良影响。农药助剂带来的危害也日益受到重视。

（一）相关概念

农药残留物是指由于使用农药而在食品、农产品和动物饲料中出现的任何特定物质，包括被认为具有毒理学意义的农药衍生物，如农药转化物、代谢物、反应产物及杂质等。最大残留限量（maximum residue limit，MRL）指在食品或农产品内部或表面法定允许的农药最大浓度，以每千克食品或农产品中农药残留的毫克数表示（mg/kg）。《食品安全国家标准 食品中农药最大残留限量》（GB 2763—2021）规定了食品中2,4-滴丁酸等564种农药、10092项最大残留限量。一些持久性农药虽已禁用，但还长期存在于环境中，从而再次在食品中形成残留。为控制这类农药残留物对食品的污染，制定了其在食品中的残留限量，以每千克食品或农产品中农药残留的毫克数表示（mg/kg），即为再残留限量（extraneous maximum residue limit，EMRL）。

兽药残留是指对食品动物用药后，动物产品的任何可食用部分中所有与药物有关的物质的残留，包括药物原型或（和）其代谢产物。兽药残留主要有抗微生物药物（抗生素类、磺胺类、呋喃类）、抗寄生虫药物（苯并咪唑类），甚至有违禁药物激素类、β-肾上腺素受体激动剂及其他促生长剂的残留。这里食品动物即各种供人食用或其产品供人食用的动物。而对食品动物用药后，动物产品的任何可食用部分中药物原型或（和）其所有代谢产物的总和。针对兽药残留，《食品安全国家标准 食品中兽药最大残留限量》（GB 31650—2019）规定了动物性食品中阿苯达唑等104种兽药的最大残留限量；规定了醋酸等154种允许用于食品动物，但不需要制定残留限量的兽药；并规定了氯丙嗪等9种允许作治疗用，但不得在动物性食品中检出的兽药。这里的最大残留限量也就是对食品动物用药后，允许存在于动物表面或内部的该兽药残留的最高量或最高浓度（以鲜重计，μg/kg）。

（二）预防措施

为了减少农药和兽药残留对人体健康的影响，必须采取综合的措施。建立和完善与农药兽药有关的法律法规体系是预防控制其危害的根本措施。

在监管层面，预防农药兽药残留，可以通过严格登记注册管理、农药兽药生产许可管理、加强农药兽药安全使用的宣传和使用管理、做好农产品的农药兽药检测等。

农业生产层面，生产者应严格遵照标签标注的使用范围、使用方法和剂量，严格执行残留限量标准，不得使用明令禁止使用的农药、兽药，保证农产品收获前有足够的农药间隔期和兽药的休药期。

农产品加工方面，食品生产者应完善农产品进货查验制度，使用农药兽药残留快速检验技术加强入厂检验，通过改善加工工艺去除部分农药或兽药残留。

二、有毒金属污染

自然界存在各种金属元素，它们可通过食物和饮水摄入、呼吸道吸入和皮肤接触等途径进入人体，但通过食物进入人体是主要途径。其中一些金属元素是人体所必需的，但在过量摄入时对人体可产生毒性作用或潜在危害；有些金属元素即使在较低摄入量的情况下，亦可干扰人体正常生理功能，并产生明显的毒性作用，如铅、镉、汞等，常称之为有毒金属。

（一）有毒金属概述

1. 有毒金属污染食品的途径

（1）农药的使用和工业"三废"的排放　有些农药含有重金属，如有机铜类农药的施用，工业"三废"（废渣、废水、废气）排放对环境造成的污染，对食品可造成直接或间接的污染。

（2）食品加工、储存、运输和销售过程中的污染　食品加工、储存、运输和销售过程中使用或接触金属设备、管道、容器以及因工艺需要加入的食品添加剂等含有的重金属可污染食品。

（3）自然环境的高本底含量　由于不同地区环境中元素分布的不均一性，可造成某些地区金属元素的本底值高于其他地区，使这些地区生产的食用动植物中有毒金属元素含量较高。

2. 食品中有毒金属污染的毒性作用特点

摄入被有毒金属污染的食品对人体可产生多方面的危害，包括一次大剂量造成的急性中毒，以及低剂量长期摄入后在体内蓄积导致的慢性危害和远期效应（如致癌、致畸、致突变作用），大多数情况下是后者。有毒金属毒性作用有如下特点。

（1）毒性与存在形式有关　以有机形式存在的金属及水溶性较大的金属盐类，通常毒性较大。如溶于水的有毒金属化合物比难溶于水的有毒金属毒性大。

（2）毒性作用与机体酶活性有关　许多有毒金属可与机体酶蛋白的活性基团，如巯基、羧基等结合，使酶活性受到抑制甚至丧失，从而发挥毒性作用。

（3）蓄积性强　有毒金属进入人体后排出缓慢，生物半衰期较长，易在体内蓄积。

（4）食物链的生物富集作用　经过食物链的生物富集作用，有毒金属可在某些生物体内或人体内达到较高的浓度。

（5）食物中某些营养素影响有毒金属的毒性　如膳食蛋白质可与有毒金属结合，延缓其在肠道的吸收。

3. 预防有毒金属污染的措施

（1）严格监管工业生产中"三废"的排放。

（2）开展土壤和水源治理，源头控制。农田灌溉用水和渔业养殖用水应符合国家相关规定。

（3）合理使用农药，禁止使用含有毒金属的农药；严格控制有毒金属和有毒金属化合物的使用；控制食品生产加工过程有毒金属的污染，推广使用无铅汽油等。

（4）制定食品中有毒金属的允许限量标准并加强监督检验。

（二）常见的有毒金属对食品的污染及毒性

1. 汞（Hg）

汞常温为银白色液态金属，熔点-38.87℃，沸点356.58℃。具有易蒸发的特性，常温下可以形成汞蒸气。汞在自然界中有单质汞（水银）、无机汞和有机汞等几种形式，在环境中被微生物作用可转化成甲基汞等有机汞的形式。含汞农药的使用和废水灌溉农田等途径污染农作物和饲料，造成谷类、蔬菜水果和动物性食品的汞污染。甲基汞中毒的主要表现是神经系统损害的症状。长期摄入被甲基汞污染的食品可致甲基汞中毒，20世纪50年代发生在日本的典型甲基汞中毒事件，就是由于含汞工业废水严重污染了水俣湾，当地居民长期大量食用该水域捕获的鱼类而引起的。

2. 镉（Cd）

镉为银白色金属，熔点320.9℃，沸点765℃。工业污染及化肥中的镉可污染土壤和水，之后通过生物富集作用进入人体。此外，含镉的食品接触材料也会造成镉污染。镉对体内的巯基酶有较强的抑制作用。镉中毒主要损害肾脏、骨骼和消化系统。肾脏是镉慢性中毒的靶器官，主要损害肾近曲小管，使其重吸收功能障碍，引起蛋白尿、氨基酸尿、糖尿和高钙尿，高钙尿可导致体内出现负钙平衡，造成软骨症和骨质疏松。研究表明，镉及镉化合物对动物和人体有一定的致畸、致突变和致癌作用。

3. 铅（Pb）

铅为银白色重金属，熔点327.5℃，沸点1620℃。大多数+2价铅盐不溶于水或难溶于水。含铅废水废渣污染土壤和水体，汽车含铅尾气的排放，经过食物链富集、污染食品。此外，包装材料的油墨、颜料及用铅合金、马口铁、陶瓷等材料制成的食品容器，在接触食品时容易造成污染。为此，需要对包装材料、食品容器或工具严格控制铅含量。铅主要损害造血系统、神经系统和肾脏。常见的症状和体征为贫血、食欲缺乏等。严重者可致铅中毒性脑病。慢性铅中毒还可导致凝血时间延长，并可损害免疫系统。儿童对铅较成人更敏感，过量铅摄入可影响其生长发育，导致智力低下。

三、N-亚硝基化合物污染

N-亚硝基化合物（N-nitroso compounds，NOCs）是一类具有—N＝O结构的有机化合物。N-亚硝基化合物包括N-亚硝胺和N-亚硝酰胺两大类。N-亚硝基化合物及其前体物质亚硝酸盐和胺类可通过摄食、饮水等途径进入机体。在已发现的300多种亚硝基化合物中，90%以上对动物有不同程度的致癌性，其中二甲基亚硝胺（dimethylnitrosamine，DMN）的致癌作用最强。

N-亚硝酰胺的化学性质活泼，在酸性或碱性条件下均不稳定。在酸性条件下，可分解为相应的酰胺和亚硝酸，在弱碱性条件下分解为重氮烷。虽然N-亚硝酰胺的毒性较N-亚硝胺低，但它是直接致癌物。

（一）食品中N-亚硝基化合物污染的来源

1．N-亚硝基化合物的前体物

N-亚硝基化合物的前体包括硝酸盐、亚硝酸盐和胺类物质，主要来源于植物性食品、动物性食品以及环境中的胺类。土壤和肥料中的氮在土壤中的固氮菌和硝酸盐生成菌的作用下可转化为硝酸盐，硝酸盐和亚硝酸盐可用作防腐剂和护色剂在食品生产中使用，食品中的天然成分如蛋白质、氨基酸和磷脂都可以是胺和酰胺的前体物。

2．食品中的N-亚硝基化合物

肉、鱼等动物性食物在腌制、烘烤，尤其是在高温煎炸等加工烹调过程中，均可产生较多的胺类化合物；如烹调加工前的鱼肉已不新鲜，其中的蛋白质可分解产生大量胺类物质，包括二甲胺、三甲胺、腐胺、脂肪族聚胺、精胺、吡咯烷、氨基乙酰-L-甘氨酸等。这些胺类物质可与亚硝酸盐反应形成亚硝胺。

蔬菜水果中含有的硝酸盐、亚硝酸盐和胺类在长期储存和加工处理过程中，可发生反应生成微量的亚硝胺。此外，有些霉菌可以使食品中的硝酸盐和仲胺含量提高很多倍，故发霉的食品（如霉变的玉米面和红薯渣）中，有亚硝胺存在。

除食品中所含有的N-亚硝基化合物外，人体也能内源性合成定量的N-亚硝基化合物。

（二）N-亚硝基化合物的毒性

食用被N-亚硝基化合物污染的食品，可引起动物机体出现急性毒性，并具有致癌作用、致畸作用、致突变作用等。N-亚硝基化合物主要攻击肝脏、骨髓和淋巴系统。

（三）N-亚硝基化合物污染的预防措施

1．防止食物被微生物污染

某些细菌或真菌可将硝酸盐还原为亚硝酸盐，而且许多微生物可分解蛋白质，生成胺类化合物，或有酶促亚硝基化作用，因此，降低各种微生物对食品的污染程度，防止食品霉变应作为预防食品微生物污染的重要措施。

2．改进食品加工工艺

通过控制食品加工中硝酸盐或亚硝酸盐的用量，来减少食品中亚硝基化反应前体物质的量，以减少亚硝胺的合成。改进食品加工工艺，尽可能使用亚硝酸盐的替代品。

3．施用钼肥

农业用肥及用水与蔬菜中亚硝酸盐和硝酸盐含量有密切关系。钼在植物体内具有固氮

和还原硝酸盐的作用，施用钼肥有利于降低蔬菜中硝酸盐和亚硝酸盐含量。

4．阻断亚硝基化反应

维生素C、维生素E以及酚类和黄酮类化合物有较强的阻断亚硝基化反应的作用。维生素C对N-亚硝基化合物的阻断机制可能是通过还原亚硝基化反应，或者清除亚硝基阳离子（NO^+）来实现阻断。已证明茶叶、猕猴桃、沙棘果汁等对预防亚硝胺的危害有较好的效果。我国学者还发现大蒜中含有的硫化物和苯二羧酸类化合物是产生阻断作用的主要活性成分。这些物质能与亚硝酸盐结合生成硫代亚硝酸酯，从而抑制亚硝基化反应。

5．制定食品中限量标准并加强监测

我国现行的《食品安全国家标准 食品中污染物限量》（GB 2762—2022）中规定：水产动物及其制品中N-二甲基亚硝胺含量≤4.0μg/kg；肉及肉制品中N-二甲基亚硝胺含量≤3.0μg/kg。应加强对食品中N-亚硝基化合物含量的监测，避免食用N-亚硝基化合物含量超标的食物。

四、多环芳烃化合物污染

多环芳烃化合物（PAH）是一类具有较强致癌作用的化合物。种类繁多，迄今已鉴定出100多种，其中以苯并［a］芘最为重要，具有很强的致癌作用，故以其为代表重点阐述。

（一）苯并［a］芘的结构与理化特性

苯并［a］芘是由5个苯环构成的多环芳烃，分子式为$C_{20}H_{12}$，相对分子质量为252，化学结构如图2-2。在常温下为浅黄色的针状结晶，沸点310～312℃，熔点178℃，难溶于水，微溶于甲醇和乙醇，易溶于脂肪、苯、甲苯、二甲苯、乙醚、氯仿等有机溶剂中，在苯溶液中呈蓝色或紫色荧光，性质较稳定。

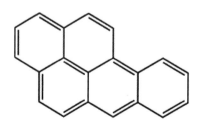

图2-2　苯并［a］芘的化学结构式

（二）食物中多环芳烃的污染来源

多环芳烃主要由各种有机物如煤、柴油、汽油、木材、脂肪及香烟等的不完全燃烧产生。食品中多环芳烃的主要来源有：

①食品在烘烤或熏制时直接受到污染；

②食品成分高温烹调加工时发生热解或热聚反应所形成，这是食品中多环芳烃的主要来源；

③植物性食物可吸收土壤、水和大气中的多环芳烃；

④食品加工中受机油和食品接触材料等的污染；

⑤在柏油路上晒粮食使粮食受到污染；

⑥污染的水可使水产品受到污染；

⑦植物和微生物可合成微量的多环芳烃。

（三）多环芳烃的体内代谢和毒性

通过食物或水进入机体的PAH在肠道被吸收入血后很快分布于全身，几乎在所有器官组织中均可发现，但以脂肪组织中含量最高。PAH主要经肝脏代谢，代谢产物与谷胱甘肽、硫酸盐、葡萄糖、醋酸结合后，经尿和粪便排出。但由胆汁中排出的结合物可被肠道中的酶水解而重吸收。PAH急性毒性为中等或低毒性。有的PAH对血液系统有毒性，如二苯并［a，h］蒽可引起血液淋巴系统的变化，萘可引起贫血。苯并［a］芘对小鼠和大鼠有胚胎毒性、致畸作用和生殖毒性，在小鼠和兔中能通过血—胎盘屏障发挥致癌作用，造成子代肺腺瘤和皮肤乳头状瘤。苯并［a］芘具有致癌性，涉及的部位包括皮肤、肺、胃、乳腺等。

（四）多环芳烃污染的预防措施

1．防治污染

加强环境治理，减少环境苯并［a］芘的污染，从而减少其对食品的污染；熏制、烘烤食品及烘干粮食等加工过程应改进燃烧过程，避免食品直接接触炭火或直接接触烟，可使用熏烟洗净器或冷熏液；不在柏油路上晾晒粮食和油料种子，以防沥青中苯并［a］芘的污染。

2．去毒

用吸附法可去除食品中的一部分苯并［a］芘。活性炭是从油脂中去除苯并［a］芘的优良吸附剂。

3．制定食品中限量标准

目前国际食品与法典委员会（CAC）尚未制定苯并［a］芘的每日允许摄入量或暂定每周耐受摄入量。我国现行的食品安全国家标准GB 2762—2022中苯并［a］芘的限量标准为：谷物及其制品≤2.0μg/kg，肉及肉制品、水产动物及其制品≤5.0μg/kg，乳及乳制品、油脂及其制品均≤10μg/kg。

五、杂环胺类化合物的污染

（一）概述

杂环胺（HCAs）是在高温及长时间烹调加工畜禽肉、鱼肉等蛋白质含量丰富的食品的过程中产生的一类具有致突变、致癌作用的物质，广泛存在于富含蛋白质的加工食品中。

杂环胺类化合物是由碳、氮和氢原子组成的一类具有多环芳香族结构的化合物，因其结构具有共性，即均有杂环，且杂环上连接氨基，故称为杂环胺。杂环胺类化合物包括氨基咪唑氮杂芳烃（amino-imidazoazaarenes，AIAs）和氨基咔啉（amino-carbolines）两类。AIAs包括喹啉类（quinoline congerners，IQ）、喹噁啉类（quinoxaline congerners，IQx）和呋喃吡啶类（图2-3）。AIAs均有咪唑环，其上的α-氨基在体内可转化为N-羟基化合物而具有致癌性和致突变性，是食品中发现的最常见的杂环胺。因为AIAs上的氨基能耐受亚硝酸钠的重氮化处理，不易被脱去，与最早发现的2-氨基-3-甲基咪唑［4，5-f］喹啉（2-amino-3-methylimidazo［4，5-f］quinoine，IQ）的性质类似，所以AIAs又被称为IQ型杂环胺，即极性杂环胺。氨基咔啉类包括α-咔啉类、β-咔啉类、γ-咔啉类和δ-咔啉类，在酸性条件下其吡啶环上的氨基易与亚硝酸钠反应，脱氨后失去活性，同时也失去致突变作用，所以氨基咔啉类又被称为非IQ型杂环胺，即非极性杂环胺，其致癌致突变性较AIAs弱。几种典型的杂环胺化合物有IQ、2-氨基-3，4-二甲基咪唑［4，5-f］喹啉（2-amino-3，4-dimethylimidazo［4，5-f］quinoline，MeIQ）、2-氨基-3，8-二甲基咪唑并［4，5-f］喹噁啉（2-amino-3，8-dimethylimidazo［4，5-f］quinoxaline，8-MeIQx）、2-氨基-3，4，8-三甲基咪唑并［4，5-f］喹噁啉（2-amino-3，4，8-dimethylimidazo［4，5-f］quinoxaline，4，8-diMeIQx）、2-氨基-9H-吡啶［2，3-b］吲哚（2-amino-9H-pyrido［2，3-b］indole，AαC）、2-氨基-1-甲基-6-苯基咪唑［4，5-b］吡啶（2-amino-1-methyl-6-phenylimidazo［4，5-b］pyridine，PhIP）等，其结构式如图2-3所示。

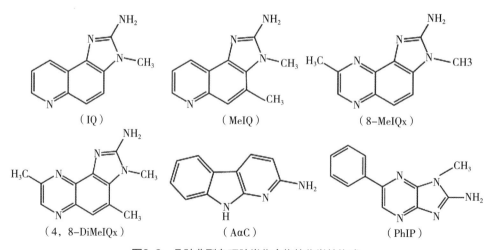

（IQ） （MeIQ） （8-MeIQx）

（4，8-DiMeIQx） （AαC） （PhIP）

图2-3 几种典型杂环胺类化合物的化学结构式

（二）杂环胺类化合物的来源

食品中的杂环胺类化合物主要来自高温烹调加工过程，尤其是富含蛋白质的鱼、肉类食品在高温烹调的过程中更易产生。食物中杂环胺的含量主要受食品的烹调方式、烹调温度和烹调时间的影响，氨基酸和肌酸是合成杂环胺的重要前体物，糖的存在可能起催化作用。

1. 烹调方式的影响

杂环胺的前体物是水溶性的，加热时水溶性前体物向表面迁移并被加热干燥，主要产生 AIAs 类杂环胺，附着在食物的表面，因此加热温度是杂环胺形成的重要影响因素。当温度从200℃升至300℃时，杂环胺的生成量可增加5倍。

烹调时间对杂环胺的生成也有一定的影响，但影响的程度小于温度。当油炸温度为200℃时，杂环胺主要在前5min形成，5～10min时形成减慢，进一步延长烹调时间则杂环胺的生成量不再明显增加。多数油炸食品是快炸而成的，即便是慢炸也很难超过10min，因而煎炸食品易形成杂环胺。

食品中的水分则是杂环胺形成的抑制因素，可能与大量水分存在能够减少食物发生褐变反应有关。如果烹饪前食物中水分含量较高，或烹饪时采取防止水分蒸发的措施，就可以极大地减少杂环胺的产生。因此，食物中水分含量越少、加热温度越高、时间越长，产生的杂环胺就越多。故烧、烤、煎、炸等食品直接与火接触或与灼热的金属表面接触的烹调方法，由于温度较高且水分丧失速度快，产生杂环胺的数量远远多于炖、焖、煨、煮、微波炉烹调等温度较低、水分较多的烹调方法。

2. 食物成分的影响

在烹调温度、烹调时间和食物水分含量相同的情况下，营养成分不同的食物产生杂环胺的种类和数量有很大的差异。一般而言，蛋白质含量较高的食物产生的杂环胺较多，而且蛋白质的氨基酸构成也直接影响所产生的杂环胺的种类。肌酸或肌酐是杂环胺中2-氨基-3-甲基咪唑基团的主要来源，所以含有肌肉组织的食品能大量产生AIAs类杂环胺。有研究证实，苯丙氨酸上的苯环和第3号碳原子及氨基均进入2-氨基-1-甲基-6-苯基咪唑并[4，5-b]吡啶（PhIP）中，肌酸也参与PhIP的合成。此外，食物中适度的脂肪含量也会导致突变物的产生，可能的原因是食物中的脂肪有利于热的传导。但是脂肪含量一旦超过适度的范围，无论是缩短烹调时间，还是前体的稀释作用，都可以减少致突变物的形成。

3. 美拉德反应产物和杂环胺

美拉德反应除形成褐色素、风味物质和多聚物外，还可形成大量的杂环物质，糖与氨基酸、肌酸在一定条件下反应产生的一些杂环物质可进一步生成杂环胺，如吡啶可直接产生于美拉德反应，而咪唑环可产生于肌酸，由此可见美拉德反应在杂环胺的生成过程中可能起催化作用。不同的氨基酸在美拉德反应中生成杂环胺的种类和数量不同，导致最终生成的杂环胺有较大的差异。研究表明，肌酸、甘氨酸、苏氨酸和葡萄糖混合加热可从中分离出MeIQx和4，8-DiMeIQx；加热果糖、肌酸和脯氨酸的混合物可分离出IQ；加热肌酸、苯丙氨酸和葡萄糖的混合物能分离出PhIP。一些烹调食品中杂环胺的含量，见表2-1。

表2-1　烹调食品中杂环胺的含量（单位：μg/kg）

样品	IQ	MeIQ	8-MeIQ$_X$	4，8-DiMeIQ$_X$	AαC	PhIP
烤牛肉	0.19	—	2.11	—	1.20	27.0
炸牛肉	—	—	0.64	0.12	—	未测试
炸鸡	—	—	2.33	0.81	0.21	未测试
炸羊肉	—	—	1.01	0.67	2.50	未测试
牛肉提取物	—	—	3.10	—	—	未测试
炸鱼	0.16	0.03	6.44	0.10	—	69.2

（三）杂环胺类化合物的毒性

杂环胺的毒性较强，如IQ在试验大鼠体内的LD$_{50}$仅为0.7mg/（kg·bw），对人类很可能致癌。杂环胺属于间接致癌物和极强的致突变物，需经过代谢活化后才具有致癌性和致突变性。

1．致突变作用

杂环胺是绝大多数鼠伤寒沙门菌的诱变剂，在啮齿类动物肝S9的活化系统中，杂环胺对移码突变型菌株（TA1538、TA98和TA97）的诱变性较强，此结果提示杂环胺可能是移码突变物。除诱导细菌基因突变外，杂环胺经S9活化后亦可诱导哺乳动物细胞的基因突变、染色体畸变、姐妹染色单体交换、DNA断裂及修复异常等遗传学损伤，但对哺乳动物细胞的致突变性较对细菌的致突变性弱。经S9活化后，PhIP对中国仓鼠卵巢细胞有较强的致突变性，而IQ、MeIQ、8-MeIQx的致突变性相对较弱。此外，杂环胺还具有助诱变性，其机制可能是通过影响代谢或DNA解螺旋，使诱变剂更易攻击DNA，导致诱变率增加。

2．致癌作用

杂环胺对啮齿类动物有不同程度的致癌性，除PhIP外，其作用的主要靶器官为肝脏，其次是血管、肠道、前胃、乳腺、阴蒂腺、淋巴组织、皮肤和口腔等，而PhIP可诱导大鼠结肠癌和乳腺癌的发生，并有剂量-效应关系。IQ型杂环胺对灵长类动物也有致癌性。杂环胺的N-羟基代谢产物可直接与DNA结合，形成加合物。动物试验表明，PhIP-DNA加合物在心脏、肺、胰腺和结肠内的量较高，在肝脏内的量非常低，其他杂环胺的DNA加合物以肝脏内含量为最高，其次是肠、肺和肾脏。大多数杂环胺的致癌作用存在剂量-反应和剂量-时间效应关系。研究表明，极低剂量的杂环胺也可与DNA形成加合物，即可能不存在阈剂量。

3．心肌毒性作用

杂环胺除有致突变致癌作用外，对心血管系统也可造成危害。有研究表明，PhIP和IQ等杂环胺类化合物有较强的心肌毒性作用，中毒表现为组织病理改变，并且心肌损伤的严重程度与累积的剂量有关。

4．与人类肿瘤的关系

大量的流行病学研究表明、当人摄入相对大量的煎、炸、熏、烤类制品时患结肠癌的风险增加2.8倍，患直肠癌的风险增加6倍，说明煎、炸、熏、烤类制品与肠道癌症的发生率存在相关性。动物试验中所用的杂环胺剂量较人类膳食中实际摄入量高很多，目前尚难用动物致癌试验结果直接评价其对人类的危险性。由于杂环胺能引发灵长类动物的肿瘤，说明其对人类具有潜在危险性。国际癌症研究机构（IARC）将IQ归类为"ⅡA级"（对人类很可能致癌）致癌物，将MeIQ、MeIQx、PhIP等归类为"ⅡB级"致癌物（对人类可能致癌）。

（四）杂环胺类化合物污染的预防措施

1．采用合适的烹调方法

改变不良的饮食习惯，少吃煎炸烧烤类食物。用煎、烤等方式烹调食物时，食物应远离热源以避免和火焰直接接触，烹调温度不宜过高，不要烧焦食物。烤肉时可选择电炉来烤。在鱼、肉的表面涂抹淀粉糊，或先将肉、鱼、蛋放入微波炉，用较低的温度加热后，再包上铝箔放入烤箱中，用短时间的高温将外皮烤成深色，这样既不影响食物的口感，又可大大减少杂环胺的生成量。烹调时加入一些具有抗氧化作用的香辛料（黑胡椒、大蒜等）、维生素E、蜂蜜等，也能抑制杂环胺的生成。

2．增加蔬菜水果的摄入量

新鲜的蔬菜、水果类食物中含有酚类、黄酮类及抗坏血酸等成分，不仅可以抑制杂环胺的形成，而且也可以预防杂环胺的致突变和致癌作用。此外，富含膳食纤维的蔬菜和水果有吸附杂环胺并降低其活性的作用。因此，增加蔬菜水果的摄入量对防止杂环胺的危害有积极的作用。

3．灭活处理

次氯酸、过氧化酶可使杂环胺氧化失活，亚油酸可降低其诱变性。

4．加强监测

建立和完善杂环胺的检测方法，加强对食物中杂环胺含量的监测，深入研究杂环胺的生成及其影响条件、体内代谢、毒性作用及其阈剂量等，尽快制定食品中杂环胺的限量标准。

此外，传统肉制品加工中，很多减控方法对HAs有较好的抑制效果，可以有效提高传统肉制品的安全性。其中，通过合理选择食物类型，特别是选择适宜的原料肉与配料，可以直接从底物水平对杂环胺类化合物的形成进行减控。而对于加工工艺的优化，目前的研究主要集中在双阶段干燥、热风射流干燥、红外蒸汽烤制、过热蒸汽红外光波烤制以及定量卤制方面，这些新的加工方法的应用也可以有效地抑制HAs的形成。相较而言，添加外源抑制剂是目前传统肉制品中研究最多的HAs减控方法。其中桂皮、甘草、红花椒、大料、丁香、良姜、草果等香辛料的添加已有广泛的研究，此外添加各类植物提取物以及抗氧化剂也都有较好的抑制效果。

六、其他化学性污染

（一）氯丙醇、氯丙醇酯及缩水甘油酯

1. 结构

氯丙醇是丙三醇（甘油）上的羟基被1～2个氯原子取代所形成的一系列产物的总称，包括3-氯-1，2-丙二醇（3-monochloro-1，2-propanediol，3-MCPD）、2-氯-1，3-丙二醇（2-monochloro-1，3-propanediol，2-MCPD）、1，3-二氯-2-丙醇（1，3-dichlor-2-propanol，1，3-DCP）、2，3-二氯-1-丙醇（2，3-dichloro-1-propanol，2，3-DCP）。各种氯丙醇的化学结构如图2-4所示。

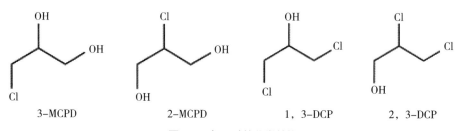

图2-4　氯丙醇的化学结构

氯丙醇酯是存在于含油脂食品中的一类污染物，是脂肪酸与氯丙醇的酯化产物，包括单氯取代的3-氯-1，2-丙二醇酯（3-monochloropropane-1，2-diol esters，简称3-MCPDE）和2-氯-1，3-丙二醇酯（2-monochloropropane-1，3-diol esters，简称2-MCPDE），以及双氯取代的1，3-二氯-2-丙醇酯（1，3-dichloro-2-propanol esters，简称1，3-DCPE）和2，3-二氯-1-丙醇酯（2，3-dichloro-1-propanol esters，简称2，3-DCPE），其中污染水平最高的是3-MCPDE。

缩水甘油酯是脂肪酸与缩水甘油的酯化产物，它与氯丙醇酯是一对孪生兄弟，形成机理及化学结构与氯丙醇酯相似。在油脂精炼过程中，缩水甘油酯通常会伴随3-氯丙醇酯一起形成，3-氯丙醇酯含量高，缩水甘油酯含量也高。3-氯丙醇酯和缩水甘油酯已成为全球关注的植物油新型污染物。

2. 危害

大鼠和小鼠的亚急性和慢性实验表明，3-MCPD的主要靶器官是肾脏；1，3-DCP的主要靶器官是肝脏，同时也对肾脏造成损伤。大鼠实验证实，与1，3-DCP相比，2，3-DCP对肝细胞的毒性较弱，但对肾脏的毒性较强。在职业暴露人群中曾观察到

1，3-DCP和2，3-DCP的肝脏毒性作用。氯丙醇吸入过多会造成精子活性降低和数量减少，降低生殖能力。此外，氯丙醇还具有致突变性、致癌性和遗传毒性。

缩水甘油酯被国际癌症研究机构认定为具有遗传毒性的致癌物，将其列为ⅡA类致癌物，即很可能的人类致癌物。目前，没有直接证据表明食品中的氯丙醇酯和缩水甘油酯本身对人体健康有负面作用。但氯丙醇酯及缩水甘油酯的风险评估已经成为国际食品安全机构的重点研究内容。从2007年至今德国联邦风险评估研究机构、欧盟食品安全局和联合国粮农组织、世界卫生组织食品添加剂联合专家委员会的评估结果均表明婴幼儿配方奶粉喂养的婴幼儿具有较高的3-氯丙醇酯和缩水甘油酯暴露风险。

3．污染来源

氯丙醇在许多食品中都存在，如面包、香肠、焦糖色素、方便面调味料等，但动植物蛋白在盐酸催化水解作用下最容易产生，通常含量也最高。此外，变性淀粉、纸质食品接触材料（袋泡茶的过滤纸、咖啡过滤纸等）、生活饮用水可能由于环氧氯丙烷树脂或者工艺的使用，而带来氯丙醇的污染。

氯丙醇酯、缩水甘油酯在精炼植物油、油炸食品（油条、方便面、麻花）、膨化食品（炸薯条）、烘焙食品（面包、蛋糕、饼干）、婴儿幼儿配方奶粉、熏制烧烤食品中广泛存在；初榨橄榄油和未精炼的植物油（毛油）一般不含这些物质。

3-氯丙醇酯（3-MCPDE）是食品中检测最高的氯丙醇酯，主要存在于精炼的油脂中，浓度由低到高分别为菜籽油、大豆油、葵花籽油、红花油、核桃油和棕榈油。在油脂的精炼过程中，脱臭是影响3-MCPDE形成的主要因素，尤其是脱臭的温度。含有盐或其他氯化物的脂肪类食品在高温条件下也会形成3-MCPDE。国外的一些研究表明，动植物油脂、含动植物油脂的多种食物中含有3-MCPDE，尤其是在含精炼油脂的婴幼儿配方食品中发现了高浓度的3-MCPDE。

4．预防措施

（1）改进生产工艺　研究表明，3-氯丙醇酯在油脂加工原料和未精炼的植物油中含量极低，而植物油精炼后含量显著增加，其含量水平与毛油的原料种类有关，相比玉米油、菜籽油、大豆油，以果肉为原料的植物油如棕榈油更容易产生3-氯丙醇酯。优化生产工艺可以降低和控制植物油精炼过程中3-氯丙醇酯和缩水甘油酯的产生。针对不同油脂原料特点，比如有些油适合冷榨，有些适合热加工，建立不同的加工方式。

（2）按照标准要求生产　按照《酸水解植物蛋白调味液》（SB/T 10338—2000）中规定，3-MCPD的限量为1mg/kg。企业应严格按照良好生产规范和产品标准组织生产，加强生产过程管理，原料辅料应符合相应标准的要求。2021年国家市场监管总局发布的《关于加强酱油和食醋质量安全监督管理的公告》（2021年第23号）要求，酱油和食醋生产企业不得再生产销售标示为"配制酱油""配制食醋"的产品，并明确规定不得使用酸水解植物蛋白调味液等原料配制生产酱油，不得使用冰乙酸等原料配制生产食醋。酱油和食醋生产企业应按照食品安全法律法规和食品安全标准组织生产，加强原辅料采购、生产过程控制、产品出厂检验及食品添加剂使用管理，建立食品安全追溯体系，保障产品质量安全。

（3）加强监测　《食品安全国家标准 食品中污染物限量》（GB 2762—2022）仅规定了添加酸水解植物蛋白的产品中3-MCPD的限量，固态调味品为1.0 mg/kg，其他调味品为0.4 mg/kg。此外，应积极开展食用油中3-MCPDE的风险监测，深入开展3-MCPDE的毒理学特性、污染水平和暴露水平的研究，尽快制定3-MCPDE和缩水甘油酯的安全限量标准。

（二）丙烯酰胺

1．概述

丙烯酰胺是一种不饱和酰胺，主要为食品加工过程中产生的化学性污染物，2002年发现一些油炸和焙烤的淀粉类食品中丙烯酰胺的含量比饮用水中的限量高500倍以上。因此，一般认为食物是人体内丙烯酰胺的主要来源。丙烯酰胺存在于很多食品中，如薯片、薯条、咖啡、面包、饼干、早餐谷物食品、爆米花、炸鸡等。

2．影响丙烯酰胺产生的因素

油炸和焙烤的淀粉类食品是膳食中丙烯酰胺的主要来源。食品中的丙烯酰胺主要是由天冬氨酸和还原糖在高温下发生美拉德反应生成的。食品的种类、加工方式、温度、时间和水分均会影响食品中丙烯酰胺的形成。温度是影响丙烯酰胺形成的最重要因素，薯类和谷类等淀粉含量高的食品加热温度超过120℃就可以生成丙烯酰胺，170℃时生成量达到最高，超过190℃时丙烯酰胺的生成量会有所减少，丙烯酰胺的生成量随温度升高表现出先升后降的特点。在相同温度下，丙烯酰胺含量随油炸时间的延长而增加。食品的含水量也是影响丙烯酰胺形成的重要因素，如用水煮时，食品中丙烯酰胺的水平相当低，但在烘烤、油炸食品的最后阶段，由于水分减少、表面温度升高，丙烯酰胺的生成量就更多。但咖啡例外，在焙烤后期丙烯酰胺的生成量反而下降。食品的pH为中性时最利于丙烯酰胺的产生，pH<5时，即使在较高温度下加工，也很少产生丙烯酰胺。

3．丙烯酰胺的预防措施

（1）采用合理的烹调方法　在煎、炸、烘、烤食品时，尽量避免温度过高、时间过长，提倡采用蒸、煮、煨等烹调方法，减少油炸食物的摄入。

（2）探索降低加工食品中丙烯酰胺含量的方法和途径　改变食品的加工工艺和条件，如使用酵母菌发酵降低原料中游离天冬氨酸和还原糖的含量。通过加入柠檬酸、苹果酸、琥珀酸和山梨酸等降低食品的pH，从而抑制丙烯酰胺的生成；加入氯化钙、亚硫酸氢钠、果胶、黄原胶和食品中的天然抗氧化物如维生素C、茶多酚，大蒜素、黄酮类、竹叶抗氧化物等均可抑制丙烯酰胺的产生。加入半胱氨酸、同型半胱氨酸、谷胱甘肽等含巯基化合物可促进丙烯酰胺的降解。

（3）增加蔬菜水果的摄入　新鲜的蔬菜水果中除含有大量维生素C外，还含有酚类、黄酮类等植物化学物，能抑制丙烯酰胺的合成。

（4）建立标准，加强监测　WHO规定，成年人每日摄入的丙烯酰胺不应超过1μg。为了减少丙烯酰胺对健康的危害，应加强对膳食中丙烯酰胺的监测，将其列入食品安全风险监测计划，并开展人群丙烯酰胺暴露水平的评估，为建立食品中丙烯酰胺限量值提供依据。

第四节　食品的物理性污染

食品的物理性污染同食品的生物性污染和化学性污染一样，已经成为威胁人类健康的重要食品安全问题之一。物理性污染物根据污染物的性质，可分为放射性污染物和异物两类。

一、食品的放射性污染

食品中的放射性污染物分为天然放射性污染物和人工放射性污染物。一般情况下，食品中的天然放射性污染物比较常见，在一些天然放射性高本底地区种植和生产的食品中，会检测到高含量的天然放射性物质。人工放射性污染物来自人类医药卫生、工农业生产、国防、能源等方面的辐射实践引起的某一地区某一时段放射性污染物超标。核事故泄漏的人工放射性核素会污染环境和食品，使食品中的放射性物质超标，如1986年苏联切尔诺贝利核电站事故和日本福岛核电站的核污染水排海计划的实施。

（一）环境中的放射性核素向食品中的转移

人类的食品直接或间接来自动、植物，它们都存在新陈代谢过程，与所处的环境之间进行物质和能量的交换，这样，环境中的放射性核素就转移到了动、植物的体内。环境中的放射性核素向食品中转移的主要途径有三种。

1. 向植物性食品的转移

天然和人工的放射性核素污染了环境（水、土壤和空气）以后，含有放射性核素的雨水和水源可直接渗透入植物组织或被植物的根系吸收，植物的根系也可从土壤中吸收放射性核素。空气中的放射性物质沉降可污染地面和露天生长的蔬菜等食品。放射性核素向植物转移的量与气象条件、放射性核素和土壤的理化性质、土壤pH、植物种类和使用化肥的类型等因素有关。既往核事故的监测经验表明，露天生长的大叶和表面有微小绒毛的蔬菜，更容易吸附空气中沉降的放射性物质。

2. 向动物性食品的转移

动物饮用被天然或人工放射性核素污染的水，吸入放射性污染的空气，以及接触受污染的土壤都会使放射性核素进入体内，并可进入乳汁及蛋中。放射性核素向动物的转移过程中常表现出生物富集效应，如草食动物可通过食物链富集进入植物的放射性核素，以草食动物为食的动物则进一步富集草食动物的放射性核素。半衰期长的^{90}Sr和^{137}Cs是食物链中易于富集的放射性核素。

3. 向水生生物体内转移

进入水体的放射性核素可溶解于水或以悬浮状态存在较长时间。水生植物和藻类对放射性核素有很强的富集能力，如^{137}Cs在藻类中的浓度可高于周围水域浓度100～500倍。水中的放射性核素可通过鳃和口腔进入鱼体内，亦可附着于体表逐渐渗透进入鱼体内。鱼及水生动物还可通过摄入低等水生植物或动物而富集放射性物质，表现出经食物链的生物富集效应，如某些鱼类能富集^{137}Cs和^{90}Sr，软体动物能富集^{90}Sr，牡蛎能富集大量^{65}Zn。

（二）食品中放射性核素的随机性生物学效应

食品中放射性核素以天然放射性核素为主，人的有效剂量很低，达不到确定生物学效应的阈值，不足以产生局部和全身的确定性健康损伤。食品中放射性核素对人体的电离辐射生物学效应主要是低剂量长期内照射引起的随机性生物学效应，主要表现为对免疫系统、生殖系统的损伤和致癌、致畸、致突变作用。研究表明，低剂量辐射可引起动物免疫功能抑制或增强，如辅助性T细胞的活性增强，体液免疫反应增强。辐照可致精子畸形数增加、精子生成障碍、精子数减少以及睾丸重量下降。

（三）食品放射防护的措施

预防食品放射性污染及其对人体危害的主要措施分为两方面：一方面防止食品受到放射性物质的污染，即加强对放射性污染源的管理；另一方面防止已经被污染的食品进入体内，即应加强对食品中放射性污染的监督。

1. 加强放射防护工作

对产生和使用放射性物质的单位，加强防护工作，严格执行卫生防护措施，重点是防止事故的发生和对其产生的废物、废水和废气进行管理和监测，防止环境受到污染。2003年6月《中华人民共和国放射性污染防治法》的颁布，加快了我国对放射性污染的防治和管理的法治化进程。该法详细规定了如何对放射源进行管理，防止意外事故的发生和放射性核素在采矿、冶炼、燃料精制、浓缩、生产和使用过程中应遵循的原则，并对放射性废弃物的处理与净化提出了具体的要求和管理措施。

2. 强化食品安全监督管理，严格执行国家的相关标准

定期进行食品中放射性物质的监测，确保食品中放射性物质的含量控制在允许的范围之内。《食品中放射性物质限制浓度标准》（GB 14882—1994）中规定了粮食、薯类、蔬菜及水果、肉、鱼虾类和鲜乳等食品中放射性核素^{3}H、^{90}Sr、^{89}Sr、^{131}I、^{137}Cs、^{147}Pm、^{239}Pu和天然放射性核素^{210}Po、^{226}Ra、^{228}Ra、天然钍和天然铀的限制浓度，并同时颁布了相应的检验方法标准（GB 14883系列标准）。在食品检测过程中，要严格执行这些标准，尤其是对放射性高本底或高污染地区的食品要重点进行检查，使食品中放射性物质的含量控制在

允许的浓度范围以内。此外，使用辐照工艺作为食品保藏和改善食品品质的方法时，也应严格遵守国家对食品辐照工艺的有关规定，以保证食品安全。

二、食品的异物污染

食品异物污染存在偶然性，异物污染物纷繁复杂，以至于食品安全标准无法囊括全部异物，从而给食品异物污染的预防及卫生管理带来诸多困难。食品中的异物可能并不直接威胁消费者健康，但却严重影响了食品应有的感官性状和营养价值，使食品质量得不到保证。

（一）食品中的异物污染及来源

食品中的异物按性质可分为动物性杂物（苍蝇、蚊子、蟑螂等昆虫及其排泄物，以及动物体毛、老鼠等）、植物性杂物（种子、稻草等）、矿物性杂物（砂土、玻璃、金属碎屑等）和外来液体等。异物污染的途径有以下几个方面。

1. 食品在生产时受到污染

因生产车间密闭性不好，外环境中的杂物进入食品；粮食在收割时混入草籽；动物在宰杀时血污、毛发及粪便对畜肉的污染；在食品的加工过程中因设备陈旧或故障使加工管道中的金属颗粒或碎屑对食品造成污染。

2. 食品在储存过程中受到污染

由于储存环境的防护措施不当或失效，苍蝇等昆虫的尸体和鼠、雀的毛发、粪便等对食品造成的污染。

3. 食品在运输过程中受到污染

运输车辆、装运工具、不清洁的铺垫物和遮盖物均可对食品造成污染。

4. 意外污染

因从业人员卫生素养不够及不良卫生行为导致的包括戒指、头发及饰物、指甲、烟头、废纸、携带的个人物品和杂物的污染及卫生清洁用品的污染。

（二）食品异物污染的预防措施

1. 加强食品生产、储存、运输、销售过程的监督管理

执行良好生产规范（GMP）、危害分析和关键控制点（HACCP）体系等先进的管理手段，以预防和消除异物的污染。

2. 改进加工工艺

如筛选、磁选和风选去石，清除有毒的杂草籽及泥沙、石灰等异物，定期清洗专用池、槽，防尘、防蝇、防鼠、防虫，尽量采用食品小包装。

3. 制定食品安全国家标准

我国相关的食品标准中对食品中杂物的含量有明确规定，如《小麦粉》（GB/T 1355—2021）规定含砂量≤0.02%、磁性金属物的限量值为0.003g/kg；《食品安全国家标准 粮食》

（GB 2715—2016）规定，曼陀罗籽及其他有毒植物的种子在豆类中≤1粒/kg；《食品安全国家标准 生乳》（GB 19301—2010）规定，杂质度应≤4.0mg/kg等。

4．严格执行《中华人民共和国食品安全法》及相关规定

建立健全食品安全管理制度，加强食品从业人员食品安全知识培训，遵守食品安全操作规范。

第五节　食源性疾病

食源性疾病是当今世界上分布最广泛、最常见的疾病之一，是当前世界范围内最为突出的公共卫生问题之一。"食源性疾病"一词是由传统的"食物中毒"逐渐发展而来，是对"由食物摄入引起的疾病"认识上的不断深入。由于食物中的致病因子存在广泛，食源性疾病发病频繁，且波及面广，涉及的人多，对人体健康和社会经济的影响较大。尽管如此，食源性疾病的发生依然是可以预防的。

食源性疾病的预防与控制是一个世界范围的问题。食源性疾病最常见的临床表现为胃肠道症状，然而，摄入受污染的食品也可能造成全身多器官衰竭，甚至引发癌症，从而造成残疾和死亡。

一、食源性疾病概述

（一）食源性疾病的概念

WHO对食源性疾病的定义为"通过摄入食物进入人体的各种致病因子引起的、通常具有感染或中毒性质的一类疾病"。我国《中华人民共和国食品安全法》中对食源性疾病的定义为"食品中致病因素进入人体引起的感染性、中毒性等疾病，包括食物中毒"。食源性疾病应当具有三个基本要素：①食物是携带和传播病原物质的媒介；②导致人体罹患疾病的病原物质是食物中所含有的各种致病因素；③临床特征为急性、亚急性中毒或感染。

随着人们对疾病认识的深入和发展，食源性疾病的范畴也在不断扩大。它既包括传统的食物中毒，还包括经食物而感染的肠道传染病、食源性寄生虫病、人畜共患传染病、食物过敏，以及由食物中有毒、有害污染物所引起的慢性中毒性疾病。

（二）引起食源性疾病的致病因素

能引起人类食源性疾病的致病因素多种多样，主要包括生物性致病因素、化学性致病因素和物理性致病因素三大类。

1．生物性致病因素

（1）细菌及其毒素　细菌及其毒素是引起食源性疾病最重要的致病因素。

致病细菌主要包括：①引起细菌性食物中毒的病原菌，包括沙门菌、副溶血性弧菌、大肠埃希菌、金黄色葡萄球菌、蜡样芽孢杆菌、李斯特菌等；②引起人类肠道传染病的病原菌，包括志贺菌、霍乱弧菌、伤寒杆菌等；③引起人畜共患病的病原菌，主要有炭疽杆菌、鼻疽杆菌、布鲁杆菌等。这些细菌及其毒素可通过其污染的食物进入人体而致病。

（2）真菌及其毒素　包括黄曲霉、赭曲霉、镰刀菌、展青霉、杂色曲霉等及其产生的毒素。

（3）病毒　可引起腹泻或肠道传染病，如轮状病毒、柯萨齐病毒、埃可病毒、腺病毒、冠状病毒、诺如病毒、甲型肝炎病毒、朊病毒等。

（4）立克次氏体　是一类严格细胞内寄生的原核细胞型微生物，没有核仁和核膜，包括普氏立克次氏体、莫氏立克次氏体、恙虫病立克次氏体。以节肢动物为传播媒介，可引起斑疹伤寒、斑点热、恙虫病等传染病。

（5）寄生虫和原虫　可引起人畜共患寄生虫病的有蛔虫、绦虫、旋毛虫、弓形虫以及其他寄生虫。

（6）有毒动物及其毒素　河豚体内的河豚毒素、某些海鱼体内的雪卡毒素、贝类中的石房蛤毒素等，除此之外，还包括动物性食物储存时产生的毒性物质，如鱼体不新鲜或腐败时所形成的组胺。

（7）有毒植物及其毒素　果仁尤其是苦杏仁及木薯中的氰苷类；粗制棉籽油中所含的毒棉酚；四季豆中的皂素；鲜黄花菜中的类秋水仙碱；马铃薯在储存时其芽眼处产生的龙葵素等。

2．化学性致病因素

化学性致病因素主要包括农药残留；兽药残留；不符合要求的食品生产工具、食品接触材料以及非法添加物；有毒有害化学物质，如镉、铅、砷、偶氮化合物等；食品加工中可能产生的有毒化学物质，如反复高温加热油脂产生的油脂聚合物，烘烤或烟熏动物性食物产生的多环芳烃类，食品腌制过程中产生的亚硝酸盐等。

3．物理性致病因素

主要来源于放射性物质的开采、冶炼、放射性核素在生产活动和科学实验中使用时，其废弃物的不合理排放及意外泄露，通过食物链的各个环节污染食品，尤其是被半衰期较长的放射性核素^{131}碘、^{90}锶、^{137}铯污染的食品，可引起人体慢性损害及远期的损伤效应。

（三）食源性疾病的暴发流行

1．食源性疾病的暴发情况

食源性疾病是一个日趋严重的公共卫生问题。2015年，世界卫生组织首次估算了细菌及其毒素、真菌及其毒素、病毒、寄生虫和化学品等31种致病因素造成的食源性疾病负担，并指出全球每年有多达6亿人或近十分之一的人因食用受到污染的食品而患病，造成

42万人死亡，其中包括5岁以下儿童12.5万人，几乎占食源性疾病死亡的30%。该报告指出，腹泻病占食源性疾病的50%以上，每年有5.5亿人患病和23万人死亡。儿童是患食源性腹泻病危险性极高的人群，每年有2.2亿儿童患病和9.6万儿童死亡。

腹泻病通常是因为食用受到诸如病毒、弯曲杆菌、沙门菌和致病性大肠埃希菌污染的未煮熟的肉、蛋等新鲜农产品和乳制品所致。导致食源性疾病的其他因素还有伤寒杆菌、甲型肝炎病毒、猪带绦虫（绦虫）和黄曲霉毒素等。非伤寒沙门菌引起的疾病，是全世界所有地区的公共卫生问题；其他疾病如伤寒、食源性霍乱以及由致病性大肠埃希菌引起的疾病在低收入国家更为常见；而弯曲杆菌是高收入国家的重要病原菌。

从世界范围来看，非洲和东南亚的食源性疾病发病率和死亡率均最高，我国食源性疾病的发病亦呈上升趋势。目前世界上只有少数发达国家建立了食源性疾病年度报告制度，且漏报率较高，可高达90%，发展中国家的漏报率在95%以上。据WHO报告，食源性疾病的实际病例数要比报告的病例数多300~500倍，报告的发病率不到实际发病率的10%。

2．食源性疾病的流行病学特征

（1）食物传播　所有的食物中毒都是以食物和水源为载体使致病因子进入机体引起的疾病。

（2）暴发性　一起食源性疾病暴发少则几人，多则成百上千人。在发病形式上，微生物性食物中毒多为集体暴发，潜伏期较长（6~39h）；非微生物性食物中毒为散发或暴发，潜伏期较短（数分钟至数小时）。

（3）散发性　化学性食物中毒和某些有毒动植物食物中毒多以散发病例出现，各病例间在发病时间和地点上无明显联系，如毒蕈中毒、河豚中毒、有机磷中毒等。

（4）地区性　指某些食源性疾病常发生于某一地区或某一人群。例如，肉毒梭菌中毒在中国以新疆地区多见；副溶血性弧菌食物中毒主要发生在沿海地区；霉变甘蔗中毒多发生在北方地区；牛带绦虫病主要发生于有生食或半生食牛肉习俗的地区。

（5）季节性　某些疾病在一定季节内发病率升高。例如，细菌性食物中毒一年四季均可发生，但以夏秋季发病率最高；有毒蘑菇、鲜黄花菜中毒易发生在春夏生长季节，霉变甘蔗中毒主要发生在2~5月。

3．引起食源性疾病暴发的因素

食源性疾病的暴发常与致病因子（主要指病原微生物）对食物的污染、在食品中增殖或残存等各种因素有关。能引起人体感染或毒性反应所需病原微生物的最低含量或数量称为最低感染量或最小中毒量（minimum infective dose或minimum intoxicating dose，MID）。食物中仅有少量的病原微生物存在，尚未达到MID时，一般不足以引起疾病的暴发。如果食物中的病原微生物含量超过MID，且食用者人数较多或范围较广，就可能引起规模较大的食源性疾病的暴发。

（1）病原微生物对食物的污染　在生产、加工、制作、储存、运输、供应和销售等食物供应链的各个环节，食物都有可能被病原微生物污染。例如，生鲜畜肉或禽肉等原料常在畜禽养殖期间就受到沙门菌、金黄色葡萄球菌等病原菌的污染；食物在种植或加工过程中可被含有病原微生物的污水污染；带菌或带毒者（如鼻腔内携带金黄色葡萄球菌者、甲型肝炎潜伏期病原携带者等）接触食物，食物加工过程中生熟不分（交叉污染），加工设备（如绞肉机、切片机、搅拌机、粉碎机、砧板、厨刀等）未彻底清洗，都可引起病原微生物对食物的污染。

（2）影响病原微生物增殖的因素　食物中的病原微生物在适宜的条件下可大量繁殖，并达到或超过MID。如已烹饪的食物在高温、高湿条件下存放时间过长；在发酵食品的制作过程中发酵的时间不足或发酵的速度过于缓慢，致使产酸不够；食物在腌制过程中食盐含量不够或腌制时间过短等，都可使病原微生物在食物中大量繁殖。

（3）影响病原微生物残存的因素　食物在烹饪或加工制作过程中所用的温度较低或加热时间过短、食物的酸度不够等，均可造成食物中残存的病原微生物过多。

（四）食源性疾病的监测

无论在发达国家还是在发展中国家，食源性疾病都是重要的公共卫生问题。不仅影响到人类的健康，而且对经济、贸易甚至社会安定产生极大的影响。世界各国纷纷建立起食源性疾病监测系统，以保障全球食品安全战略的实施。

1．国际食源性疾病监测情况

国际组织和世界各国建立了多个监测网络，如WHO建立的全球沙门菌监测系统（WHO GSS）、美国食源性疾病主动监测网（Food Net）、美国Pulse Net实验室网络、美国国家肠道细菌耐药性监测系统（NARMS）、欧盟的沙门菌和产志贺毒素的大肠杆菌监测网（Enter Net）、丹麦综合耐药性监测和研究项目（DanMap）等。

2．我国食源性疾病监测情况

我国自2000年起建立国家食源性致病菌监测网，对食品中的沙门菌、肠出血性大肠埃希菌O157:H7、单核细胞增生李斯特菌和弯曲杆菌进行连续主动监测。2002年建立食源性疾病监测网。2005年我国制定了与5种肠道传染病（痢疾、伤寒、副伤寒、霍乱、急性胃肠炎）相关的监测方案，在全国对暴发疫情、病原学、细菌耐药性和流行因素进行监测。

2010年，我国开始建立全国食源性疾病（包括食物中毒）报告系统和疑似食源性异常病例、异常健康事件报告系统。食物中毒报告系统的报告对象是所有处置完毕的、发病人数在2人及以上或死亡人数为1人及以上的食源性疾病事件。异常病例报告系统所针对的是一组用目前知识难以解释的可能与食品有关的疾病或事件。在我国的监测系统中，食源性疾病发病人数在2人以下者未纳入上报范畴，同时食源性慢性损害也不在上报之列，所以，我国食源性疾病的漏报率仍不容忽视。2019年，国家卫生健康委员会印发了《食源性疾病监测报告工作规范（试行）》，规定医疗机构、疾病预防控制机构、卫生行政部门在发现食源性疾病暴发后的报告要求。

（五）食源性疾病的预防

由于食源性疾病的发生与食物密切相关，预防食源性疾病的各项措施旨在通过改善食物的安全与卫生状况，来减少食物因病原微生物污染、繁殖或残存可能对健康带来的危害或潜在的危害。2001年世界卫生组织发布了预防食源性疾病的"食品安全五大要点"，适用于食品加工、餐饮单位，特别是家庭厨房。主要内容如下。

1. 保持清洁

勤洗手、餐具和厨具要清洁、厨房环境要清洁。

2. 生熟分开

生熟食物要分开，加工生熟食物的厨具、容器要分开。生的食物，尤其是肉、禽和海产品，可能含有危险的微生物，在准备和贮存食物时可能会污染其他食物。生熟不分是家庭食源性疾病的主要原因。各种器皿、刀具、抹布、砧板都是细菌容易滋生的地方，需经常清洁消毒，保持干净。处理生食的器具如果再拿来处理熟食，生食的细菌就会污染熟食，应使用两套不同的器具分别处理生食和熟食，以避免交互污染。或者也可以先用清洁的器具处理熟食，再处理生食。

3. 烧熟煮透

适当烹调可杀死几乎所有危险的微生物。研究表明，烹调食物达到70℃的温度可确保安全食用。熟食室温放置后再食用，需进行二次加热；从冰箱里取出的生冷熟食，特别是剩饭剩菜，也不能直接食用，一定要彻底加热，蒸、煮、热透。重复加热剩菜剩饭，最好不要超过一次。

4. 在安全的温度下保存食物

熟食在室温下不得存放2h以上。所有熟食和易腐烂的食物应及时冷藏（最好在5℃以下）。熟食在食用前应保持60℃以上的温度。

值得注意的是，冰箱冷藏室一般为4~6℃，可以减缓细菌滋生，但细菌仍然会缓慢生长，因此冰箱内储存时间较长的食品最好彻底加热后再吃。如果冰箱塞得太满，里面的冷空气就无法正常循环，冷藏效果降低，造成食品腐败。婴幼儿食品要现吃现做，不要储存。

5. 使用安全的水和食物原料

选择新鲜的蔬菜水果，没有霉变的主粮、豆类和花生等，适当清洗、削皮，降低风险。食品制作的全过程要使用安全的水。不买、不吃超过保质期的食物。

为科学规范地从根本上预防食源性疾病，餐饮企业必须全面贯彻《中华人民共和国食品安全法》，认真落实各项食品安全监督管理制度及餐饮食品卫生操作规范，严格执行GMP，建立和实施HACCP等食品安全管理体系，对食品在生产、加工、制作、储存、运输、销售等过程中可能出现的危害进行分析，确定关键控制点及其控制措施，提高食品安全管理水平。此外，还应严格执行食品从业人员的健康检查制度，提高企业从业人员的食品安全知识水平，防止从业人员传播食源性疾病。

二、人畜共患传染病

人畜共患传染病是指人和脊椎动物之间自然感染与传播，由共同的病原体引起的，在流行病学上相互关联的一类疾病。其病原包括：病毒、细菌、螺旋体、支原体、立克次氏体、衣原体、真菌、寄生虫等。

（一）常见的人畜共患传染病

目前，人畜共患的传染病有100多种，包括禽流感、疯牛病、狂犬病、口蹄疫、鼠疫、布鲁杆菌病、炭疽病等。我国常见的人畜共患传染病主要有以下几种。

狂犬病：俗称疯狗病，是由狂犬病毒引起的一种以侵犯中枢神经系统为主的急性人兽共患传染病，一旦发病，病死率高达100%。人间狂犬病的传染源为带狂犬病毒的动物，主要是病犬，其次为猫、猪、牛、马等家畜，主要通过咬伤传播，一些貌似健康的犬只，也可携带病毒，也能传播狂犬病。

布鲁杆菌病：是由布鲁杆菌引起的人畜共患传染病，牛、羊、猪最易感染，主要症状为发热、关节疼痛、肝脾肿大等。

炭疽病：是由炭疽杆菌引起人畜共患的一种急性败血性传染病，炭疽杆菌可在土壤里能存活数十年，牛、羊、马和猪最容易感染。人可在接触病畜尸体，或屠宰、制革中防护不当，或食用被炭疽杆菌感染的畜肉而感染。

人感染猪链球菌病：是由猪链球菌感染而引起的人畜共患疾病。从事猪的屠宰及加工等工作的人员为高危人群，本病主要通过皮肤的伤口而感染。临床表现为发热、寒战、头痛、食欲下降等一般细菌感染症状，重症患者可合并链球菌中毒性休克综合征和链球菌脑膜炎综合征。

人感染禽流感：是由禽流感病毒侵入人体而引起的疾病。禽流感病毒，属于甲型流感病毒，根据禽流感病毒对鸡和火鸡的致病性的不同，分为高、中、低/非致病性三级。其中，高致病性H5N1亚型和H7N9亚型禽流感病毒尤为引人关注，不仅重创了家禽养殖业，同时造成了人类的伤亡。

（二）人畜共患传染病的途径

消化道传播：主要通过食入各种感染动物组织、肉类和昆虫，以及病原微生物从患者和动物体内排出后，污染食物、水和土壤，进入人体消化道而感染。

呼吸道传播：生存在人和动物呼吸道表面的病原微生物，当呼出气流强度较大时，如咳嗽，病原微生物可随同黏液或喷出的小滴而喷出体外，并以飞沫或气溶胶的形式较长时间悬浮于空气中与尘土混合形成尘埃。当人和动物吸气时，就可能把含有病原微生物的飞沫吸入体内而感染。

皮肤接触：经皮肤接触的传播有直接和间接两种，如被狂犬病犬咬伤；被猫、狗等动物舔、抓伤而感染等。

节肢动物传播：蚊、蝇、蟑螂、螨、虱、蚤等在人畜共患病的传播中起着重要作用，其传播方式分机械性传播和生物性传播两类。前者是叮咬人和动物时，把病原微生物带入皮肤内。生物性传播是指病原微生物进入节肢动物体内后，经过一定时间的发育繁殖，再感染人或动物。

（三）人畜共患传染病的预防

1. 加强宣传，提高认知，增强社会责任感

通过报刊、广播电视、科普教育、科技入户、网络媒体、微信公众号、公益短消息、现场培训、发放宣传册等多种形式，广泛宣传《中华人民共和国动物防疫法》《中华人民共和国食品安全法》等相关法律法规及人畜共患疾病的知识，提高广大群众，尤其是养殖户、宠物养殖爱好者的安全防范意识、疫病防控意识和社会责任意识。

2. 加强基础设施建设，改善人居环境

结合美丽乡村建设，按照"人兽分离、独立建圈、沼气配套、循环利用、标准化建设"的原则建设人居住房和畜禽圈舍，发展规模养殖，彻底改变传统养殖业脏、乱、差的状况。加强环境管理，提高公共卫生水平，改善人居环境，强化消毒意识，注意个人卫生。搞好杀虫、灭蚊、灭蝇和防鼠灭鼠工作，消灭和阻断传染源及传播途径，降低人畜共患疾病相互感染的概率。为减少与动物近距离接触的概率，应少养或不养宠物，不随意收养流浪动物。家养宠物要定期接种疫苗、定期消毒、定期驱虫，及时处理排泄物，严防宠物接触饮食物品，严防宠物接触伤口。

3. 落实强制免疫措施

各养殖业主应积极主动地防控各类重大动物疫病，做到"应免尽免、不留空当、不留死角"，建立有效免疫屏障，定期驱除动物体内外寄生虫。发现人畜共患疾病及时按照"早、快、严、小"的处置原则，积极采取隔离健康畜禽、紧急预防接种、封锁发病地区、扑杀患病畜禽、诊治患病病人，落实消毒及无害化处理等措施，阻断人畜共患病传染，实现及时控制和消灭人畜共患病。

4. 强化市场准入制度，严格动物卫生监督

建立动物溯源体系，将动物养殖地、动物健康、疫病防治、投入品质量监管、业主诚信、加工流程、出售检疫申报等生产经营行为，建立详细的档案信息系统，通过标识和网络科技手段，建立和完善动物溯源体系，搭建可追溯消费平台，保障消费安全。加强消费市场的监管，建立动物及动物产品调入调出监管台账，强化市场准入制度和动物及动物产品检疫监督，加强病害动物及其产品的无害化处理，控制疫病的传播。提高监测手段和技术水平，保障动物及动物产品质量安全。

5. 注意个人卫生，提高防护能力

个人应该养成良好的卫生习惯，保证饮水清洁和食品卫生，防止蚊虫叮咬，提高抗病力，对患者应及时进行隔离和治疗。

三、食物中毒

（一）概述

1. 相关概念

食物中毒是指食用了含有生物性、化学性有毒有害物质的食品或把有毒有害物质当作食品摄入后出现的非传染性的急性、亚急性疾病。

食物中毒是食源性疾病中最为常见的一类。食物中毒既不包括因暴饮暴食而引起的急性胃肠炎、食源性肠道传染病（如伤寒）和寄生虫病（如旋毛虫），也不包括因一次大量或长期少量多次摄入某些有毒、有害物质而引起的以慢性损害为主要特征（如致癌、致畸、致突变）的疾病。一般按发病原因，可将食物中毒分为细菌性食物中毒、真菌及其毒素食物中毒、有毒动物中毒、有毒植物中毒和化学性食物中毒。

2. 食物中毒的发病特点

食物中毒发生的原因各不相同，但发病时具有如下共同特点。

（1）发病潜伏期短，来势急剧，呈暴发性，短时间内可能有多数人发病。

（2）有共同的致病食物，发病与食物有关，病人有食用同一有毒食物史，流行波及范围与有毒食物供应范围相一致，停止该食物供应后，流行即终止。

（3）症状相似，中毒病人临床表现基本相似，以恶心、呕吐、腹痛、腹泻等胃肠道症状为主。

（4）不直接传染，一般情况下，人与人之间无直接传染。发病曲线呈突然上升之后又迅速下降的趋势，无传染病流行时的余波。

3. 食物中毒的流行病学特点

（1）发病的季节性特点　食物中毒发生的季节性特点与食物中毒的种类有关，如细菌性食物中毒主要发生在6～10月，化学性食物中毒全年均可发生。

（2）发病的地区性特点　绝大多数食物中毒的发生有明显的地区性，如我国沿海地区多发生副溶血性弧菌食物中毒，霉变甘蔗中毒多见于北方地区等。但由于近年来食品的快速配送，食物中毒发病的地区性特点越来越不明显。

（3）发病的暴发性特点　食物中毒一般都是由于共同食用了某种食物而导致的，就会出现群体性发病，暴发性也包括了群体性、严重性、社会性等特点。

（4）食物中毒发生场所分布特点　食物中毒发生的场所多见于家庭、集体食堂和饮食服务单位。

4. 食物中毒发生的风险因素及环节

（1）食物在运输、加工、储存和销售过程中受到了病原微生物的污染，并快速繁殖产生大量活菌，如沙门菌食物中毒。

（2）食物受病原微生物污染后，在食物中产生了大量的毒素，如葡萄球菌引起的食物中毒。

（3）在食物的生产、加工、运输、储存过程中被有毒化学物质污染，达到了中毒剂量，如农药、重金属的污染引起的食物中毒。

（4）在某种条件下食物本身产生了大量有毒物质，如发芽马铃薯引起的食物中毒。

（二）细菌性食物中毒

细菌性食物中毒是指因摄入被致病性细菌或其毒素污染的食物而引起的中毒。细菌性食物中毒是最常见的食物中毒。常见的引起细菌性食物中毒的细菌有沙门菌、金黄色葡萄球菌、副溶血性弧菌、肉毒梭菌、致病性大肠杆菌等。

1．细菌性食物中毒的分类

根据病原和发病机制的不同，可将细菌性食物中毒分为感染型、毒素型和混合型三类。

（1）感染型　病原菌随食物进入肠道后，在肠道内继续生长繁殖，靠其侵袭力附着于肠黏膜或侵入黏膜及黏膜下层，引起肠黏膜充血、白细胞浸润等炎性病理变化。典型的感染型食物中毒有沙门菌食物中毒、变形杆菌食物中毒等。

（2）毒素型　大多数细菌能产生肠毒素或类似的毒素。肠毒素的刺激激活了肠壁上皮细胞的腺苷酸环化酶或鸟苷酸环化酶，使胞浆内的环磷酸腺苷或环磷酸鸟苷的浓度增高，通过胞浆内蛋白质的磷酸化过程，进一步激活了细胞内的相关酶系统，使细胞的分泌功能发生变化，常见的毒素型细菌性食物中毒有金黄色葡萄球菌食物中毒等。

（3）混合型　病原菌进入肠道后，除侵入黏膜引起肠黏膜的炎性反应外，还产生肠毒素，引起急性胃肠道症状。常见的混合型细菌性食物中毒有副溶血性弧菌食物中毒等。

2．细菌性食物中毒的防治原则

（1）预防措施。

①加强卫生宣传教育：改变生食等不良的饮食习惯；严格遵守牲畜宰前、宰中和宰后的卫生要求，防止污染；食品加工、储存和销售过程要严格遵守卫生制度，搞好食具、容器和工具的消毒，避免生熟交叉污染；食品在食用前充分加热，以杀灭病原微生物和破坏毒素；在低温或通风阴凉处存放食品，以控制细菌的繁殖和毒素的形成；食品加工人员、医院、托幼机构人员和炊事员应认真执行健康体检和录用后定期体检的制度，经常接受食品卫生教育，养成良好的个人卫生习惯。

②加强食品卫生质量检查和监督管理：应加强对食堂、餐饮单位、食品加工企业、屠宰场等相关部门的卫生检验检疫工作。

③建立快速可靠的病原菌检测技术：根据致病菌的生物遗传学特征和分子遗传特征，结合现代分子生物学检测手段和流行病学方法，分析病原菌的变化、扩散范围和趋势等，为大范围暴发食物中毒的快速诊断和处理提供相关资料，防止更大范围内的传播和流行。

（2）处理原则。

①现场处理：将病人进行分类，轻症者在原单位集中治疗，重症者送往医院或卫生机构治疗；及时收集资料，进行流行病学调查及病原学的检验，以明确病因。

②对症治疗：常用催吐、洗胃、导泻的方法迅速排出毒素。同时治疗腹痛、腹泻，纠正酸中毒和电解质紊乱，抢救呼吸衰竭。

③特殊治疗：对细菌性食物中毒通常无须应用抗菌药物，可以经对症疗法治愈。对症状较重、考虑为感染性食物中毒或侵袭性腹泻者，应及时选用抗菌药物，但对金黄色葡萄球菌肠毒素引起的中毒，一般不用抗生素，以补液、调节饮食为主。对肉毒毒素中毒，应及早使用多价抗毒素血清。

3. 沙门菌食物中毒

（1）病原学特点　沙门菌属是肠杆菌科的一个重要菌属，沙门菌为革兰氏阴性杆菌，需氧或兼性厌氧，绝大部分周身具有鞭毛，能运动。目前国际上有2500多种血清型，我国已发现200多种。大部分沙门菌的宿主特异性极弱，既可感染动物也可感染人类，极易引起人类的食物中毒。

（2）流行病学特点。

①发病率及影响因素：沙门菌食物中毒的发病率较高，占总食物中毒的40%～60%。发病率的高低受活菌数量、菌型和个体易感性等因素的影响。通常情况下，食物中沙门菌的含量达到2×10^5CFU/g即可发生食物中毒；沙门菌致病力的强弱与菌型有关，致病力越强的菌型越易引起食物中毒。

②流行特点：虽然全年皆可发生，但季节性较强，多见于夏、秋两季，5～10月的发病起数和中毒人数可达全年发病起数和中毒人数的80%。发病点多、面广，暴发与散发并存。

③中毒食品种类：引起沙门菌食物中毒的食品主要为动物性食品，特别是畜肉类及其制品，其次为禽肉、蛋类、乳类及其制品。由植物性食品引起的沙门菌食物中毒很少，2009年1月，美国花生公司布莱克利工厂生产的花生酱被沙门菌污染，导致9人死亡，引发震惊全美的"花生酱事件"。

④食品中沙门菌的来源主要包括以下几种。

家畜、家禽的生前感染和宰后污染：生前感染系指家禽、家畜在宰杀前已感染沙门菌，是肉类食品中沙门菌的主要来源。生前感染包括原发性沙门菌病和继发性沙门菌病两种。原发性沙门菌病系指家畜、家禽在宰杀前即患有沙门菌病，如猪霍乱、牛肠炎、鸡白痢等。继发性沙门菌病系指家畜、家禽肠道沙门菌引起的自身沙门菌感染。宰后污染系指家畜、家禽在屠宰的过程中或屠宰后被带沙门菌的粪便、容器、污水等污染。

乳中沙门菌的来源：患沙门菌病奶牛的乳中可能带菌，即使是健康奶牛的乳在挤出后亦容易受到污染。

蛋类中沙门菌的来源：蛋类及其制品被沙门菌感染或污染的机会较多，尤其是鸭、鹅等水禽及其蛋类，其带菌率一般在30%～40%。除因原发和继发感染使家禽的卵巢、全身及卵黄带菌外，禽蛋经泄殖腔排出时，粪便中的沙门菌可污染肛门腔的蛋壳，进而通过蛋壳的气孔侵入蛋内。

熟制品中沙门菌的来源：烹调后的熟制品可再次受到带菌的容器、烹调工具等污染或被食品从业人员中的带菌者污染。

（3）中毒机制　大多数沙门菌食物中毒是沙门菌活菌对肠黏膜的侵袭而导致的感染型中毒。肠炎沙门菌、鼠伤寒沙门菌可产生肠毒素，通过对小肠黏膜细胞膜上腺苷酸环化酶的激活，抑制小肠黏膜细胞对Na^+的吸收，促进Cl^-的分泌，使Na^+、Cl^-和水在肠腔潴留而致腹泻。

（4）预防措施　针对细菌性食物中毒发生的三个环节采取相应的预防措施。

①防止沙门菌污染食品：加强对肉类、禽蛋类食品的卫生监督及家畜、家禽屠宰的卫生检验。防止被沙门菌污染的畜、禽白条、内脏及蛋进入市场。加强卫生管理，防止肉类食品在储存、运输、加工、烹调或销售等各个环节被沙门菌污染，特别要防止食品从业人员带菌、带菌的容器及生食污染。

②抑制食品中沙门菌的繁殖：影响沙门菌繁殖的主要因素是储存温度和时间。低温储存食品是抑制沙门菌繁殖的重要措施。加工后的熟肉制品应尽快食用，或低温储存，并尽可能缩短储存时间。

③彻底加热以杀灭沙门菌：加热杀灭病原菌是防止食物中毒的关键措施，但必须达到有效的温度。

4．副溶血性弧菌食物中毒

（1）病原学特点　副溶血性弧菌为革兰氏阴性菌，呈弧状、杆状、丝状等多种形态，无芽孢，主要存在于近岸海水、海底沉积物和鱼、贝类等海产品中。副溶血性弧菌在30～37℃、pH为7.4～8.2、含盐3%～4%的培养基上和食物中生长良好，而在无盐的条件下不生长，也称为嗜盐菌。

（2）流行病学特点　副溶血性弧菌流行病学特点如下。

①地区分布：我国沿海地区为副溶血性弧菌食物中毒的高发区。近年来，随着海产食品大量流向内地，内地也有此类食物中毒事件的发生。

②季节性及易感性：7～9月是副溶血性弧菌食物中毒的高发季节。男女老幼均可发病，但以青壮年为多。

③中毒食品种类：主要是海产食品，其中以墨鱼、带鱼、黄花鱼、虾蟹、贝、海蜇最为多见，其次为盐渍食品，如咸菜、腌制的畜禽类食品等。

④食品中副溶血性弧菌的来源：海水及沉积物中含有副溶血性弧菌，海产品容易受到污染而带菌。被副溶血性弧菌污染的食物在较高温度下存放，食用时加热不彻底或生吃，从而导致食物中毒。

（3）中毒机制　副溶血性弧菌食物中毒属于混合型细菌性食物中毒。摄入一定数量的致病性副溶血性弧菌数小时后，引起肠黏膜细胞及黏膜下炎症反应等病理性病变，并可产生肠毒素及耐热性溶血毒素。大量的活菌及耐热型溶血毒素共同作用于肠道，引起急性胃肠道症状。

（4）预防措施　副溶血性弧菌与沙门菌食物中毒的预防基本相同，同样抓住防止污染、控制繁殖和杀灭病原菌三个主要环节，其中控制繁殖和杀灭病原菌尤为重要。各种食品，尤其是海产食品及各种熟制品应低温储存。鱼、虾、蟹、贝类等海产品应煮透。凉拌食物清洗干净后在食醋中浸泡10min或在100℃沸水中漂烫数分钟即可杀灭副溶血性弧菌。此外，盛装生、熟食品的器具要分开，并注意消毒，以防止交叉污染。

5．金黄色葡萄球菌食物中毒

（1）病原学特点　葡萄球菌属微球菌科，包括金黄色葡萄球菌、表皮葡萄球菌等。葡萄球菌为革兰氏阳性兼性厌氧细菌，生长繁殖的最适pH为7.4，最适温度为30～37℃，可以耐受较低的水分活度（$Aw=0.86$）能在含氯化钠10%～15%的培养基或在含糖量较高的食品中繁殖。

（2）流行病学特点　金黄色葡萄球菌引起的食物中毒流行病学特点如下。

①季节性：全年皆可发生，但多见于夏秋季。

②引起中毒的食品种类多：引起中毒的食品种类很多，主要是营养丰富且含水分较多的食品，如乳类及乳制品、肉类、剩饭等，其次为熟肉类，偶见鱼类及其制品、蛋制品等。近年来，由熟鸡、鸭制品引起的食物中毒事件增多。

（3）中毒机制　金黄色葡萄球菌食物中毒属毒素型食物中毒。摄入含金黄色葡萄球菌活菌而无肠毒素的食物不会引起食物中毒，摄入达到中毒剂量的肠毒素才会中毒。肠毒素作用于胃肠黏膜，引起充血、水肿，甚至糜烂等炎症变化及水与电解质代谢紊乱，出现腹泻症状，同时刺激迷走神经的内脏分支而引起反射性呕吐。

（4）预防措施。

①防止金黄色葡萄球菌污染食物，可以从以下两个方面进行。

避免带菌人群对各种食物的污染：要定期对食品加工人员、食品行业从业人员、保育员进行健康检查，有手指化脓、化脓性咽炎、口腔疾病者应暂时调换工作。

避免葡萄球菌对畜产品的污染：应经常对奶牛进行兽医卫生检查，对患有乳腺炎、皮肤化脓性感染的奶牛应及时治疗。奶牛患化脓性乳腺炎时，其乳汁不能食用。在挤乳的过程中要严格按照卫生要求操作，避免污染。健康牛乳在挤出后，除应防止金黄色葡萄球菌污染外，还应迅速冷却至10℃以下，防止该菌在较高的温度下繁殖和产生毒素。此外，乳制品应以灭菌乳为原料。

②防止肠毒素的形成：食物应冷藏，或置于阴凉通风的地方，放置的时间不应超过6h，尤其在气温较高的夏、秋季节，食用前还应彻底加热。

以上为典型的几种细菌性食物中毒，除此之外，较为常见的细菌性食物中毒还有大肠埃希菌、志贺菌、李斯特菌、蜡样芽孢杆菌、肉毒梭菌、变形杆菌等引起的食物中毒。通常是通过细菌污染食品，进入人体，从而导致食物中毒。大多数细菌性毒素都可以通过高温加热杀灭，很多细菌性食物中毒是由于加热温度不够或者是加热时间不够导致毒素进入人体使人中毒。因此，食物要充分加热成熟后食用。同时，食物储存方式也很重要，易腐易烂食物存放不当会导致细菌滋生污染食品。如发现已经被细菌污染的食物应及时处理以避免污染其他食物。同时，要注意食物的生熟交叉，在清洗时要彻底。

（三）真菌及其毒素引起的食物中毒

真菌及其毒素食物中毒是指食用被真菌及其毒素污染的食物而引起的食物中毒。中毒的发生主要由被真菌污染的食品引起，用一般烹调方法加热处理不能破坏食品中的真菌毒素，其发病率较高，死亡率也较高，发病的季节性及地区性均较明显。

1. 赤霉病麦中毒

（1）麦类、玉米等谷物被镰刀菌污染引起的赤霉病　赤霉病是一种全球性病害，它的流行除了造成严重的减产外，还会引起人畜中毒。从赤霉病麦中分离的主要菌种是禾谷镰刀菌（无性繁殖期的名称，其有性繁殖期的名称为玉蜀黍赤霉）。此外，还从病麦中分离出串珠镰刀菌、燕麦镰刀菌、木贼镰刀菌、黄色镰刀菌等。赤霉病麦中的主要毒性物质是这些镰刀菌产生的毒素，包括单端孢霉烯族化合物中的脱氧雪腐镰刀菌烯醇（DON）、雪腐镰刀菌烯醇（NIV）。DON主要引起呕吐，故也称呕吐毒素。这些镰刀菌毒素对热稳定，一般的烹调方法不能将它们破坏而去除。摄入的数量越多，发病率越高，病情也越严重。

（2）预防措施　预防赤霉病麦中毒关键在于防止麦类、玉米等谷物受到真菌及其所产毒素的污染。

①根据粮食中毒素的限量标准，加强粮食的卫生管理。

②去除或减少粮食中的病粒或毒素。

③加强田间和储藏期间的防霉措施，包括选用抗霉品种、降低田间的水位、改善田间小气候，使用高效、低毒、低残留的杀菌剂，及时脱粒、晾晒，使谷物的水分含量降至安全水分以下，贮存的粮食要勤加翻晒，并注意通风。

2. 霉变甘蔗中毒

霉变甘蔗中毒是指食用了因保存不当而霉变的甘蔗引起的食物中毒。甘蔗霉变主要是由于甘蔗在不良的条件下长期储存，如过冬导致微生物大量繁殖所致。霉变甘蔗的质地较软，瓤部的色泽比正常甘蔗深，一般呈浅棕色，闻之有轻度霉味、酒糟味或酸味，其中含有大量的有毒真菌及其毒素，这些毒素对神经系统和消化系统有较大的损害。

（1）中毒机制　甘蔗中的节菱孢霉菌产生的3-硝基丙酸（3-NPA）是一种强烈的神经毒素，主要损害中枢神经系统。

（2）治疗与预防　霉变甘蔗中毒目前尚无特效治疗方法。发生中毒后应尽快洗胃、灌肠以排除毒物，并进行对症治疗（吸氧、应用皮质醇激素、止惊厥、保护脑组织等）。对轻度患者应及时补液，纠正电解质紊乱，加强护理。对重症患者应迅速控制脑水肿，促进其脑功能恢复，改善血液循环，维持电解质平衡等，减少后遗症的发生。

减少霉变甘蔗中毒的关键在于预防：①甘蔗必须于成熟后收割，收割后注意防冻。②在甘蔗储存及运输的过程中防伤、防冻、防止霉菌污染繁殖；储存期不可过长，并定期进行感官检查，发现霉变甘蔗立即销毁。③严禁出售霉变甘蔗，也不能将霉变甘蔗加工成鲜甘蔗汁出售。④加强宣传教育，食用前仔细检查甘蔗的质量。

（四）有毒动植物中毒

有毒动植物中毒是指一些动植物本身含有某种天然有毒成分或由于储存条件不当形成某种有毒物质，被人食用后所引起的中毒。在近年来的食物中毒事件中，有毒动植物引起的食物中毒导致的死亡人数最多，应引起注意。

1. 河豚毒素中毒

河豚又名河鲀，我国沿海各地及长江下游均有出产，属无鳞鱼的一种，在淡水、海水中均能生活。河豚味道鲜美，但含有剧毒。

（1）有毒成分的来源　引起中毒的河豚毒素（TTX）是一种非蛋白质神经毒素，化学结构具有多羟基氢化5，6-苯吡啶母核结构。河豚毒素为无色针状结晶、微溶于水，易溶于稀醋酸，对热稳定，煮沸、盐腌、日晒等均不能将其破坏。只有高温加热或在碱性条件下才能被分解，如100℃加热7h，200℃加热10min以上。

河豚中的河豚毒素含量，在其卵巢、肝脏和肠道中最高，其皮肤中只含少量的河豚毒素。其卵巢中的毒素含量与生殖周期有关，每年春季为河豚卵巢发育期，毒素含量最高。通常情况下，河豚的肌肉大多不含毒素或仅含少量毒素，但菊黄东方豚、豹纹东方豚肌肉中的河豚毒素含量较高。其产卵期卵巢毒力可达到2万～4万MU，肝脏毒力可高达10万MU（MU，即小鼠单位：指原液1mL即相当于原料1g所能杀死小白鼠的克数。2万MU以上视为剧毒）。

（2）中毒机制　河豚毒素可直接作用于胃肠道，引起局部刺激作用；河豚毒素还选择性地阻断细胞膜对Na^+离子的通透性，使神经传导阻断，呈麻痹状态。河豚毒素中毒的特点是发病急速而剧烈，潜伏期一般在10min～3h。起初感觉手指、口唇和舌有刺痛，然后出现恶心、呕吐、腹泻等胃肠道症状。

（3）急救与治疗　河豚毒素中毒尚无特效解毒药，一般以排出毒物和对症治疗为主。

①催吐、洗胃导泻，及时清除未吸收毒素。

②大量补液及利尿，促进毒素排泄。

③早期给予大剂量激素和莨菪碱类药物。肾上腺皮质激素能减少组织对毒素的反应，一般情况下，莨菪碱类药物能兴奋呼吸循环中枢，改善微循环。

④支持呼吸、循环功能，必要时行气管插管，对心搏骤停者行心肺复苏。

（4）预防措施。

①加强卫生宣传教育，首先让广大居民认识到野生河豚有毒，不要食用；其次让广大居民能识别河豚，以防误食。

②水产品收购、加工、供销等部门应严格把关，尤其是餐饮单位不得收购加工河豚，防止鲜野生河豚进入市场或混进其他水产品中。

③采用河豚去毒工艺。活河豚加工时先断头、放血（尽可能放净）、去内脏、去鱼头、扒皮，肌肉经反复冲洗，直至完全洗去血污为止，经专职人员检验，确认无内脏、无血水残留，做好记录后方可食用。将所有的废弃物投入专用处理池，加碱、加盖、密封发酵待腐烂后用作肥料。冲洗下来的血水也应排入专用处理池，经加碱去毒后再排放。

2．鱼类引起的组胺中毒

鱼类引起组胺中毒的主要原因是食用了某些不新鲜的鱼类（含有较多的组胺），同时也与个人体质的过敏性有关，组胺中毒是一种过敏性食物中毒。

（1）有毒成分的来源　海产鱼类中的青皮红肉鱼，如鲣鱼、鲹鱼、始巴鱼、鲥鱼、竹荚鱼、金枪鱼等鱼体中含有较多的组氨酸。当鱼体不新鲜或腐败时，发生自溶作用，组氨酸被释放出来。污染鱼体的细菌，如无色杆菌或摩氏摩根菌产生脱羧酶，使组胺酸脱去羧基形成大量的组胺。一般认为当鱼体中组胺含量超过200mg/100g时，即可引起中毒。

（2）中毒机制及中毒症状　组胺是一种生物胺，可导致支气管平滑肌强烈收缩，引起支气管痉挛；循环系统表现为局部或全身的毛细血管扩张，病人出现低血压、心律失常甚至心搏骤停。组胺中毒临床表现的特点是发病急、症状轻、恢复快。

（3）预防措施。

①防止鱼类腐败变质，禁止出售腐败变质的鱼类。

②鱼类食品必须在冷冻条件下储藏和运输，防止组胺产生。

③避免食用不新鲜或腐败变质的鱼类食品。

④对于易产生组胺的青皮红肉鱼类，家庭在烹调前可采取一些去毒措施。

⑤制定鱼类食品中组胺限量标准。我国《食品安全国家标准 鲜、冻动物性水产品》（GB 2733—2015）中规定，鲐鱼、鲹鱼、竹荚鱼、鲭鱼、鲣鱼、金枪鱼、秋刀鱼、沙丁鱼等高组胺鱼类允许含量低于40mg/100g，其他含组胺的鱼类允许含量低于20mg/100g。

3．麻痹性贝类中毒

麻痹性贝类中毒（PSP）是由贝类毒素引起的食物中毒。麻痹性贝类毒素是一种毒性极强的海洋毒素，是海洋毒素中比较普遍的一种，几乎全球沿海地区都有过麻痹性贝类毒素中毒致死的报道，但较为流行的地区在太平洋西北部及加拿大沿岸。中毒特点为神经麻痹，故称为麻痹性贝类中毒。

（1）有毒成分的来源　藻类是贝类毒素的直接来源，但它们并不是唯一的或最终的来源，与藻类共生的微生物也可产生贝类毒素。目前已从贝类中分离出18种毒素，依基因的相似性可将这18种毒素分为4类：石房蛤毒素（STX）、新石房蛤毒素、漆沟藻毒素及脱氨甲酰基石房蛤毒素。其中石房蛤毒素发现最早、毒性最强，其毒力是眼镜蛇毒毒力的80倍，STX

是一种白色、能溶于水、耐热、相对分子质量较小的非蛋白质毒素，很容易被胃肠道吸收而不被消化酶所破坏。该毒素对酸、热稳定，碱性条件下会发生氧化，毒性消失。

（2）预防措施　主要应进行预防性监测，当发现贝类生长的海水中有大量海藻存在时，应测定捕捞的贝类所含的毒素量。我国食品安全国家标准中规定，鲜、冻动物性水产品的麻痹性贝类毒素最高允许含量为4MU/g。

4．其他有毒动植物中毒

除了上面介绍的能够引起食物中毒的动物和植物外，在自然界中还有一些动物性食品或植物性食品有毒素，如加工不当或误食，均可引起食物中毒。如含氰苷类食物中毒、四季豆中毒、毒蕈中毒等，见表2-2。

表2-2　其他有毒动植物中毒

名称	有毒成分	临床特点	预防措施
动物甲状腺中毒	甲状腺素	潜伏期10~24h，头痛、乏力、烦躁、抽搐、震颤、脱发、脱皮、多汗、心悸等	加强兽医检验，屠宰牲畜时除净甲状腺
发芽马铃薯中毒	龙葵素	潜伏期数分钟至数小时，咽部瘙痒、发干、胃部灼烧、恶心、呕吐、腹痛、腹泻，伴头晕、耳鸣、瞳孔散大	马铃薯储存于干燥阴凉处，食用前挖去芽眼、削皮，烹调时加醋
四季豆中毒（扁豆）	皂素，植物血凝素	潜伏期1~5h，恶心、呕吐、腹痛、腹泻、头晕、出冷汗等	扁豆煮熟煮透
鲜黄花菜中毒	类秋水仙碱	潜伏期0.5~4h，呕吐、腹泻、头晕、头痛、口渴、咽干	鲜黄花菜须用水浸泡或用开水烫后弃水炒煮后食用
有毒蜂蜜中毒	生物碱	潜伏期1~2天，口干、舌麻、恶心、呕吐、头痛、心慌、腹痛、肝大、肾区疼痛	加强蜂蜜检验，防止有毒蜂蜜进入市场
白果中毒	银杏酸，银杏酚	潜伏期1~12h，呕吐、腹泻、头痛、恐惧感、惊叫、抽搐、昏迷，甚至死亡	白果须去皮加水煮熟煮透后弃水食用

（五）化学性食物中毒

化学性食物中毒是指由于食用了被有毒有害化学物质污染的食品、被误认为是食品及食品添加剂或营养强化剂的有毒有害物质、添加了非食品级的或伪造的或禁止食用的食品添加剂和营养强化剂的食品、超量使用了食品添加剂的食品或营养素发生了化学变化的食品（如油脂酸败）等所引起的食物中毒。化学性食物中毒发生的起数和中毒人数相对微生物食物中毒较少，但致死率较高。

1．亚硝酸盐中毒

（1）理化特性　常见的亚硝酸盐有亚硝酸钠和亚硝酸钾，为白色和嫩黄色结晶，呈颗粒状粉末，无臭，味咸涩，易潮解，易溶于水。

（2）引起中毒的原因。

①意外事故中毒：亚硝酸盐价廉易得，外观上与食盐相似，容易误将亚硝酸盐当作食盐食用而引起中毒。

②滥用食品添加剂：亚硝酸盐是一种食品添加剂，不但可使肉类具有鲜艳色泽和独特风味，而且还有较强的抑菌效果，所以在肉类食品加工中被广泛应用，食用含过量亚硝酸盐的肉类食品可引起食物中毒。

③食用含有大量硝酸盐、亚硝酸盐的蔬菜而引起中毒：蔬菜储存过久、腐烂、煮熟后放置过久及刚腌制不久等，均可引起亚硝酸盐含量增加。

④饮用含硝酸盐较多的井水中毒：个别地区的井水含硝酸盐较多（一般称为"苦井水"），用这种水煮饭，如存放过久，硝酸盐在细菌的作用下可被还原成亚硝酸盐。

（3）中毒机制　亚硝酸盐具有很强的氧化性，摄入过量会将血红蛋白中的Fe^{2+}氧化为Fe^{3+}，使正常血红蛋白转化为高铁血红蛋白，失去携氧能力导致组织缺氧。另外，亚硝酸盐对周围血管有麻痹作用。亚硝酸盐中毒发病急速，潜伏期一般为$1 \sim 3h$，短者10min，大量食用蔬菜引起的中毒可长达20h。中毒的主要症状为口唇、指甲以及全身皮肤出现青紫等组织缺氧表现，也称为"肠源性青紫病"。

（4）预防措施。

①加强对集体食堂尤其是学校食堂、工地食堂的管理，禁止餐饮服务单位采购、储存、使用亚硝酸盐，避免误食。

②肉类食品企业要严格按《食品安全国家标准　食品添加剂使用标准》（GB 2760—2014）[①]的规定添加硝酸盐及亚硝酸盐。

③保持蔬菜新鲜，勿食存放过久或变质的蔬菜；剩余的熟蔬菜不可在高温下存放过久；腌菜时所加盐的含量应达到12%以上，至少需腌制15天再食用。

④尽量不用苦井水煮饭，不得不用时，应避免长时间保温后的水又用来煮饭菜。

2．有机磷农药中毒

（1）理化特性　有机磷农药在酸性溶液中较稳定，在碱性溶液中易分解失去毒性，故绝大多数有机磷农药与碱性物质，如肥皂水、苏打水接触时可被分解破坏，但敌百虫例外，其遇碱可生成毒性更大的敌敌畏。

（2）引起中毒的原因。

①误食农药拌过的种子或误把有机磷农药当作酱油或食用油而食用，或把盛装过农药的容器再盛装油、酒以及其他食物等引起中毒。

②喷洒农药不久的瓜果、蔬菜，未经安全间隔期即采摘食用，可造成中毒。

---

① 2024年3月，国家市场监督管理总局和国家卫生健康委员会公开发布了《食品安全国家标准　食品添加剂使用标准》（GB 2760—2024），于2025年2月8日起正式实施。

③误食被农药毒杀的家禽家畜。

（3）毒性机制 有机磷农药进入人体后与体内胆碱酯酶迅速结合，形成磷酰化胆碱酯酶，使胆碱酯酶活性受到抑制，失去催化水解乙酰胆碱的能力，结果使大量乙酰胆碱在体内蓄积，导致以乙酰胆碱为传导介质的胆碱能神经处于过度兴奋状态，从而出现中毒症状。中毒的潜伏期一般在2h以内，根据中毒症状的轻重可将急性中毒分为急性轻度中毒、急性中度中毒、急性重度中毒。

（4）预防措施。

①有机磷农药单独放置并做好记录。

②喷洒农药及收获瓜果蔬菜，必须遵守安全间隔期要求。

③禁止食用因有机磷农药致死的各种畜禽。

④购买的蔬菜水果要泡盐水，之后再用清水彻底清洗再食用。

3．锌中毒

（1）引起锌中毒的原因 锌中毒发生的原因主要是使用镀锌容器存放酸性食品和饮料所致。锌不溶于水，能在弱酸或果酸中溶解，致使被溶解的锌以有机盐的形式大量混入食品，即可引起食物中毒。过量使用锌补充剂也可以引起慢性锌中毒。

（2）预防措施。

①禁止使用锌铁桶盛放酸性食物、食醋及清凉饮料；食品加工、运输和储存过程均不可使用镀锌容器和工具接触酸性食品。

②补锌产品的服用应在医生指导下进行，不可盲目补。

四、食物过敏

（一）食物过敏的定义及机制

食物过敏也称为食物变态反应或消化系统变态反应、过敏性胃肠炎等，是由于某种食物或食品添加剂等引起的免疫球蛋白E（IgE）介导和非免疫球蛋白E介导的免疫反应，而导致消化系统内或全身性的变态反应。食物不耐受是不涉及免疫系统的、对食物的不良反应，如摄食某食物后出现胀气、腹泻或不愉快的反应等。食物过敏和食物不耐受容易混淆，诊断时应注意区分。

人类由于生存和进化的本能，已经从数千年的生活经验中找出并选择出适合自己的食物。但是某些人的免疫系统对已经被绝大多数人所接受的食物（主要指蛋白质）产生了抵御，将这些食物视为致病因子，产生了有害的或不恰当的反应，从而发生过敏。食物过敏反应具有特异性，各种免疫病的生理机制均可涉及。食物过敏反应的一个共同特点是必须有致敏原的预先接触，使机体处于敏感状态，当再次接触该致敏原时，才诱发变态反应。

从免疫学机制而言，食物过敏的机制包括4个类型的变态反应。Ⅰ型是IgE介导的超敏

反应；Ⅱ型即细胞毒性超敏反应，因抗细胞表面和组织表面抗原的抗体、补体途径的一些成分及各种效应细胞相互作用，造成这些细胞和组织的损伤；Ⅲ型即免疫复合型超敏反应；Ⅳ型即T细胞介导的迟发性超敏反应。各型过敏可同时存在。目前从广义的角度可将食物过敏分为IgE介导和非IgE介导两大类。

1．IgE介导的速发型超敏反应

IgE介导的食物过敏与非IgE介导的食物过敏相比，其过敏机制更容易理解和诊断。因为IgE介导食物过敏的症状开始迅速，常被称为速发型超敏反应。食物过敏引起的Ⅰ型变态反应包括食物过敏原的致敏阶段、激发阶段和效应阶段（图2-5）。在致敏阶段，机体接触过敏性食物后，诱发B细胞产生IgE抗体，后者与靶细胞（肥大细胞、嗜碱性粒细胞）表面结合。IgE一旦与靶细胞结合，机体即呈致敏状态。然后IgE抗体的Fc段与肥大细胞或嗜碱性粒细胞表面的IgE受体结合，完成致敏过程。在正常状态下，机体对从呼吸道吸入和通过胃肠道摄入的过敏原可以产生免疫耐受，而对于过敏体质的人群来说，通过这些途径进入的过敏原则可使机体处于致敏阶段。在激发阶段，相同的抗原再次进入机体时通过与致敏肥大细胞/嗜碱性粒细胞表面IgE抗体特异性结合，使之脱颗粒释放出组胺、5-羟色胺、白三烯、前列腺素及嗜酸性粒细胞趋化因子等大量生物活性介质，作用于效应组织和器官引起局部或全身过敏反应。目前，在IgE介导的食物过敏反应机制的研究中，涉及胃肠道黏膜与食物蛋白质的相互作用、食物过敏原的结构特征、各种动物模型以及各种免疫细胞如抗原转运细胞、肠上皮细胞、抗原递呈细胞、γ细胞、δ细胞、T细胞、肥大细胞和嗜酸性粒细胞等。

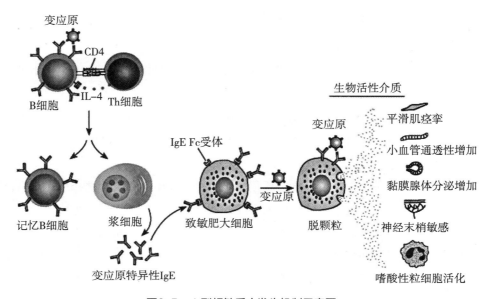

图2-5　Ⅰ型超敏反应发生机制示意图

2．非IgE介导的迟发型超敏反应

食物过敏的临床表现中，还有一些食物过敏婴儿和成年人不发生食物蛋白质与特异性IgE结合，皮刺试验和放射过敏原吸附（RAST）试验呈阴性。这些非IgE介导反应趋向延迟，多表现在摄入食物蛋白质后的几小时到几天后。故常被称为"迟发型超敏反应"。迟发型超敏反应多为消化道和/或呼吸道疾病，其中胃肠道症状包括食物蛋白质刺激的结肠炎、过敏性嗜酸性粒细胞导致的胃肠炎、乳糜泻等。迄今，确切的非IgE介导食物过敏的免疫生理机制仍不十分清楚。已知的机理包括Th1（辅助性T淋巴细胞1）介导反应，免疫联合体的形成导致补体的激活，或T细胞/肥大细胞/神经细胞相互反应，包括平滑肌运动和小肠运动性的功能变化。某些食物导致的特应性皮炎是由于过敏食物激发T细胞，通过T细胞表达皮肤归巢淋巴抗原而形成。由于牛乳对T细胞的刺激反应导致的α肿瘤坏死因子的升高，也可导致肠炎综合征。一些动物实验表明，只有食物过敏原同时出现在呼吸道和胃肠道时，才能引起食管炎，这一致病过程主要受趋化因子IL–5和嗜酸性粒细胞趋化蛋白的影响，它们主要提供一种嗜酸性粒细胞的归巢信号。目前，对非IgE介导的免疫反应研究最多的是乳糜泻，这种紊乱是由于醇溶朊激发了T细胞免疫应答所致，脱酰胺的醇溶朊会加强这种免疫反应。另外，体内一些化学组胺释放剂以及含有组胺的食物（巧克力、番茄、草莓）都会直接作用于肥大细胞，引起过敏反应。IgE介导和非IgE介导反应并不相互排斥。

（二）食物过敏流行病学调查

随着工业化水平的提高，西方国家或发达国家的疾病谱在逐渐变化，即感染性疾病发病率逐渐降低，而过敏性疾病和自主免疫性疾病逐渐增加，世界卫生组织（WHO）认为过敏性疾病已成为21世纪危害儿童健康的重要原因之一。随年龄递增而产生的过敏性疾病如食物过敏、特应性皮炎、过敏性哮喘和过敏性鼻炎等被称为"过敏进程"。食物抗原是儿童出生后接触的主要过敏原，因此认为食物过敏是过敏进程的第一步。澳大利亚一项3年回顾性研究发现，56%的儿童全身过敏反应由食物所引起。法国过敏监测网2001～2004年报告了229例由食物介导的急性过敏反应，其中的39%发生在儿童时期。Railey等指出，美国食物过敏发生率成人约为4%，儿童约为6%。Sicherer等学者指出，在一些西方国家，食物过敏影响了多达6%的婴幼儿及3%～4%的成年人，并且其患病率还在上升。在英国和美国，6%～8%的儿童存在IgE介导的食物过敏。澳大利亚3岁以下儿童食物过敏患病率为3%～7%。挪威24个月内婴儿牛乳蛋白过敏发病率为10.5%～12.8%。

亚洲人的食物过敏患病率近年来也呈上升趋势。鸡蛋、乳制品、腰豆、香蕉和芝麻这5种食物最容易引起亚洲人食物过敏。针对亚洲人最常吃的96种食物，在633名年龄介于8个月至88岁的普通百姓中进行的食物过敏测试发现，分别有54%和46.6%的人是对鸡蛋和乳制品过敏的，81%的人过敏后出现了出疹、疲倦等现象，超过70%的人因为过敏导致感冒，其余的症状包括胀气和失眠等。

据《中国疾病预防控制中心周报（英文）》发布的一项荟萃分析显示，2009～2018年，我国食物过敏的流行率为8%，高于1999～2008年的5%，这表明中国食物过敏的流行率正在上升。其中，4～17岁儿童的食物过敏流行率最高为10%，其次是成人7%和婴儿6%。

据江西省的多中心横断面流行病学调查，8种最常见的致敏食物按降序排列是虾、芒果、贝类、鸡蛋、鱼、牛肉、牛乳和羊肉，流行率分别为1.95%、1.22%、1.07%、0.68%、0.49%、0.35%、0.34%和0.25%。

另据荟萃分析，按照不同的食物分类来看，27%过敏者对螃蟹和鸡蛋过敏，22%对牛乳过敏，19%对贝类过敏，16%对虾过敏，16%患者对水果过敏（芒果占15%），15%对鱼类过敏。值得关注的是，0～3岁的婴儿对牛乳过敏的可能性大于其他食物，水果过敏在4岁以上儿童中更常见。荟萃分析指出，在我们的研究中，芒果过敏患者占总食物过敏患者的比例为15%，远高于花生、坚果等常见的过敏原。此外，在中国，已有大量一岁以下婴儿发生水产品过敏的报道。研究表明，高达42.3%的食物过敏儿童对水产品过敏。

综合流行病学调查结果，食物过敏呈现的流行病学特征主要有：

（1）婴幼儿及儿童的发病率高于成人　婴幼儿过敏性疾病以食物过敏为主，4岁以上儿童对吸入性抗原的敏感性增加。

（2）发病率随年龄的增长而降低　比如患病儿童随着年龄的增长对牛乳不再过敏，但对花生、坚果、鱼虾则多数为终身过敏。

（3）人群中实际发病率较低　由于临床表现难以区分，人们往往把各种原因引起的对食物的不良反应误认为是食物过敏。

（三）常见的致敏食物及食物过敏的症状

引起食物过敏的食物约有160多种，但常见的致敏食品主要有8类：牛乳及牛乳制品、蛋及蛋制品、花生及花生制品、大豆和其他豆类以及各种豆制品、小麦和大麦及其制品、鱼类、甲壳类、坚果类。

食物过敏症状一般在食用致敏食物后几分钟至一小时内出现，可持续数天甚至数周。过敏反应的特定症状和严重程度受摄入致敏原的量以及过敏者敏感性的影响。食物过敏者可出现皮肤症状，如特应性皮炎，唇、眼睑肿胀，支气管痉挛，甚至哮喘，严重时可危及生命。

（四）食物过敏管理

1.食物过敏管理基本要求

（1）满足消费者的知情权　食品生产商有义务告知客户或消费者本食物是否含有过敏原。一般地，供应商会提供"过敏原声明"或在食品包装标签进行标识、警示。在一些国家已经对过敏原标签标识作了相关规定，以保证消费者的知情权。我国《食品安全国家标准 预包装食品标签通则》（GB 7718—2011）规定，使用含有麸质的谷物及其制品等8类可能导致过敏反应的食品配料，应当在配料表中使用易辨识的名称或在配料表邻近位置加以提示；如果加工过程中可能带入过敏物质，也宜在配料表临近位置加以提示。

（2）识别过敏原 食品厂商及餐饮企业应当在原料混入、过程污染及运输污染等过程中对过敏原进行有效识别，必要时向消费者提示过敏原信息。

（3）加强过敏物质管理 企业应建立并实施针对所有食品加工过程及设施的过敏物质管理方案，以最大限度地减少或消除过敏物质交叉污染。

2．食品生产过程中的食物过敏原控制

从目前研究情况来看，避免接触含有过敏原的食品或食物成分是降低食物过敏发生率的有效措施。为了保护过敏人群，食品生产商对食品生产中过敏原可能带来的风险进行系统的评价和管理，特别是对于餐饮食品来讲，原料种类齐全，基本涵盖了8大过敏原，原料贮存及加工过程中均有可能造成食物过敏的交叉污染。

（1）供应部在采购原辅料时，应要求供应商对原辅料过敏原成分进行标识，按其标识检查评估过敏原的风险。

（2）原辅料进厂检验时，产品质量管理部门（品管部）检验人员要确认其是否含有过敏原。仓储部应对不同原辅料进行分开存放，对含有过敏原的原辅料进行标识。

（3）原辅料移动会成为交叉污染的第一来源，在移动含有过敏原的原辅料时，应对物料运输工具做好防护措施，以免含过敏原的原辅料对其余物料的交叉污染。

（4）车间取用的含有过敏性物质的原辅料在指定场所放置，严禁与其他原辅料混放，并挂牌标识。

（5）取用含有过敏原的原辅料的器具必须为专用，严禁用于其他原辅料。生产车间对含有过敏原的原辅料在生产前组织工人对过敏原反应进行测试，对有反应的工人进行工作调整。

（6）如产品配制中包含过敏原，包装设计时，对产品含有过敏原的成分以及消费者注意事项进行标识，销售部确认后由客户确认。

（7）品管部对原辅料的验收、储存、领用、产品包装标识、生产过程等环节对过敏原的控制情况进行监管，如果发现存在交叉污染、员工过敏反应、产品包装标识不符，立即通报领导并停止生产，由品管部组织人员进行纠偏和评估。

（8）如已发现运出的食品中含已知的过敏原成分或怀疑食品受到过敏原污染，而在产品标识中未明确说明，必须立即实施产品召回控制程序。

在现代食品制造业中，食品原料的原始形态已完全发生改变，一种食品成分往往来源于几种乃至几十种原料，因此在未加适当标注情况下，食物过敏消费者就很容易因误食而发生食物过敏事件。如大豆分离蛋白因其较高的营养和功能特性而在食品工业中被广泛应用，而大多数食品标签只是简单标注为蛋白质或植物蛋白质，因无法识别其蛋白质种类及来源而对大豆过敏人群形成潜在威胁。因此，通过对食品标签内容进行适当标注被认为是有效商业措施。

第六节　食品欺诈

近年来，世界各地食品安全事件频发，其中因故意掺假引发的事件引起了人们的高度关注，如：欧洲的马肉丑闻和印度的苏丹红辣椒事件等。随着全球食品供应链的延长和日趋复杂，再加上新业态、新食品、新商业模式层出不穷，经济利益驱动的食品欺诈现象屡见不鲜，不断威胁着消费者的身体健康，干扰食品行业的经济运行和贸易往来，降低消费者对国内和出口食品的信心，甚至影响社会稳定，已成为一个全球性话题。

随着科技进步及商业竞争日趋激烈，掺假和欺诈的手段越来越复杂多样，食品欺诈者通常是食品生产商或供应商或是供应链中的参与者，他们常会采取非常复杂和智能的行动，形成一种以经济利益为动机的故意行为，绕过食品安全管理系统的监管给现代食品工业和监管都带来了很大的挑战。目前国际社会针对食品欺诈已开展了一系列研究，并制定了相应的防御措施。在我国对食品欺诈并无明确界定，且未建立专门的监管机制，但国内已有部分餐饮企业制定并实施缓解食品欺诈的方案。

一、食品欺诈相关概念

食品欺诈是为牟取经济利益，而有意替换、添加、篡改或误传食品、食品配料或其包装、标签、产品信息以及对产品作出的虚假或误导性陈述的统称。

经济利益驱动的食品掺假（economically motivated adulteration，EMA）是指卖方以诈骗手段添加虚假物质或者去除或代替真实物质，但不告知买方，以谋取经济利益，即食品掺杂掺假。根据《食品化学法典》附录XVII，《食品欺诈缓解指南》所讨论的食品欺诈不涉及如假冒和仿制、灰色市场、产品篡改、余单产品、盗用、走私、文档造假以及（运输）改道等其他食品欺诈类型，也不涵盖试图导致公众健康危害、经济破坏或恐怖行动（即食品防护问题）等的行为。

食品欺诈与食品防护、食品安全、其他食品掺假行为有着本质区别。食品防护不同于食品欺诈，其动机不是经济利益，而是对消费者或公司造成伤害的意识或行为。这种伤害可能是经济上的，也可能对公众健康造成影响或是恐怖行动。食品安全控制是基于HACCP原理而开展的食品安全管理体系，强调的是基于科学依据而进行食源性疾病的预防行动。

食品掺伪包括掺假、掺杂、伪造。掺假是指人为地、有目的地向食品中加入一些非固有成分，以增加其重量或体积，而降低成本；或改变质量，以低劣的色、香、味来迎合消费者、贪图便宜的行为。掺杂是指向粮食食品中非法掺入非同一类或同种类的劣质物质，如大米中掺入沙石。伪造是指人为地用一种或几种物质进行加工仿造，来冒充某种食品在市场销售的违法行为，如用工业酒精兑制白酒。

根据《最高人民法院、最高人民检察院关于办理生产、销售伪劣商品刑事案件具体应用法律若干问题的解释》第一条规定，刑法第一百四十条规定的"在产品中掺杂、掺假"，是指在产品中掺入杂质或者异物，致使产品质量不符合国家法律、法规或者产品明示质量标准规定的质量要求，降低、失去应有使用性能的行为。

食品防护计划在《食品防护计划及其应用指南 食品生产企业》（GB/T 27320—2010）中定义为"为确保食品生产和供应过程的安全通过食品防护评估，实施食品防护措施，最大限度地降低食品受到生物性、物理性、化学性等因素故意污染或蓄意破坏风险的方法和程序"。所谓故意污染是指为牟取不当利益，故意向原辅料和食品中添加非食用物质，故意超范围、超限量使用农兽药和食品（饲料）添加剂或采用其他不适合人类食用的生产方法加工食品等行为，如2008年牛奶中掺入的三聚氰胺。所谓蓄意破坏，是指为伤害他人或扰乱社会，通过生物、化学、物理等因素对食品和食品生产过程进行破坏的行为。

食品欺诈和EMA都是故意行为，违法者为了规避检测，其本质上不能通过食品安全风险概率评估体系予以完全解决的行为。而且，食品欺诈事件比食品安全事件更加难以预测和检测。因此，在全球食品安全倡议（GFSI）的指南文件中，将食品欺诈作为食品安全管理体系认证认可的一个必须模块，因此越来越多的食品安全标准中，都增加了食品欺诈的有关要求，比如国际食品供应商标准（international food supplier standard, IFS）、BRC食品安全全球标准、FSSC22000食品安全体系认证标准、食品安全质量认证（Safety quality food，SQF）、全球良好农业操作认证（global good agricultural practices，GLOBAL GAP）等。

BRC在《食品安全全球标准》（第五版）明确指出，EMA是食品欺诈的一个内容，该标准体系将食品欺诈、EMA、食品防护一并纳入了食品安全管理的范畴，而且这已逐渐成为国际共识。所以在讨论食品欺诈时，主要针对经济利益驱动的食品掺假。

二、食品欺诈发生的源头

从农田到餐桌的餐饮食品链长且复杂，在国家制定的食品安全法律、政策日趋严格的背景下，企业主体本身无意愿实施欺诈，但食品供应链是由不同人在共同行为，仍可能形成食品欺诈的表现/结果，原料供应商、员工、委托企业、管理决策者均会参与食品欺诈行为。

1. 供应商
供应商提供掺假原料或虚假信息给到餐饮食品企业或食品生产企业，然后通过再加工和产品将信息传递至消费者。

2．员工

出现员工造假往往基于这几种情况：公司经济状况不良，导致员工为了生存而进行造假；公司有短期明确的财务任务指标/成本控制要求，而未强调实现目标的合法性，员工为自身利益造假，如某公司员工篡改过期原料生产日期；公司漠视商业道德文化，员工对标准、规范和要求的执行不重视，对于不道德行为也缺乏认真对待。

3．委托企业

委托企业参与食品欺诈的主要表现为提供虚假产品资料和掺假物料。委托企业向代加工企业提供不真实信息，导致产品代加工企业在印刷委托产品的包装标签时，造成产品信息不真实。如有些委托食品加工企业生产定制化产品时，提供部分已掺假的原辅料或包装材料。

4．管理决策者

当面临行业不景气、竞争激烈的背景下，一些企业决策者丧失道德底线，决意开展食品欺诈。另外，由于企业决策层对食品安全欺诈行为的构成要素缺乏足够认知，无意中也会施行食品欺诈。

三、常见的食品欺诈行为

原国家食品药品监管总局发布的《食品安全欺诈行为查处办法》（征求意见稿）中，界定以下十种为食品安全欺诈行为。

（一）产品欺诈

用非食品原料、超过保质期的食品原料、回收食品作为原料生产食品；在食品中添加食品添加剂以外的化学物质和其他可能危害人体健康的物质；使用病死、毒死或者死因不明及其他非食用用途的禽、畜、兽、水产动物肉类加工食品；生产营养成分不符合食品安全标准的专供婴幼儿和其他特定人群的主辅食品；其他生产经营掺假掺杂、以假充真、以次充好的食品以及以不合格食品冒充合格食品。

（二）食品生产经营行为欺诈

（1）在产品研发、进货查验、出厂检验、储存运输、不合格食品处理、食品安全事故处置等活动中隐瞒真实情况或者进行虚假记录。

（2）在原料贮存场所、生产加工区域、经营场所存放明令禁止使用的可能用于非法添加的物质。

（3）在生产经营活动中伪造、变造或者使用伪造、变造的生产经营许可证书、产品注册证书、备案凭证、检验检疫合格证明、产地证明、购货凭证等文件。

（4）向食品生产经营者提供制售假劣食品技术。

（三）食品标签、说明书欺诈

（1）虚假标注食品名称、规格、净含量、成分或者配料表、标准代号、贮存条件等信息。

（2）虚假标注企业名称、产品注册证号、生产许可证号、加工工艺、产地、生产地址、联系方式等信息。

（3）虚假标注生产日期、保质期。

（4）虚假标注无公害食品、有机食品、绿色食品等标志。

（5）虚假标注"酿造""纯粮""固态发酵""鲜榨""现榨"等字样。

（四）食品宣传欺诈

（1）食品的性能、功能、产地、规格、成分、生产者、标准、保质期、检验报告等信息与实际情况不符。

（2）使用虚构、伪造或者无法验证的科研成果、统计资料、调查结果、文献等信息作证明材料。

（3）普通食品明示、暗示具有功效或者特殊医学用途的，或者使用"可治疗""可治愈"等医疗术语。

（4）食品宣传信息涉及疾病预防、治疗功能。

（5）保健食品宣传信息含有未经证实的功效，或者隐瞒适宜人群、不适宜人群等。

（6）使用"纯绿色""无污染"等夸大宣传用语。

（7）以转基因食品冒充非转基因食品。

（五）食品安全信息欺诈

（1）单位和个人利用网络、媒体、移动社交平台等载体，编造、散布、传播虚假食品安全信息。

（2）媒体杜撰新闻事实，播发故意歪曲事实真相的食品安全新闻。

（3）媒体播发含有虚假事实、数字、图标、专家发言等的食品安全新闻。

（4）媒体对食品安全新闻图片或者新闻视频内容进行影响其真实性的修改。

（六）食品检验、认证欺诈

（1）食品检验机构篡改检验数据，擅自更换样品，伪造试验记录、检验数据和检验结果，出具虚假检验结论等。

（2）食品认证机构违反认证程序规定隐瞒真实情况、篡改审核记录、伪造认证文书或者出具虚假认证结论等。

（七）食品生产经营许可申请欺诈

（1）申请保健食品、特殊医学用途配方食品、婴幼儿配方乳粉产品配方注册时，提供虚假信息、数据、材料和样品。

（2）申请食品生产经营许可时，提供虚假信息、数据、材料和样品。

（3）申请保健食品、特殊医学用途配方食品广告审批时，提供虚假信息、数据、材料和样品。

（八）备案信息欺诈

（1）保健食品进行备案时，提供虚假研发报告、产品配方、生产工艺、安全性和保健功能评价资料、检验报告等材料。

（2）在婴幼儿配方食品进行备案时，提供食品原料、食品添加剂、产品配方、标签等的虚假材料。

（3）网络食品交易第三方平台和自建网站交易的食品生产经营者提供虚假备案信息。

（九）报告信息欺诈

（1）提供虚假食品安全自查报告和整改报告。

（2）提供虚假召回计划或者虚假停止生产经营、召回和处置不安全食品报告；发生食品安全事故的单位报告虚假食品安全事故信息。

（3）食品贮存服务提供者向监管部门报告虚假名称、地址、法定代表人或者负责人姓名，以及贮存食品的所有人、联系方式等信息。

（4）集中交易市场开办者报告虚假市场名称、住所、类型、法定代表人或者负责人姓名、食品安全管理制度、食用农产品主要种类、摊位数量等信息。

（十）提交虚假监管信息

食品生产经营者在食品安全监管部门进行监督检查、抽样检验、案件调查、事故处置时，隐瞒真实情况，或者提交虚假的资质证明、进货查验记录、食品生产经营记录、出厂检验记录、食品检验合格结论、询问信息等，属于向监管部门提交虚假信息。

《FSSC22000食品安全体系认证食品欺诈防范指导文件》（第5版）的附件1披露了食品欺诈的类型、定义和示例。具体见表2-3。

表2-3　食品欺诈的类型、定义和示例

GFSI[1]食品欺诈类型	SSAFE[2]的定义	GFSI FFTT[3]的示例	一般食品欺诈类型
稀释	将价值较低液体加入价值高液体的过程	·使用非饮用水/不安全水淡化产品 ·可能有毒的茶树油稀释橄榄油	掺杂物质（掺假物）
替换	用价值较低产品完全或部分替代价值高产品的过程	·部分被矿物油替代的葵花籽油 ·牛乳中的水解皮革蛋白	掺杂物质或篡改
掩盖	隐藏低质量食品成分或产品的过程	·给家禽注射激素来掩盖疾病 ·给新鲜水果使用有害食用色素，以掩盖缺陷	掺杂物质或篡改
未经批准的强化功能	向食品中添加未知和未申报物质以提高其质量属性的过程	·添加三聚氰胺以增加蛋白质值 ·使用非法添加物（香料中加入苏丹红）	掺杂物质或篡改
贴错标签	在包装上作虚假声明以谋取经济利益的过程	·到期日、原产地（不安全来源） ·将有毒的日本八角被标记为中国八角 ·错误标记回收的餐厨用油	篡改

GFSI[1]食品欺诈类型	SSAFE[2]的定义	GFSI FFTT[3]的示例	一般食品欺诈类型
灰色市场生产/盗窃/转移[4]	SSAFE工具的范围之外	·销售未申报的超额生产产品 ·销往美国市场的产品出现在韩国	超限、盗窃或转移
伪造	抄袭食品的品牌名称、包装创意、配方、加工方法等以谋取经济利益的过程	·未获得合格的安全保证而大规模生产的假冒食品 ·假冒巧克力棒	伪造

注：
[1]GFSI：全球食品安全倡议。
[2]SSAFE：对每个人安全、可靠和可负担的食品。
[3]GFSI FFTT：全球食品安全倡议，食品欺诈智库。
[4]灰色市场：采用不规范但并不违法方法的市场；盗窃：赃物；转移：转移偏离某一过程、活动或用途的行为或实例。

四、食品欺诈的预防

（一）食品欺诈的预防体系的建立

目前，食品安全管理体系被广泛应用于控制食品生产过程，然而，这些体系不一定能有效控制食品欺诈风险。为了更好预防食品欺诈，全球食品安全倡议组织（GFSI）提出了脆弱性评估和关键控制点体系（vulnerability assessment and critical control point system, VACCP），该体系侧重点从风险转移到脆弱性，是评估食品欺诈的一个类似于HACCP的工具。它描述了评估和预防食品欺诈是食品管理安全体系的组成部分，并对食品欺诈脆弱性进行了定义。谓食品欺诈脆弱性，是指在食品生产、贮存、运输、销售、餐饮服务活动中对食品欺诈的敏感性或暴露以及缺乏应对能力，可能会对消费者的健康造成风险，且或如果不加以解决，将对企业的运营造成经济或声誉影响。

基于此，GFSI提出用食品欺诈脆弱性评估（food fraud vulnerability assessment, FFVA）来识别发生欺诈事件的弱点或缺陷。基于此，GFSI提出用FFVA来识别发生欺诈事件的弱点或缺陷。GFSI在关于降低食品欺诈公共健康风险的立场声明中将FFVA实施分为2个阶段：首先，在供应链的适当点收集信息（包括原材料、配料、产品、包装），并对其进行评估，确定食品欺诈的重大漏洞及其优先次序。然后，采取适当的控制措施，减少这些漏洞造成的风险。FFVA流程旨在指导行业和政府制定欺诈管理战略，将缓解欺诈的重点放在具有较大脆弱性、最可能造成有害后果的产品上。

目前国内食品企业应用比较多的《FSSC22000食品安全体系认证》，该文件对执行FSSC22000食品欺诈预防作了具体要求，建议相关企业从以下几个方面开展相关工作。

（1）建立食品欺诈防范小组。

（2）进行食品欺诈脆弱性评估（FFVA）以识别潜在的脆弱性。

（3）确定重大脆弱性。

（4）确定并选择重大脆弱性的适当控制措施。

（5）将脆弱性评估、控制措施、验证和事故管理程序形成文件并纳入由食品安全管理体系支持的食品欺诈预防计划中。

为制订科学有效的食品欺诈预防计划，需要对食品脆弱性进行评估，即评价农产品从农场到餐桌各环节中出现的各类危害因子和外部因素（自然的和人为的）对餐饮原料安全可能造成的影响程度。为了更客观地描述食品欺诈的影响程度，往往将欺诈脆弱性分为三个等级，即高风险（极有可能掺假）、中风险（不大可能掺假）和低风险（掺假可能性极低）。对于评判结果为高风险的产品，需要立即采取措施进行控制。

（6）制订有效的培训和沟通策略并实施食品欺诈预防计划。

（7）实施食品欺诈预防计划。

（二）食品掺假检测技术

随着食品掺假技术日益复杂化，这对食品掺假检测技术提出了更高的要求。目前常用的新型食品掺假检测技术有DNA法、同位素分析法、光谱法、色谱法等。

1. DNA法

DNA法包含DNA指纹技术和DNA条形码技术等。DNA指纹技术不受环境和组织类别、发育阶段等的影响，已经用于羊肉、牛肉、驴肉、羚牛等动物源性产品。DNA法包含DNA指纹技术和DNA条形码技术等。DNA指纹技术不受环境和组织类别、发育阶段等的影响，已经用于羊肉、牛肉、驴肉等动物源性产品以及橙汁、水稻等植物源性产品的物种真伪鉴定和产地溯源。DNA条形码技术具有简单、快速、准确、检测范围较广等优点，能够用于物种分类和食品鉴定。FISH-BOL（fish barcode of life initiative）数据库收录了上万种鱼类的DNA条形码，使得大部分鱼类都可以使用该技术进行鉴别，该技术已经成功应用到北美、菲律宾和我国等国家和地区的鱼类产品鉴定中。

2. 同位素法

同位素法能够根据不同产地的动植物产品同位素丰度的差异对其进行溯源，具有可定位、准确、快速等优点，常用的同位素包括碳、氢、氧、氮、锶、镁、铅等，该法已经在果汁、饮料、酒、乳制品和肉制品等动、植物源性食品产地溯源中进行应用。

3. 光谱法

光谱法具有特征性强、不受样品状态限制、易操作等优点，可以分为红外光谱法、核磁共振波谱法等。红外光谱法基于不同化合物在0.78~1000.00μm的电磁波范围内具有不同的红外吸收光谱，从而实现对化合物的定性和定量分析，该法已经应用在调味品、牛乳、肉类和油脂的掺假检测中。核磁共振波谱法是基于处于强磁场中原子核对射频辐射的吸收，进而引起跃迁，产生波谱的方法，该法已经应用于肉制品定级以及油脂和乳制品的掺假鉴定。

4．色谱法

色谱法利用了试样组分在固定相和流动相间的离子交换、吸附、溶解、分配或其他亲和作用的差异对食品进行分析鉴定，具有高灵敏度、重复性好、快速等优点。在食品掺假鉴定中运用较多的是气相色谱和高效液相色谱法。高效液相色谱法已经用于鉴定生鲜牛乳中甲醛掺假、蜂蜜中糖浆掺假、玉米馒头中柠檬黄色素掺假。而气相色谱法多应用在花生油、棕榈油、山茶油等食用油的掺假鉴定。

· 本章小结 ·

本章系统阐述了食品中生物性污染、化学性与物理性污染、食源性疾病、食物过敏及其预防措施，介绍了食品欺诈行为、产生原因及其脆弱性评估在缓解食品欺诈中的应用，为全面分析和控制食品安全问题奠定了坚实基础。

· 思考题 ·

1．简述化学性食品污染的主要来源。

2．描述多环芳烃在烹饪加工过程中产生的原因及预防措施。

3．简述食源性疾病的流行病学特征及在餐饮服务中预防食源性疾病的关键措施。

4．餐饮食品中生物性污染及其控制措施有哪些？

5．某面包工业有限公司是麦当劳的供应商，麦当劳需要每年对其进行致敏原审核，审核按照《食品安全全球标准》（BRC）执行，需提供一份食物过敏原控制程序。作为该面包公司的食品安全小组负责人，该如何操作？请列出你的工作思路和控制措施。

6．阅读材料，回答问题。

材料一：2017年2月末，几段展现"塑料紫菜"的视频在网上广泛传播，视频中有人称几个福建晋江企业生产的紫菜是"塑料做的"，并表示紫菜嚼不烂，劝诫网友"别吃了"，引发一轮"紫菜风波"。

问题：请用脆弱性评估规则评价该传闻是否为真。

材料二：2021年4月，芜湖市公安局侦破一起制售注水牛肉案，抓获犯罪嫌疑人11名，现场查获注水牛肉300余千克、待屠杀活牛6头。经查，以陆某某等为首的犯罪团伙，通过自建或租赁屠宰场所，从外地购买活牛，采用宰杀前注水方式加工注水牛肉，通过当地菜市场对外销售。

问题：

（1）材料中的注水牛肉掺假事件是哪种类型的掺假？其判断依据是什么？

（2）作为消费者，怎么鉴别注水牛肉？

［1］白新鹏. 食品安全危害及控制措施［M］. 北京：中国计量出版社，2020.

［2］陈锋. 食品腐败变质的常见类型、危害及其控制［J］. 法制与社会，2010（13）：182–183.

［3］赵婷婷. 简述食品过敏原的管控［J］. 食品安全导刊，2020（22）：46–48.

［4］刘畅. 食品过敏原标识监管探究［J］. 潍坊学院学报，2017，17（1）：59–62.

［5］殷冉，陈君义，王毅谦. 食品过敏原标签要求及生产过程控制初探［J］. 食品安全质量检测学报，2017，8（4）：1127–1131.

［6］宋华欣，张星联，陆柏益. 脆弱性评价及其在食品欺诈中的应用研究进展［J］. 食品科学，2020，41（7）：300–305.

［7］王二朋，秦雯，倪郑宇. 国内外食品标签欺诈研究现状及对我国的启示［J］. 食品工业，2022，43（6）：247–250.

［8］覃艺丹. 食品防护和食品欺诈防御的实践探索［J］. 甘蔗糖业，2021，50（3）：94–101.

［9］韩晓旭，张祁，郑艳琴，等. 食品企业开展原料脆弱性评估的工具介绍及应用［J］. 食品安全质量检测学报，2021，12（10）：4083–4088.

［10］陈垚燃. 我国经济利益驱动型食品欺诈（EMA）行政规制研究［D］. 上海：华东理工大学，2020.

［11］董明月，李远钊，杨雪，等. 国外食品欺诈进展研究及对我国的启示［J］. 食品与发酵工业，2021，47（19）：323–330.

［12］李丹，王守伟，藏明伍，等. 国内外经济利益驱动型食品掺假防控体系研究进展［J］. 食品科学，2018，39（1）：320–325.

［13］高永清，吴小南. 营养与食品卫生学［M］. 2版. 北京：科学出版社，2017.

［14］陶文靖，胡素丽，周琦，等. 餐饮食品中致病菌的风险分析与控制［J］. 食品安全导刊，2020（16）：36–40.

［15］李艾黎，郭鸽，任大喜，等. 食物过敏研究［M］. 北京：科学出版社，2014.

［16］曹雪涛. 医学免疫学［M］. 9版. 北京：人民卫生出版社，2018.

第三章
CHAPTER 3

食品安全控制的思维工具及方法

本章目标

1. 了解食品安全伦理道德基本要求，能够使用食品安全伦理约束影响食品安全不良行为。
2. 理解并掌握逻辑树、鱼骨图、5Why分析法、头脑风暴法、PDCA循环、8D工作法的要点及使用程序。
3. 培养结构化思维和辩证思维，提高解决复杂问题的能力。

📝 课程导入

    食品安全是保证人民健康的基础，确保食品安全是政府和企业共同的责任。然而食品安全问题来源广泛、类型多样、原因复杂，如何保证"舌尖上的安全"是所有从业人员必须深入思考的问题，并提出切实有效的解决方案。《别再做低品质勤奋者》一书中说道："毁掉你的不是勤奋，而是无用功，忙碌≠勤奋，没有结果的勤奋都是在作秀。"从优秀到卓越，靠的是方法，找准食品安全的根本问题是解决食品安全问题的前提。我们的食品安全管理工作，其实就是通过不同的手段，达到根除食品安全隐患、实现食品安全目标的过程。在这个过程中，选择好的方法至关重要。因为在正确的方法指导下，我们能以最少的时间、花费最少的资源达到目标，这也是食品安全工程的实质要求。因此，需要在食品安全管理实践中学会利用高阶思维方法、采用跨学科领域的思维工具解决复杂的食品安全问题。

    作为未来餐饮食品行业从业人员，我们要做的，就是先理解并掌握食品安全控制思维工具及方法的特点、要求、程序，为后续解决实际食品安全问题提供方法、技巧和思路。

📝 解决问题的思路

    1. 学会界定问题。界定问题是分析问题、解决问题的第一步。很多时候，问题得不到解决，原因在于没有进行准确的问题界定，无法确定真正的目标和范围边界。

以本章节学习为例，核心目标及边界在于我们如何学会理解食品安全控制思维工具及方法，而不是仅记忆有哪些方法、有什么优缺点，也不是直接去建立食品安全控制程序。

2. 对问题进行分解。对于一个已知需要解决的问题，需进行因素拆解，将可能解决问题的方法一一列出，同时需要将解决问题的关键阻碍因素一一列出。如"控制蔬菜原料的化学性危害"，需要从"农药残留控制""重金属控制""亚硝酸盐控制"等方面进行分解。

3. 去掉非关键问题。进行一项复杂工程问题的研究分析时，淘汰非关键性问题是掌握快速有效解决问题方法的关键。如上述案例，假设蔬菜来自有机认证种植基地，"重金属控制"就不是关键问题，可以不考虑该项。

4. 制订详细的工作计划。具体包括里程碑任务，使用甘特图等项目计划工具有序安排计划，建议边执行边改，不可等所有事项准备妥当再去执行。

5. 综合分析并建立食品安全解决方案。在所有原因分析并找准的基础上，结合食品法律法规、标准及行业资讯，通过综合分析建立解决方案或程序。

✎ 工程任务分解

1. 内化食品安全伦理道德，并利用伦理工具约束餐饮食品生产、服务行为。
2. 理解常见食品安全控制的思维方法的特点、适用解决问题的场景。
3. 利用常见食品安全控制的思维方法，解决工程实践项目中或日常生活学习中的具体问题，熟练使用思维工具及方法。

▦ 知识储备

第一节　食品安全伦理道德

从古到今，食品在经济、政治和文化方面都占据着举足轻重的地位，不管是食品的数量还是质量，都直接关系到人民群众的身体健康、社会的稳定及国家的形象。在中国的发展历史中，我们不难发现，社会的进步史，也是中国饮食文化的发展史。中国饮食文化的不同发展阶段，在一定程度上反映了当时社会的经济、政治和文化发展情况。

随着国家法治社会建设的逐渐完善，人们的法律意识已得到逐步提高。然而，随着我国经济社会稳定发展，餐饮食品呈现出业态多样、产业链复杂、从业人员数量庞大、原材料多样等特点。此外，因使用非食品添加剂、超范围使用及超限量使用食品添加剂、餐具及就餐环境清洁问题造成的食品安全问题时有发生。因此，在食品相关的法律制度不断完善的同时，加强行业自律及伦理道德，具有重要的意义。

一、概述

（一）伦理及食品伦理的概念

伦理是指人类社会中人与人之间、人与社会和国家之间存在的关系及行为的秩序规范，是一门探讨什么是好、什么是坏，以及讨论道德、责任和义务的学科。

食品伦理，既包括对食品安全伦理的一般理论研究，也包括对维护食品安全的伦理制度的探讨，简单来说，就是研究食品在生产、流通及消费过程中造成的人与人之间、人与社会之间及人与国家之间的道德联系。

（二）食品安全伦理及食品安全伦理缺失的概念

食品安全伦理是以道德约束的由内而外的自律为依据，对食品生产和销售链条等过程中所涉及的各类人员进行伦理判断。其包括企业社会责任、行政伦理、政策伦理、生态伦理、知情伦理等方面的内容。

食品安全伦理缺失是指在与食品安全有关的各类活动与决策的过程中，有关利益主体在追求自身利益的同时，由于正面或负面的影响可能使食品在人与人、人与社会、人与自然、人与自身等伦理关系方面所表现出来的伦理缺失现象。食品安全伦理缺失会危及公共健康，引发食品安全问题。

（三）食品安全伦理缺失的表现

我国饮食文化在几千年的历史发展中已然演化出独具特色的文明成就，但目前中国的食品安全问题将会继续保持十分严峻的形势。

食品安全伦理缺失主要表现在食品制造业管理不规范、法律制度不健全使得不法商人有机可乘，肆意生产制造不符合食品安全指标的违规伪劣食品，也表现在食品加工浪费方面。

前者利用制度上的缺陷进行不负责任的生产经营，对消费者的身体健康造成不同程度的伤害，严重的甚至造成危及生命的创伤，威胁他人的生命安全。这是一种缺乏社会道德伦理意识的表现，不仅是对法律法规的公然挑衅、对社会正义的全然蔑视，更是对他人生命健康的漠视，对人道主义的彻底摒弃。归根结底，这是一种以自我为中心，为满足自身利益和对财富的追求而不考虑后果的自我享乐主义。它以达到自身目的为最终目标，将自身利益凌驾于集体利益之上，从而实现自身利益的最大化。

而后者则是对宝贵资源的不正当、不珍惜地随意使用。一方面在某些经济发达的地区，以及处在相对富裕阶层的部分人群在日常的饮食消费中做出超量点餐、奢侈浪费的行为。另一方面，食品在采摘保鲜贮藏、食物加工制作等环节因技术方法不当而造成食品腐败变质和原材料利用率不高，如食品雕刻产生的边角料。2018年发布的《中国城市餐饮食物浪费报告》显示，2013—2015年，中国城市餐饮每年食物浪费总量约为1700万吨至1800万吨，中国餐饮业人均食物浪费量为每人每餐93g，浪费率为11.7%。习近平总书记对制止餐饮浪费行为做出重要指示，强调要采取有效措施，建立长效机制，在全社会营造浪费可耻、节约为荣的氛围。反食品浪费是未来餐饮企业发展的趋势，餐饮企业在制止餐饮浪费行为、促进绿色消费方面发挥着重要作用。尽管《中华人民共和国反食品浪费法》已于2021年4月29日颁布施行，但仍需加强伦理道德建设，做到伦理道德与法律法规互补协同。

食品安全伦理道德缺失主要体现在以下几方面。

1. 滥用食品添加剂

科技的进步推动了食品工业的发展，使得食品添加剂广泛用于各类食品已是不可否认的事实。据悉，我国食品添加剂种类众多，在食品的生产、运输、储藏等整个现代化食品产业链中发挥了重要的作用。食品添加剂的合理使用，既能改善食品的风味、外观，提高食品的质量，又不会影响食品的营养价值，甚至还可以调整食品的营养成分、延长食品的保质期等。但食品添加剂的添加有相关的法律规定，必须合法、合理地使用。可是有些食品科技人员不顾食品添加剂的使用规定，滥用食品添加剂，具体如下：

（1）超限量使用食品添加剂　食品添加剂毕竟不是食品的本身成分，若被过量使用，可能会对人体健康带来一定危害。例如，苯甲酸、山梨酸钾等过量或超标，会在一定程度上抑制人体骨骼生长，危害肾脏和肝脏的健康。因此，食品添加剂的添加用量必须在一定范围内，任何食品添加剂的使用不得超出其最大用量。

（2）超范围使用食品添加剂　《食品安全国家标准 食品添加剂使用标准》（GB 2760—2014）规定了食品添加剂的使用范围，即该食品添加剂被允许添加的食品种类或食品名称。超过允许使用的食品范围，对人体健康将会产生一定危害。如红曲红是食品添加剂中的着色剂，被允许在腌腊肉制品类（食品分类号为08.02.02）中使用，但若在调理肉制品类（食品分类号为08.02.01）添加红曲红，属于超范围使用食品添加剂，该产品也将被判定为不符合食品安全标准的食品。

2. 使用非食用物质

部分食品科技人员为了追求更高的经济效益和诱人的食品外观，将国家明令禁止用于食品的一些非食用物质添加至食品中，这些非食用物质包括三聚氰胺、工业硫黄、苏丹红、吊白块、废弃油脂、孔雀石绿、毛发水、荧光增白物质等。如辣椒中添加苏丹红、奶粉添加三聚氰胺。

食品科技人员在明确了解使用非食用物质将会对消费者造成的危害的情况下，在职业道德和经济利益中仍然选择了后者，不仅无视消费者的健康和安全，还无视科学技术造福人类的宗旨，这就体现了食品科技人员的伦理缺失。

3．兽药超标

兽药在畜牧养殖业的疾病治疗、疾病预防、提高饲料转化效率等方面效果显著，对畜牧业的健康与快速发展起到了重要的促进作用。但药物的大量、盲目使用导致其在动物细胞、组织或器官中蓄积，从而导致药物残留和细菌耐药性的不断增加。兽药滥用导致的兽药残留是危害食品安全的主要原因之一。

兽药滥用主要表现为超限量用药、超范围使用和非法、违规使用等三种形式。

（1）超限量用药　养殖户为提高动物生长性能和疫病预防治疗作用，不按兽药使用说明书使用药物，增加兽药的使用种类、次数和剂量，致使药物在动物机体内滞留和蓄积，导致兽药残留。

《食品安全国家标准 食品中兽药最大残留限量》（GB 31650—2019）及《食品安全国家标准 食品中41种兽药最大残留限量》（GB 31650.1—2022）规定了动物性食品中兽药最大残留限量。如用于防治畜禽动物大肠杆菌病、禽霍乱、禽沙门菌病的大观霉素，在牛的肌肉组织中检出量不得超过500g/kg、牛奶中检出量不得超过200g/kg。一些农场中若出现肉牛发病症状养殖户可能加大用药剂量和次数，导致药物在牛肉中残留。

一般来讲，动物许可屠宰或乳、蛋等产品许可上市以前的一段时间需要停药，这段停药时间称为兽药休药期。在休药期内动物通过新陈代谢可将体内大多数药物代谢和排泄掉，使动物体内药物残留量低于最高残留限量从而达到安全浓度。一些养殖户为追求高额利润，无视休药期规定，在牲畜出栏或屠宰前继续使用兽药，导致动物源食品中兽药残留超标。

（2）超范围用药　超范围使用兽药是指养殖户不按照兽药使用说明，使用了不能用于该动物的兽药。氟苯尼考是一种抗生素类药物，抗菌谱广，GB 31650—2019《食品安全国家标准 食品中兽药最大残留限量》已明确规定禁止用于产蛋期家禽和泌乳期牛/羊，但养殖户为了治疗和预防产蛋家禽和泌乳期牛/羊的疾病，可能通过饮水和饲料给药的方式使用氟苯尼考，导致禽蛋或牛羊乳中残留该药物，危害人体健康。部分养殖单位缺乏科学养殖技术和诊疗医疗人才，不能对养殖进行科学管理，在进行疫病预防与治疗中盲目用药，导致耐药菌株的不断出现和耐药性的不断增强。

（3）非法、违规使用　是指一些不法分子因为利益驱使，销售或使用对人体有严重危害甚至明令禁止的药品和其他化合物，获取高额回报，最终造成在肉、蛋、乳及水产品等动物源食品中残留。

2019年12月27日，农业农村部公布了新修订的《食品动物禁用的药品及其他化合物清单》，该清单列明了禁止使用的酒石酸锑钾、β-兴奋剂类及其盐、酯等在内的21种食品动物禁用的药品及其他化合物。

4．种植伦理缺失

（1）农药、化肥在蔬果中残留过量　农药、化肥的残留过量对食品原辅料的安全影响有直接和间接两种：一是因残留过量而直接对人体造成伤害；二是随着水体和土壤的循环进入生态系统食物链而间接影响人们的身体健康。据有关资料显示，目前我国农药的使用量大约为20万吨，是发达国家的10倍，但真正的利用率仅为10%~20%，其余皆随水土进入环境中，这将会对人们的健康造成间接的伤害。

（2）植物激素泛滥成灾　种植业中的植物激素泛滥成灾主要表现为各种植物生长调节剂的滥用。例如，在豆芽的生长过程中，为了降低生产成本，人为地添加生长剂促使豆芽肥壮生长，甚至用化肥催发豆芽，使半个月才能长成的豆芽只需要7天就可以上市出售。然而，残留在豆芽上的各种植物激素、化肥等物质会在微生物的氨化作用下生成亚硝酸胺，长期食用这种催发的豆芽，会对人体的肠胃造成损害，并有可能诱发食管癌和胃癌等疾病。

此外，被广泛应用于反季节蔬果种植的植物催熟剂，可人为地控制蔬菜水果的成熟，但目前在我国也呈现滥用的趋势。例如，催熟剂"乙烯利"可以有效缩短农作物的生长周期，但也会给农产品的质量带来不良影响。

（3）种植产地污染严重　工业现代化给人们带来极大便利的同时，也使得人类的生存环境日益恶化，甚至影响了种植产品的食用安全。未达标的污水、重金属等有毒有害物质在环境中的排放和积累，农药、肥料等化学物质在种植生产中的大量应用，导致动植物体内富集各种有毒有害的化学物质，并经过食物链的富集作用进入到人体，最终损害人体的健康。

5．过期原辅料、食品的回收利用

过期食品不仅其中的营养成分降低，菌落总数、肠道致病菌等均可能超标，食用后还有可能造成腹泻、中毒等症状，但有部分食品企业为减少过期食品造成的经济损失，将这类产品回收加工，或更换新的包装，或直接修改生产日期和保质期后，再次销售给消费者。在2014年，某食品有限公司深加工事业部为挽回经济损失，将已超过保质期的食品继续销售或作为原料进行生产。法院根据刑法的相关规定，对两被告单位、涉案的10名被告人的行为均以生产、销售伪劣产品罪追究其刑事责任。在这个案例中，执法人员认为，某食品公司的涉案产品售出后因不符合工艺和原料等的要求被退货，依法应认定其为回收食品。而用回收食品、超过保质期的食品作为原料生产的涉案产品，具有食品安全风险，应当认定为不合格产品，不能销售给消费者。该公司在清楚这类食品为过期产品的情况下仍将其回收、再销售，无疑是知法犯法。

由于食品具有其特殊的后验性，即消费者只有在食用后通过观察身体有无出现不适症状或发生食源性疾病，才能判断食品质量的安全性，因此食品企业对食品的质量保证更有着不可推卸的责任和义务，只有食品企业对其生产出的产品的质量严格把关，才能从源头减少食品安全问题的发生。

6．食品安全舆情夸大、泛滥

食品安全关系千家万户，是人们普遍关注的热点话题之一。2008年以来，我国食品安全管理越来越严格、规范，食品安全形势有了根本性的好转。然而，随着自媒体时代的到来，食品安全舆情的发生途径产生了巨大变化，消费者广泛参与食品安全讨论，各种声音层出不穷，有的声音甚至可能成为舆论发展的风向标，人们对食品安全舆情的方向把握不定，并由此产生不安全感和不信任，有可能会对国内食品企业、国家品牌形象甚至国家的经济发展造成严重影响。一定程度上，信任危机已成为食品产业发展新的障碍。

食品安全舆情主要特征有以下几点。

（1）燃点低　网络舆情的形成非常迅速，公众与媒体对食品安全低容忍甚至零容忍，几乎是"一触即燃"，一旦发现食品质量问题，只要问题食品可能对人体健康有害，立即会成为热点新闻，引发公众和媒体对食品安全的担忧和强烈的情绪表达。

（2）扩散性高　一旦一个舆情信息出现，自媒体、微博、网络论坛、门户网站等新媒体就会同时参与，升级为国内外关注的食品安全热点事件，形成重要舆情。

（3）持续性强　热点舆情形成后，各类媒体、旁观群众、专家意见、结果反馈等相继互动，热度持续时间长，热度有起落但仍不消退。

（4）负面性大　一旦出现食品安全问题，舆论就会一边倒，"一丑遮百俊"，即使食品质量合格率再高，监管部门工作再尽职，也会对监管方或生产企业、经营单位进行全盘否决，造成涉事行业和监管部门的形象受损。

（5）公平性差　同行业在竞争过程中，出于市场占领和谋取不当利益的动机，故意抹黑或者夸大其他企业的食品质量问题，并暗自参与恶意炒作，影响市场公平竞争秩序，形成更大舆情。

（6）利益化　随着市场经济的繁荣，交易越来越多，受谋取利益影响，个别人从消费者的身份转变为职业打假人，在打假过程中，会因为利益得不到满足，助长舆情发生。

（四）食品企业伦理缺乏是导致食品安全问题的首要因素

1．企业过度追求利益

目前我国处于社会主义初级阶段，各方面的政策、法律法规都存在不完善之处，同时由于市场与生俱来的趋利特性，会滋生一些以利己主义价值观为指导的食品企业。它们将最基本的人伦道德抛诸脑后，被利益蒙蔽了双眼，在它们看来，让企业生存下来的唯一途径就是减少成本，扩大利润。

2．企业社会责任感不强

在经营理念上，早在20世纪早期就有英国学者针对食品企业缺乏社会责任感的现象提出了企业社会责任的概念。逐渐地，企业社会责任受到越来越多的正视和关注。透过企业职能来分析，企业理应承担为社会服务的义务，保证文化生活、社会政治和市场经济的有序开展，并且对企业中人的行为实施必要的约束和制度规范。但承担社会责任需要支付一定的成本，大部分企业在权衡承担社会责任的意义时，往往会因为其削减利润空间而放弃做这方面的努力，尽管这可能只是短期内的现象。因为已有大量的研究表明，企业承担社会责任对提高企业绩效具有积极正向的影响。

3. 企业缺乏伦理教育

食品企业对生命伦理、责任伦理、环保伦理的理解并不全面。在企业伦理教育的实施上，也远远没有形成稳定的制度安排。因此，食品企业伦理教育还需要更多的理论支撑。目前国内企业伦理教育的制度类似于"打游击战"，并没有从思想上重视企业伦理教育，而是采取应付态度。很多企业在相关检查机构来检查之前，突击恶补，做面子工程，实际上并没有将企业伦理教育制度化，如是否会在固定时间准时开展企业伦理教育、如何结合实际提高企业伦理教育的作用等。在企业伦理教育的具体展开上，当前国内还缺乏食品企业伦理教育研究所支持的有效措施。食品企业员工对于食品企业伦理教育的接受程度还很低，在尚未清楚认识食品伦理的重要性之前，他们未必会配合企业伦理教育的工作。

种种食品安全事故的发生严重损害了人们的身体健康，同时也动摇了老百姓对食品消费的信心。解决食品安全问题的伦理基础就是生命伦理学，它是道德哲学的分支。生命至上是我国传统的生命伦理观，儒家思想认为人的地位是最高的。我们生活在这个世界必须珍爱生命，善待自己，善待他人，只有自己有一个健康的体魄，与周围环境和睦相处，才符合和谐社会的宗旨。

4. 企业伦理文化建设不足

食品生产企业应该重点开展企业商业伦理文化建设活动，推进商务诚信，在实现利润最大化的同时，严格遵守"民以食为天、食以安为先、安以质为本、质以诚为根"的企业原则，重质量、守信誉、讲安全，依照法律法规和食品安全标准从事生产经营活动，保障食品安全，接受社会监督，承担社会责任，推动社会发展与人类文明进步。

随着我国经济的快速发展，食品安全的伦理问题受到越来越广泛的关注，这是社会进步的结果，是人类文明的表现。食品安全本身的广泛性和复杂性决定了对其进行保障将是一个长期的、综合性的工程，这项工程需要伦理道德的约束才能更好地实现。所以，我国食品企业及相关部门要顺应这一趋势，加强食品伦理相关理论体系的构建和伦理教育，设计相应的机制增强食品企业的伦理意识。

加快企业文化建设步伐、构建健康的企业文化，要吸收新的思想，形成先进的机制。企业管理者对企业新文化的实施具有带头引领作用，要有长远的战略目标的指导。食品伦理学的意义在于，通过对食品安全伦理道德的研究和探讨，以企业内部和外部存在的伦理问题为主题，对食品安全中存在的道德问题进行深入的探讨和考察，为食品安全伦理的建设提出创造性建议。

二、产生食品安全问题的伦理道德原因

关于食品安全问题产生的伦理道德方面的原因，相关学者提出了自己的见解。喻文德

在其论文《食品安全问题的伦理分析》中认为"要解决食品安全问题，必须确立和发扬正确的金钱观、义利观和交换观"。邹艳洁在《关于食品安全问题中道德风险的分析》中认为"食品安全问题屡屡发生是因为食品行业中存在道德风险，即企业在盈利过程中为了特定的目的有动机做出一些可能导致不良后果的行为。"

还有一些学者认为食品安全问题的产生主要在于企业的社会责任意识不够、政府部门监管不力及消费者相关知识的缺乏等三个方面。学者刘新芬、吕永杰分别在他们的学术论文《从我国农业食品安全看企业对消费者的社会责任》《食品安全是企业的生命》中提到，随着社会主义市场经济的发展，当前中国食品企业已经同其他企业一样，从过去单一受政府控制，逐渐转变为在接受政府宏观控制的同时也接受行业协会等社会组织的控制和影响。贾敬敦、陈春明在《中国食品安全态势分析》中也提到我国食品生产技术不够先进、我国政府的食品安全评估体系不够健全也是导致食品安全问题频频发生的原因。但是，企业的自主控制还是最重要的调控方式。当前我国食品安全问题的主要原因在于企业社会责任感的缺失，企业是食品安全的第一责任人，应该承担对消费者的社会责任，在保证食品安全的前提下谋求企业自身发展。

三、食品安全伦理道德的建设举措

（一）食品从业人员的伦理道德建设

加强食品科技的教育和普及，提高食品从业人员的食品安全伦理素养。人的规则意识并不是与生俱来的，而是在后天社会文化的熏陶和教育中形成的。而教育具有导向和矫正作用，可以给人以方向感并产生相应的责任心。因此，在从业责任观的形成与落实过程中，教育机制的保障不容忽视。通过教育，培养食品从业人员的社会责任感和食品安全伦理意识，尽最大努力减少科技发展对社会的负面影响。

（二）建立食品加工人员的食品安全伦理准则

1．关爱生命原则

食品对于人类的价值就在于它能维持人类的生命，食品承载了人类的生命价值，而对待食品的态度就是对待生命本身的态度。因此，食品加工人员必须尊重人的生命权，要始终将保护人的生命摆在重要位置，不支持以伤害人的生命为目标的项目的研制和开发活动。

2．平等原则

平等是要在生产中体现尊重并保障每个人合法的生存权、发展权、财产权、隐私权等个人权益，合理地对待每一个生命个体并实现对其利益最完全的保护。而且这种平等不仅保护个人利益，也保护社会利益和整体利益。食品加工人员在生产活动中要建立维护公众权利的意识。

3．正义原则

食品加工人员的道德行为要有利于他人和社会，尤其是面对利益冲突时，要坚决按照道德原则行动。同时，食品加工人员不应把所从事的生产活动视为晋升的手段，反对不正当竞争。

4．关爱自然原则

食品加工人员在生产中要坚持环境伦理原则，不从事可能破坏生态环境或对生态环境有害的生产活动，食品加工人员进行的工作要有利于自然界的生命和生态系统的生长、发展，合理协调在食品生产中人与自然的关系，实现生态环境的可持续发展。

（三）符合伦理的食品添加剂使用要求

1．不应对人体产生任何危害

食品添加剂是为了保持或改善食品本来的色、香、味及营养而添加的物质，不应对人体产生任何危害。目前，我国规定的食品添加剂使用范围和使用量，都应建立在科学的评估体系基础之上。而且，对一些可能存在安全隐患或不再具备技术必要性的食品添加剂，卫生部门应及时组织进行重新评估，对不符合食品安全要求的产品予以撤销或修订其使用范围和使用量，以期最大限度地保障人体健康。

2．不得掩盖食物已经变质的事实

如烧肉中添加肉宝王中王事件，就是由于在肉宝王中王火腿肠中含有甲基环戊烯醇酮和乙基麦芽酚，虽然这两种食品添加剂是在国家允许添加的范围内的，但是如果火腿肠的肉质本身良好，就根本不用添加这两种添加剂，因此违背了不得掩盖食物已经变质的事实原则。

3．不得掩盖食品本身的质量缺陷以及为了造假而使用食品添加剂

比如某些不法商家通过添加牛肉味香精，变鸡肉为牛肉，欺骗消费者。

4．尽可能降低用量

这一要求可以简化为我们在使用食品添加剂时通常所说的"能不用就不用，能少用就少用"。食品添加剂毕竟不是食品，如果能够通过改进食品加工工艺等方法达到保持生产工艺顺利进行、保证食品品质的目的，建议尽量不要使用食品添加剂。

（四）食品安全舆情的道德伦理建设

1．企业

企业在遭遇食品安全公关危机时，应该当机立断，以消费者的利益为主，主动解释危机事件的来龙去脉，并公布事件的解决过程。同时，对于网络上一些有悖道德的谣言，也要坚决抵制和澄清，不能借此机会炒作和影响食品安全舆情管理的秩序。

2．政府

在食品安全舆情传播的过程中，政府既是食品安全舆情的权威发布者，又是食品安全舆情规范的管理者。为了加强正面舆论引导，消除群众的疑惑或网络谣言，通过及时与媒体沟通、向媒体提供新闻通稿、及时通过微信公众号和微博等多种新媒体形式，及时向社

会发布权威信息，满足公众知情权，减少负面舆论的影响。同时，积极开展主题式新闻宣传策划，开展系列宣传活动，形成正面宣传集聚效果。加强与相关部门、媒体、本地"网络大V"的联系，及时交流信息，建立良好的互动关系，为妥善处置重大舆情和涉及多部门职能的舆情营造有利的协作协同环境。

3. 媒体

作为食品安全舆论中最为专业的主体，媒体是当今信息时代的主要生产者，应该树立起正确的伦理道德观念。首先，在发布相关信息时，应先关注政府的权威信息，在政府官方的引导下，自觉遵守国家相关的新闻发布、网络视频传播等方面的规章制度和管理办法，不为吸引眼球而夸张、扭曲、跟风炒作事实。其次，媒体要肩负起引导公众的责任，在重大食品突发事件的报道中要做到及时准确，坚持正确的舆论导向。

第二节 食品安全控制思维方法

食品安全是一个复杂的系统性问题，涉及多个部门、多个环节、多种原因。如果不能从根本上找出食品安全问题的原因、分析食品安全问题的来源，那么就很难彻底解决问题。食品安全问题作为复杂的食品工程问题之一，我们有必要借助强大的思维能力，彻底地预防或解决食品安全问题的出现，提高食品品质。

一、系统思维

系统思维，是以系统的观点看待事物发展的世界观和方法论，是人们认识世界和改造世界的基本思维。我国古代就有许多关于系统观念的思想，比如"阴阳""五行""八卦"等学说，都蕴含了古人对世界万事万物相生相克的朴素看法，在中医、军事、农业等方面得到了初步运用。西方哲学中也较早提出系统观点，20世纪30年代美国生物学家贝塔朗菲提出一般系统论原理，为现代系统论奠定了基础。马克思主义唯物辩证法十分注重系统观念，强调事物是由若干相互作用、相互依赖的部分组合而成的，具有特定功能的有机体，主张全面地而不是片面地、发展地而不是静止地、普遍联系地而不是孤立地观察世界。

系统思维主要有以下四个特征。

1. 整体性

系统的整体性是指，系统是由基于要素组成的、具有一定新功能的有机整体。系统思维的第一要义，是从整体上认识和解决问题。它是以系统整体性原理为指导，从整体上来把握事物，打破原有的人为的界限，进行泛化思维，将各种事物有机联系起来，全方位、大尺度地看待和解决问题的一种思维方式。企业生产经营领域，食品安全系统中的整体性，主要表现在原辅料、加工方法、人员、机器设备、加工或储运环境、监督检验等各要素、各环节的互相关联、互相作用、互相促进，共同服务于生产经营安全食品这个总目标。构建食品安全系统，既要考虑优化各个要素，更要考虑各个要素之间的整体联系，最大限度地追求整体优化。

2．开放性

系统的开放性是指系统与周围环境之间具有相互交流的性质，系统只有和外界保持连续不断的物质、信息和能量交换，才能维持动态有序的结构，这种交换一刻也不能停止，否则，这种系统很快会瓦解，趋于无序状态。任何系统的存在和发展都是以了解其开放性为前提的，其本质上都是一种开放性的系统。

因此，在分析食品安全问题时，不能片面孤立地分析某一方面原因，要充分考虑食品安全系统与外部各环境和条件之间的关系，要运用发散思维，以开放的眼光，把握造成食品安全问题的原因，指导我们的生产实践活动。如在分析食品安全问题时，除了分析生产系统中各要素之间联系之外，还需从原料供应体系角度分析食品安全的影响因素。

3．复杂性

系统思维范式是以系统的复杂性眼光对事物和问题进行研究的，也可以说，复杂性思维总是将研究对象或问题置于系统的复杂性联系视域中来进行考察。我国进入新发展阶段，人们对食品质量及安全的要求越来越严格，加上食品品类多样、产业细分复杂、供应链延长且交织复杂，对食品行业的管理要综合考虑，不管是其自身的构成要素，还是与周围环境之间的相互关系，都极其复杂。

4．动态性

系统思维强调系统的动态性，任何系统与外部环境之间，都要将自身的物质、能量和信息与外界进行一定的交换，从而增加其自身系统的负熵值，自身才能得到更好的生存与发展。任何系统都不是封闭的和静止的，在系统内部各种因素及外部环境的各种因素作用下，系统处于不停地运动变化中。食品安全系统更是如此，食品安全的关键性卫生、理化指标不断调整，人们对食品安全的期待越来越高。为此，食品生产经营单位需要不断调整产品质量和安全目标。

二、结构化思维

（一）概述

结构化思维是指在思考、分析、解决问题时，以一定的范式、流程顺序进行。首先以假设为先导，对问题进行正确的界定，假设并罗列问题构成的要素，其次对要素进行合理分类、排除非关键分类，对重点分类进行分析、寻找对策，制订行动计划。结构化思维既是一种思维方式，也是一种管理方法。

结构化思维方法，就是以事物的结构为思维对象，以对事物结构的积极构建为思维过程，力求得出事物客观规律的一种思维方法。简单地说，就是对事物进行结构拆解，一层一层细分下去，以期对事物有一个整体、清晰的了解。在理解和分析食品安全问题来源的时候，往往从生物性污染、化学性污染、物理性污染等不同类型污染方面分别思考，分析产生食品安全问题的最关键的可能污染途径，从而快速找出预防对策。

（二）金字塔结构

在结构化思维中，最常用的是金字塔结构。金字塔结构是将结构化思维具象后，形成的类似三角形结构的树状图，它可以直观地体现由结论、论点、论据组成"先总后分"的结构。

金字塔结构在纵向上由一层至多层组成，在横向上进行分组排列。这样的结构具有完美的逻辑性和结构性。

使用金字塔结构应掌握四个原则：结论先行、以上统下、归类分组、逻辑递进。

1. 结论先行

所谓结论先行，即先给出具体的结论，放在金字塔的顶端，统领整个中心思想和表达。以陈述食品安全问题的报告为例，一段表达只有一个中心思想。当我们一开始就明确表达的目的（如是阐述食品安全的原因是什么，还是阐述解决本企业食品安全问题的路径、方法和所需资源），并且把目的和结论性的内容提取出来，放在段落或者文章的最前面，接下来的表达往往就是证明自己的观点是正确的，结论是合理的，需求是必要的，这样有利于我们聚焦中心、快速寻求资源解决问题。

2. 以上统下

在金字塔的纵向结构中，上一层是下一层的核心观点和结论，上一层的观点和论点统领着下一层的内容，上一层的观点和论点需要下一层来论证和说明。如"本单位餐饮专间环境微生物控制不当是出现食物中毒的根本原因"作为上一层观点的话，下一层论点就是"1.专间制冷失效""2.专间洗手消毒程序执行不到位""3.专间紫外消杀灯位置悬挂不合理"等。

金字塔结构的纵向内容要符合结论先行和以上统下两个原则，这样就能做到归整和统一。

3. 归类分组

归类分组，就是根据信息的共同属性进行分组，把性质、功能、方向、层次、对象、时间等相同属性的事物放在同一组内。注意各类事物符合覆盖全面、没有交叉重叠的原则。如食品安全危害性分析时，可以按照"生物性危害""化学性危害""物理性危害"进行归类分组分析。

4. 逻辑递进

逻辑递进，就是按照一定的顺序进行排序，这个顺序需要遵守的原则要有逻辑性。时间顺序又叫步骤顺序，是按照一个事物发展的经过、流程或步骤进行排序，这种排序方式适用于介绍事物流程或者故事的发展和推进。

（1）空间顺序　又叫结构顺序，是按照一个事物的结构进行排序。如分析厨房或车间环境卫生时，可以按照人流物流动线来分析可能存在的食品污染。

（2）重要性顺序　就是按照重要程度进行排序，可以从最重要的到最不重要的进行排序，也可以从最不重要的到最重要的进行排序，只要针对某方面的重要程度依次排序就符合逻辑。

（3）演绎顺序　就是按照演绎推理的顺序进行排序。演绎推理主要有两种形式：三段式和常见式。三段式的结构是大前提—小前提—结论，如"专间内环境温度超过30℃，微生物将大量繁殖，并造成食品生物性危害；经调查发现，某专间气温达到33℃。因此，冷拼受到微生物污染，不得食用"。常见式是提出问题—找到原因—解决方案。

三、工程实践思维

（一）工程实践思维的主要内容

1. 最优化思维

由于工程实践中的尽量高效原则，使得工程师在进行工程实践时会下意识进行最优化的思考。而且通常在工程实践过程中，由于可以达到工程目标的方法很多，需要进行选择，而最优化无疑是比较好的选择策略。

追求极简其实也是最优化思维的一种表现。而且在生活中我们其实也可以发现，很多工程师在生活中的一些方面都有比较明显的极简主义。

2. 结构化思维

工程实践过程是一个综合化、结构化的工程，因此对于工程师在实施这些过程时也应该有结构化的思维，需要工程师拥有对整体的把控能力。虽然由于分化的影响，对于单个工程师而言，结构化的影响越来越小，但从工程师整体而言，结构化是非常重要的；而且结构化的思维可以使工程师个体的效率更高。

结构化在面对对象整体时通常就可以把对象分为结构与元素来看待，这样可以通过结构来对系统整体进行分解与构建。

结构化思维其实可以分为两个方向：分解、整体化。在面对复杂的对象时，通常我们会手足无措，这个时候就需要对系统进行分解，只对系统的一个部分进行关注；工程师需要用分解的思维来将面对的问题各个击破；在构建系统时，又要有整体思维来对全局进行把控，对系统中的各个部分进行整体的认知与构建。

3. 层次思维

层次思维把一个整体的各个部分按照层次关系来进行认知与构建。把一个复杂的技术按照层次进行总结，这样使结构中每个层次所包括的元素都比较少，每个下层的层次都是对上层层次是具体化、特殊化或者变形，这样一个复杂的系统就通过层次来把复杂性分摊到每个层次上去。由此，在对每个层次进行认知与构建时就不会感到复杂。

4. 抽象思维

抽象思维听着抽象，但在工程实践中应用并不抽象。抽象思维最简单的应用就是总结，然后是归纳，再是不同层次的思维抽象。总结在工程师的技术之路上扮演非常重要的角色。由于工程实践过程是具体的工程，因此会更多依赖于以往的经验，而总结是获取经验的必要手段。工程师不会将以往的经历总结成经验，那么再多的经历也并没有太多的价值。

在解决工程问题时，需要抽象思维对繁杂的对象进行抽象分析，发现复杂外表下隐藏的本质，这样才可以解决一些复杂的工程实践问题；而且在工程实践过程中，工程师通常需要构建一些系统，而这些系统的构建通常需要借助一些抽象的模型或模式。

现阶段的工程实践模式是基于科学理论的，通常会把工程实践问题抽象为物理模型，然后再抽象为数学模型进行解决，这些抽象过程中，抽象思维是必要的，否则一些复杂的工程技术问题是无法有效解决的。

（二）工程实践思维的特点

工程实践思维要解决的问题就是从特定时空条件下的客观事实及其环境约束出发，充分考虑其"现实性"和"实现性"，从可行性、可操作性、运筹性维度给出最优解。工程实践思维的主要特点包括实现性、综合性、条件受限。

1. 实现性

工程实践最大的特点就是实现性，实现是工程技术的核心。一切工程实践过程一定是以实现一定的客观对象为目标的，即一定会创造出客观环境中没有的对象。实现性的另一个表达就是可行性。

实现性是不可妥协的，这一点是与科学活动最大的区别。值得注意的是，没有工程训练过程，往往缺少对实现性的考虑，遇到具体问题时，通常会想到一些技术如何，并不会考虑其可行性如何。这是因为实现性会与很多因素相关，但这一点是最应该关注的。因此，在解决食品安全工程问题时，所采取的方法、程序应当建立在充分考虑其实现性的基础上。

2. 综合性

工程实践过程是综合化的交互行为，存在主要与次要过程，但并不存在单一的过程。这一点是工程实践最关键的特点。

由于工程活动是在客观现实中进行的，因此每个过程与行为都需要落实到客观。在一项工程实践活动中，要想达到一定的工程目标就需要借助一些已有的工程手段，这就导致一项工程实践活动通常是众多工程实践活动的综合。而为了达到工程目标的交互活动就会被本次工程实践过程当成主要过程，而综合的其他过程就会当成是支撑过程。这一点在前面的工程技术体系中已有提到。

工程实践的综合性外在表现为众多工程工具的应用，众多领域的交联。如项目管理工具、技术手段、工程经济性等。工程实践的综合化特点就使得工程实践过程会依赖于这些所有的综合过程，如果一个环节出现问题，都会影响主要工程目标的实现。

3. 条件受限

工程实践最大的特点就是在众多受限条件下活动。

受限条件往往会由这些原因造成：首先，工程实践过程并不是单一的行为，而是综合的行为，而我们对客观环境中很多对象的认知其实都并不是很准确，因此在基于这些并不准确的认知的基础上进行的工程实践过程一定会是受限的；其次，工程实践过程中，由于很多原因，我们具备的资源往往并不是充足的，这些不充足的资源会直接限制我们的交互过程。

因此，在现实中的工程实践过程都是条件受限的。其实这就是为什么一些原理看似非常简单的过程，一旦实现起来就不是那样简单，会遇到各种各样的阻碍。例如，想要预制菜有较长保质期和风味口感，采用射频杀菌技术可以较好地解决，但其装备价格昂贵。工程实践过程更像是"戴着脚镣跳舞"。工程实践之所以比较难，其主要的原因在于条件的受限，如果没有受限的条件，工程实践过程的难度会大大减小，但这是不可能发生的。

（三）工程实践原则

针对工程实践的特点，这里总结一些工程实践的原则，这些原则为工程实践思维提供指导。这些原则在现实中通常是矛盾的，需要进行均衡。上面提到的受限的条件其实就是进行均衡的直接来源。

1. 主目标不可妥协

工程实践中的目标包括主要目标与次要目标。工程实践是以主要目标为核心，其他次要目标为支撑的综合过程。

主要目标的实现在工程实践中是不可妥协的。在均衡过程中，主要目标的实现是最不应该妥协的，如果妥协那么就一定会产生隐患。而次要目标作为对主要目标的支撑，可以进行妥协，但妥协后一定对主要目标产生影响，这些影响通常表现为性能方面的变化。

2. 简单原则

简单原则看似简单，其实并不简单，简单需要均衡很多的因素。站在工程实践过程的角度来讲，作为综合化过程，简单原则就是对其他支撑依赖程度的减小，如果对其他支撑过程的依赖程度越低，那么在进行该实践过程时会更高效、实现更自由；站在工程师的角度而言，简单也是非常必要的，毕竟工程实践过程是需要工程师来实施的，如果工程实践方案或过程比较复杂，会大大增加工程师出错的概率，进而使交互实现的目标的性能受影响。因此简单化会更有利于工程实践的实施与实现。

"奥卡姆剃刀"是比较好的一种尽量简单原则的表现，即"如无必要勿增实体"。在工程实践过程中也应该遵循这样的原则，如果一项设计或功能对于最后的目标并没有帮助，那么这个设计或功能就不应该在实践过程中去实现。

3. 高效原则

由于工程实践过程一定是与客观环境发生交互，而且也一定会创造新的对象到客观环境中，因此交互的过程一定会伴随着"能量"的输出；而且上面也提到，工程实践过程通常是条件受限的，因此尽可能少地输出会使实践过程更容易实现目标。现实中的工程实践通常会优先考虑成本问题，因此通常会把高效原则放到比较优先的地位。

影响高效性的因素比较多，其中最直接与核心的因素有：指导的理论、使用的工具，这两个因素是直接制约与影响工程实践高效进行的主要因素。通常，对于相同的工程实践目标，不同的工程师有不同的方法，不同的方法所依赖的理论指导与工具是不同的，这也就导致不同的方法实现工程实践的效率是不同的。

第三节　食品安全控制的常见思维工具

一、逻辑树

逻辑树又称为问题树、演绎树或者分解树，是分析问题、解决问题的重要方法。首先它的形态像一棵树，把已知的问题比作树干，然后考虑哪些问题或者任务与已知问题有关，将这些问题或子任务比作逻辑树的树枝，一个大的树枝还可以继续延续伸出更小的树枝，逐步列出所有与已知问题相关联的问题。

（一）逻辑树的种类

1. 议题树

当对问题不了解，或者需要对问题进行全面的分解以确保不遗漏任何一个方面时，可以使用议题树。议题树分为两种，一种是解决"为什么"，一种是解决"怎么做"。但无论是哪种议题树，它的分解逻辑都是一样的，将问题进行不同层级的拆解。在解决问题的初始阶段使用议题树的主要步骤：

①先从左到右画出树状图，明确"思考的主题"。

②将问题进行分解，分解为第一层级上的问题。

③将第一层级的问题再次分解，得到第二层级。以此类推，可以将问题逐级分解，从而得到第三层级，第四层级，乃至更多。

解决"为什么"的议题树，是当我们采取了某些食品安全控制措施，但效果却没有达到我们预期的结果，这个时候我们可以利用议题树进行问题分解，在分解的过程中不断地问"为什么"，一层一层地问下来，最终寻找到失败的核心原因。

解决"怎么做"的议题树，就是当我们找到核心原因后，我们再用议题树去提出"怎么做"的问题，将问题逐层分解，找到最终解决办法。

2．假设树

当对问题已经有了较为充足的了解，并且针对问题提出了某种假设的解决方案，需要验证假设是否成立时，应该采用假设树。假设树针对所提出的假设，不求展现问题的全貌，只要能够验证假设合理或者不合理即可，这是其与议题树最大的不同，假设树集中于假设的解决方案，加快解决问题的进程，假设树的使用案例见图3-1。

3．是否树

是否树的结构比前两种要简单得多，其主要形式是：先提出一个问题，然后对这一问题进行是否判断，分析的结果只能是"是"或者"否"，然后接着进行下一轮判断分析，继续得出分析结果"是"或者"否"。

是否树的使用：在使用是否树进行分析前，对一些结果应有已有的标准方案，如果答案为"是"，就可以应用实现准备好的标准方案，如果答案为"否"，那就需要再进行一下轮的判断分析，对具体情况进行具体分析，根据结果确定解决方案。是否树多在对问题及其结构已经足够了解时使用，使用案例见图3-2。

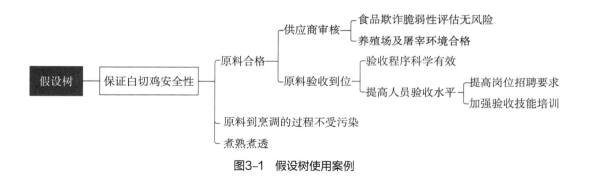

图3-1　假设树使用案例

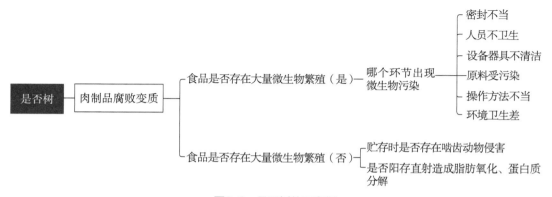

图3-2　是否树使用案例

（二）逻辑树使用步骤

（1）当遇到一个具体食品安全问题时，在问题分析的初期，应运用"议题树"对问题进行全面的分析，形成初步解决方案。

（2）当对该问题有了进一步认识后，这时候需要对解决方案进行假设，做合理性推理。

（3）经过调查证实，如果答案是"是"，那么继续往下用到"是否树"，用"是否树"判断这个问题是否得到了解决，最初希望达到的目的是否达到预期。

（4）如果答案是肯定的，那么我们就着手实施这个方案。

（5）最后在达成目标之后，对具体食品安全问题或食品安全事件进行反思，评判该问题解决得如何，有何得失，得到哪些经验。

二、鱼骨图

（一）概念

1953年，日本管理大师石川馨先生提出了一种把握结果（特性）与原因（影响特性的要因）的一种较为方便而有效的方法，名为"石川图"。

问题的特性往往是受到一些因素的影响，通过头脑风暴法找出这些因素，并将它们与特性值一起，按相互关联性整理而成的层次分明、条理清楚并标出重要因素的图形就叫"特性要因图""因果图"。因其形状很像鱼骨，是一种发现问题"根本原因"的方法，是一种透过现象看本质的分析方法，也称为"鱼骨图"或"鱼刺图"。

综上所述，鱼骨图又名石川图、因果图、特性要因图、鱼刺图。导致过程或产品问题的原因可能有很多因素，通过对这些因素进行全面系统的观察和分析，可以找出因果关系，使用案例如图3-3。

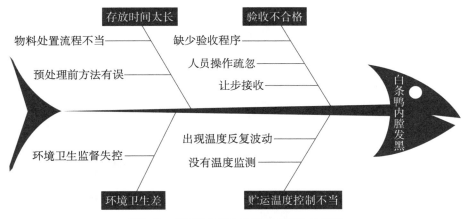

图3-3　典型的食品安全问题分析的鱼骨图

（二）鱼骨图类型

鱼骨图类型通常有整理问题型、原因型、对策型等三种。其中，当各要素与特性之间不存在因果关系，而是结构构成关系，这时可以用整理问题型来描述。原因型，通常"鱼头"在右，特征值通常以"为什么……"来写；而对策型，通常"鱼头"在左，特征值通常以"如何提高/改善……"来写。

（三）鱼骨图的用途

鱼骨图是一个非定量的工具，可以帮助我们找出引起问题的根本原因。它使我们问自己：问题为什么会发生？使食品安全管理项目小组聚焦于问题的原因，而不是问题的症状，并能够让我们集中于问题的实质内容，而不是问题的历史或不同的个人观点，以团队努力共同攻克复杂难题。也就是注重问题发生的根本原因，而不是将责任归结到个人。此外，鱼骨图可以帮助我们辨识导致问题或情况的所有原因，并从中找到根本原因；分析导致问题的各原因之间相互的关系；采取补救措施、正确行动，以免再次发生同样的事件。

（四）鱼骨图分析法的步骤

1. 确定问题的特性

简明扼要地规定问题/结果，即规定需要解决的质量问题或食品安全问题。如罐头出现胀袋、原料库中白条鸭内膛发黑、专间内空气微生物超标，等等。

在开头脑风暴会或项目小组会时，要充分说明本次会议的目的是什么、具体要解决什么问题，并就此达成一致意见。值得注意的是：一条"鱼"只能解决一个问题。

2. 特性和主骨

规定可能发生的主要原因。这时可以考虑人员、机器设备、原材料、加工方法、测量和环境等方面作为因素的主要类别。特性写在最右端的矩形框中，然后用粗线表示主骨并加箭头标志，把各类主要原因放在主骨上，作为"特性"的输入框，如图3-4。

3. 大骨

寻找所有下一个层次的主要原因并画在相应的主（因）枝上。

4. 中骨、小骨、孙骨

继续一层层地展开下去，一张完整的鱼骨图展开的层次至少有三层，更多情况下可以有四层甚至更多。中骨陈述"事实"，而小骨围绕"为什么会那样?"来写，孙骨则围绕进一步追查"为什么会那样?"来写。

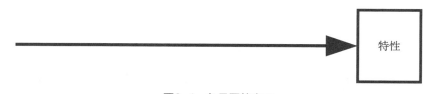

图3-4　鱼骨图的主干

5．识别要因

从最高层次（即最末一层）的原因（末端因素）中选取和识别看起来对特性有最大影响的原因（要因），并对它们做进一步的研究，如收集资料、论证、试验、采取措施、控制等。

6．评价影响因素

鱼骨图分析完成后，需要进一步评价各因素的重要程度，对结果有显著影响的因素做出标记。然后，在鱼骨图上标明有关资料，如产品、工序或小组的名称、参加人员名单、日期等。

可见，鱼骨图分析法包括两个活动，一个是找出原因，要求开放式的积极讨论，如头脑风暴法；一个是系统整理和分析这些原因，常常运用5W2H法（七问分析法）进行分析。

（五）绘制鱼骨图的注意事项

（1）头脑风暴时，应尽可能多而全地找出所有可能原因，而不仅限于自己能完全掌控或正在执行的内容。同时要进行各要素的归类、整理，明确其从属、层次、因果关系。

（2）鱼骨图完成后，要再一次逐一检视从小骨、中骨到大骨是否合乎逻辑，之间要有直接的因果逻辑关系。

（3）对人的原因，宜从行为而非思想态度方面着手分析。

（4）如果某原因可同时归属于两种或两种以上因素，以关联性最强者为准。

（5）小骨与孙骨则一定为原因，小要因应分析至可以直接出对策。

（6）主骨要有箭头并保证箭头的方向正确，至少要有4根大骨，且需深入分析到小骨。

三、5Why分析法

所谓5Why分析法，又称"五问法"，也就是对一个问题点连续以5个"为什么"来自问，以追究其根本原因。5Why分析法的关键在于鼓励解决问题的人要努力避开主观或自负的假设和逻辑陷阱，从结果着手，沿着因果关系链条，顺藤摸瓜，直至找出原有问题的根本原因。

（一）5Why分析法的提出

最初由丰田公司提出并在丰田公司广泛采用，因此也被称为丰田五问法。5Why报告在日系企业利用的很多，其首创是丰田公司的大野耐一，在一次新闻发布会上，有人问，丰田公司的汽车质量怎么会这么好？他回答说：我碰到问题至少要问5个为什么。大野耐一总是爱在车间走来走去，停下来向工人发问。他反复地就一个问题，问"为什么"，直到回答令他满意，被他问到的人也心里明白为止，这就是后来著名的"5个为什么"。

有一次，他在生产线上发现机器总是停转，虽然修过多次，但仍不见好转。于是他询问工人机器停机的原因。于是出现了下面的问答对话：

★问题一：为什么机器停了？

答案一：因为机器超载，保险丝烧断了。

★问题二：为什么机器会超载？

答案二：因为轴承的润滑不足。

★问题三：为什么轴承会润滑不足？

答案三：因为润滑泵失灵了。

★问题四：为什么润滑泵会失灵？

答案四：因为它的轮轴耗损了。

★问题五：为什么润滑泵的轮轴会耗损？

答案五：因为杂质跑到里面去了。

经过连续五次不停地问"为什么"，才找到问题的真正原因和解决的方法，即在润滑泵上加装滤网。如果员工没有以这种追根究底的精神来发掘问题，他们很可能只是换根保险丝草草了事，真正的问题还是没有解决。这是因为根本问题往往隐藏得很深，即"问题的冰山性"（图3-5）。

其实，5Why分析法蕴含着中国人的智慧。"打破砂锅问到底"出自我国著名书法家黄庭坚的《拙轩颂》，比喻锲而不舍、不断追究事情的根底。

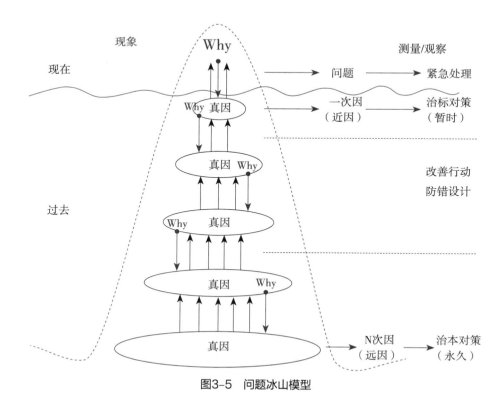

图3-5　问题冰山模型

（二）5Why分析法的要点

1．把握"现象、现场、现物"三个基本要素

该方法必须建立在事实基础上，而不是猜测、推测或者假设的。为避免这种猜测，需要去现场查看现象或现物，而这里的现象就是在现场一切能观察的事件或事实。如当面对"专间空气微生物超标"这一问题时，通过现场观察发现空气过滤网出现破损，极有可能是材质质量缺陷，这时候可能会进一步问"为什么会容易出现破损""以前为什么不容易破损"这类问题，以此更接近事情的真相。

2．逆向追问

从最后的"为什么"部分进行追溯，以确认分析是否正确。追溯的时候，要用"因为……，导致……"方式，若逆向解释不通，就要重新解析。

3．避免追究人的心理层面的原因

应该追究管理机制及硬件方面的原因。

4．避免使用不明确的词语

如"材料很差""技术水平很低"，应该用明确而具体的词语来表述。

5．持续追问"为什么"，直到出现可能的引出防止问题再发生措施的原因

防止问题再发生的措施是指通过改进使问题不再发生，或者即使再发生也容易被发现。

（三）5Why分析法解决问题的基本步骤

（1）识别问题。在方法的第一步中，你开始了解一个可能大、模糊或复杂的问题。尽管可能已掌握一些信息，但一定没有掌握详细事实。因此，需要进一步识别问题。

（2）澄清问题。为得到更清楚的理解，澄清问题是解决问题的关键。

（3）分解问题。在这一步，如果必要，需要向相关人员调查，将问题分解为小的、独立的元素。

（4）查找原因要点。

（5）把握问题的倾向。

（6）识别并确认异常现象的直接原因。如果原因是可见的，即需要验证它。如果原因是不可见的，需考虑潜在原因并核实最可能的原因，再依据事实确认直接原因。

（7）使用"5Why"调查法来建立一个通向根本原因的原因/效果关系链。

（8）采取明确的措施来处理问题。

ⓒ 案例 ▬▬▬▬▬▬▬▬▬▬▬▬▬▬▬▬▬▬▬▬▬▬▬▬▬▬▬▬▬▬▬▬▬▬

20世纪80年代，美国政府发现华盛顿的杰弗逊纪念馆墙壁受腐蚀损坏严重，于是请了专家来调查。

问：为什么大厦表面斑驳陈旧？

答：最先认为的原因是酸雨，进一步实验发现酸雨的作用没有如此明显（不是根本原因）。

专家发现，冲洗墙壁所用的清洁剂对建筑物有腐蚀作用，该大厦墙壁每年被冲洗的次数大大多于其他建筑，腐蚀自然更加严重。

问：为什么要经常清洗？

答：因为大厦被大量的燕粪弄得很脏。

问：为什么会有那么多的燕粪呢？

答：因为燕子喜欢聚集到这里。

问：为什么燕子喜欢聚集到这里？

答：因为建筑物上有它们喜欢吃的蜘蛛。

问：为什么会有蜘蛛？

答：蜘蛛爱在这里安巢，是因为墙上有大量它们爱吃的飞虫。

问：为什么有这么多飞虫？

答：因为飞虫在这里繁殖特别快。

问：为什么飞虫在这里繁殖得这么快？

答：因为大量的飞虫被傍晚的灯光所吸引。

拉上窗帘，杰弗逊纪念馆的问题就这么轻易解决了。大厦至今完好无损。

（四）使用5Why分析法的注意事项

知道真正原因，还必须清楚最根本的原因。上述案例中，除了拉上窗帘，还有没有其他解决办法呢？使用没有腐蚀性的清洁剂、捕杀燕子、杀死蜘蛛、杀死飞虫……这些都可以视为有效的改进措施，但是"灯光→拉上窗帘"才是最根本的原因和最有效的改进措施。

在进行5Why分析前，必须身处现场、亲自动手，真正去发现事物所呈现出来的现实，并且依据固有的技术理论去探究事件的应有状态，制定规范和标准。可见任何改善都离不开现场，脱离了现场的改善注定会误入歧途。

四、头脑风暴法

头脑风暴最早是精神病理学上的用语，指的是精神病患者的精神错乱状态，后来拓展为无限制地自由联想和讨论，其目的在于产生新创意、激发新设想，或通过找到新的和异想天开的想法来解决问题。头脑风暴法，又称脑力激荡法、智力激励法、BS法、自由思考法、畅谈法、集思法等，由美国BBDO广告公司的亚历克斯·奥斯本于1939年首次提出，并于1953年正式发表。奥斯本最初将此法用于创造广告的新花样上，激发团队思维以改善群体决策。经世界各国创造学研究者的实践和发展，至今已经形成了一个发明技法群，除了奥斯本智力激励法（即奥斯本头脑风暴法），还有三菱式智力激励法、默写式智力激励法、卡片式智力激励法等。

（一）头脑风暴法优势

头脑风暴法，是一种集体研讨行为，是快速大量寻求解决问题设想的集体思考方法，是畅所欲言地发表独立见解的一种创造性思维方法。它采用小型会议的组织方式，让所有参加者在自由愉快、畅所欲言的气氛中，利用集体的思考，引导每个与会者围绕中心议题广开言路，自由交换想法并以此激发与会者的灵感，使各种设想在相互碰撞中激起大脑的创造性"风暴"。传统会议有很多缺点，比如：多数人意见或一致意见的压力，老板或领导权威的影响，随意评判，部分与会者沉默或不够积极等。在群体决策中，由于参与者心理相互作用影响，易屈服于权威或大多数人意见，形成所谓的"群体思维"。群体思维削弱了群体的批判精神和创造力，损害了决策的质量。为了保证群体决策的创造性，提高决策质量，管理学发展了一系列改善群体决策的方法，头脑风暴法是较为典型的一个。头脑风暴法与传统意义上的会议相比，无论形式、内容均存在明显差异，如表3-1所示。

表3-1 头脑风暴法会议与传统会议的区别

关联事项	头脑风暴法会议特点	传统会议特点
参与人员	尽可能多地召集对新讨论的问题感兴趣的人员	特定人员
会议座位安排	随意安排会议，无尊卑之别	根据职位安排座位
会议发言人	所有参会人员	一般为少数人员
会议导向	以所有参会人员想法为导向	以领导或个别人员提案为导向
对待会议的态度	鼓励所有参会人员自由提议，在提议阶段不对任何提议加以评价	只允许少数提议存在，常对提议加以评价
提议记录	记录所有提议	只记录会议决议
会议结果	集思广益，结果一般为最优或较优方案	不一定得出最优方案

头脑风暴法是项目管理、质量管理和六西格玛的标准工具之一，可以使用头脑风暴法收集数据，并和鱼骨图、亲和图、矩阵法等质量工具结合起来解决问题。

（二）头脑风暴法的应用

头脑风暴法可以用于在短时间内获得大量创意，适用于团队环境。实践经验表明，头脑风暴法可以激发更多的观点和更好的建议，通过对所讨论问题客观、连续的分析，找到一组切实可行的方案，因而头脑风暴法在各种问题解决场景中得到了较广泛的应用。使用头脑风暴法产生大量的可选择方案后，就有更好的机会发掘出更多的观点来帮助我们解决问题。大至政治和社会问题的解决及尖端科技的创新，中至企业质量管理、项目管理、风险管理、持续改进、问题解决、缺陷分析、成本降低等，小至家庭或个人琐事解决、疑难排除等，都广泛使用头脑风暴法。头脑风暴法由两个部分构成：创意产生和创意分析。创意产生时可以充分运用团队成员的创造性，引起思维共振，进而打破群体思维；创意分析时则在坚持批判精神的基础上群体决策，不但可以保证成员全体决策创造性，更可以提高决策质量。

使用头脑风暴法，可以让团队在食品安全管理方面达成如下目的：

①确定收集哪些信息和数据；

②当使用鱼骨图时，帮助发现可能的原因；

③找出潜在的食品安全问题、威胁或机会；

④发现实现食品安全解决方案时可能遇到的障碍。

在发现食品微生物超标时，就可以使用鱼骨图，结合头脑风暴法（图3-6），从人员、设备器具、原料、方法、环境、监测等方面，找出发生问题的可能原因，进而确定问题的根本原因。

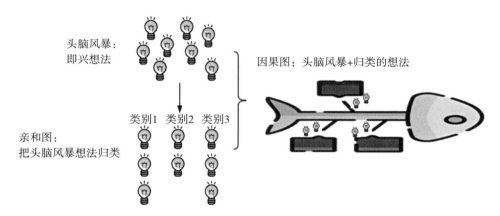

图3-6　头脑风暴法与鱼骨图分析结合示意图

（三）头脑风暴法的分类

1．按照技法分类

（1）奥斯本智力激励法　一组人员通过召开特殊的专题会议形式，对某一特定问题，与会成员之间互相交流、互相启迪、互相激励、互相修正、互相补充、集思广益，从而达到产生大量新设想的集体性发散技法。

（2）三菱式智力激励法　头脑风暴会议时首先要求与会者预先将与主题有关的设想分别写在纸上，然后轮流提出自己的设想，接受提问或批评，接着以图解方式进行归纳，再进入最后的讨论阶段。

（3）卡片式智力激励法　卡片式智力激励法也称卡片法，又可分为CBS法和NBS法两种。CBS法，基于奥斯本智力激励法，特点是对每个人提出的设想可以进行质询和评价。

（4）默写式智力激励法　德国创造学家鲁尔巴赫对奥斯本智力激励法进行改造而创立，又称"635"法。与头脑风暴法原则上相同，其不同点是把设想记在卡片上，用书面阐述来激励智力。头脑风暴法虽规定严禁评判，可自由奔放地提出设想，但有的人对于当众说出见解犹豫不决，有的人不善于口述，有的人见别人已发表与自己的设想相同的意见就不发言了，而"635"法可弥补这种缺点。

2. 按照评判时间分类

（1）直接头脑风暴法　群体决策并尽可能激发创造性，产生尽可能多的设想的方法，然后再进行"会后评判"。

（2）逆向头脑风暴法　也称反头脑风暴法或质疑头脑风暴法，由热点公司发明，这是一种小组评价的方法，其主要用途是借以发现某种创意的缺陷，并预期如果实施这种创意会出现什么不良后果。在逆向头脑风暴法的过程中，必须先确认某一创意存在的各种问题，然后再就如何解决这些问题展开讨论，对前者提出的设想、方案逐一质疑评判，分析其现实可行性的方法。

3. 按照结构化分类

（1）结构化头脑风暴　对于主持人提出的问题，团队成员一个接一个地提出自己的创意，每人每次只能提一个。当某个成员再也没有新的想法时则可以跳过。所有的创意都应记录在白板上。这种方式的一个变种是可以用于比较敏感的主题。

（2）非结构化头脑风暴　属于自由滚动式，为团队成员提供了自由提出创意和意见的机会。这种方式鼓励成员贡献尽可能多的创意，直至没有人再有新想法可增加了。

（四）头脑风暴法的实施原则

1. 自由畅想原则

在头脑风暴过程中，要求与会者集中注意力，以会议主题为中心，解放思想，无拘无束地思考问题并畅所欲言，不必顾虑自己的想法或创意是否"不着边际"或"荒唐可笑"；欢迎自由奔放、异想天开的意见，有什么想法都可以说，异想天开的设想或许都是好创意的原型。

2. 延迟评判原则

禁止与会者在会上评论他人的想法，排除评论性的判断。对各种设想、意见、方案的评判必须放到最后阶段。在头脑风暴之后，可以对创意进行合并、组合、排序等，然后再评判其可行性。

3. 以量求质原则

鼓励与会者尽可能多地提出想法，以大量的想法来保证质量较高的想法的存在，多多益善，不必顾虑想法内容的好坏。以数量保障质量，将众多想法拆分重组，生成创意。想法越多，产生好创意的可能性越大、抓住问题本质的可能性就越大。

4. 综合改善原则

鼓励参与者对他人的想法或创意进行补充、改进或整合，借题发挥，可以在别人想法的基础上产生新的想法，即利用一个灵感引发另外一个灵感，强调相互启发、相互补充和相互完善。

遵循以上几个原则，再加以时间的控制，保持气氛活跃，参与者在头脑风暴过程中快速运转大脑，不假思索、毫无顾虑地说出设想，使设想不断涌出，便是一次成功的头脑风暴会议。

（五）头脑风暴法的基本流程

头脑风暴会议流程可以分为三个阶段：准备阶段、头脑风暴阶段和会后评判阶段。

①准备阶段：确定议题、确定人选、明确分工、会场和会议材料准备等；②头脑风暴阶段：宣布主题和纪律、进行头脑风暴、整理和分类创意等，具体见图3-7；③会后评判阶段：从效果和可行性两个方面评价创意，选择最合适的创意。

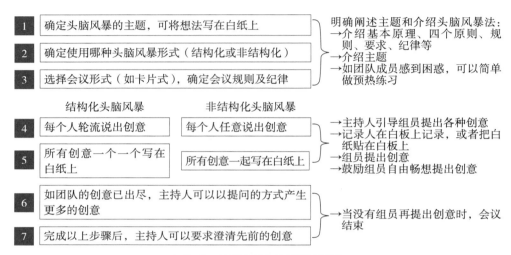

图3-7　头脑风暴实施阶段流程图

以上这些步骤完成后，结束头脑风暴会议，可以用其他分析工具来评价这些创意的有效性和可行性。

五、PDCA循环

（一）概述

PDCA循环是由美国质量管理专家沃特·阿曼德·休哈特首先提出，由戴明采纳、宣传，因而获得普及，所以又称戴明环。全面质量管理的思想基础和方法依据就是PDCA循环。PDCA循环的含义是将质量管理分为四个阶段，即plan（计划）、do（实施）、check（验证）和 act（调整）。

PDCA看起来是一个环（图3-8），但实际上是层层嵌套的"大环套小环"结构，能产生巨大的"规模效应"，即：所有PDCA不仅包含自身上一层面的PDCA，同时也包含着把自身细化的下一个层面的PDCA。

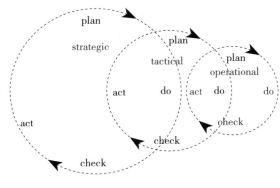

图3-8　PDCA循环图

PDCA的应用是一个永无止境的过程，认真履行PDCA的人都能领悟到一点，就是自身的成长永无止境。而且PDCA适用于所有问题、所有对象。小到人际关系、学习成绩，大到处理上下级关系、时间管理和食品安全管理、质量管理等，PDCA都能发挥出巨大威力。

（二）PDCA循环的使用步骤

1．计划

在计划阶段，首先需要确定所要达到的目标。这一目标必须制定得尽可能具体，不可含糊不清。目标越具体，你与目标的距离就越明确，达成目标的路径也就随之清晰。以下是制定计划的六步法。

（1）制定目标　目标越具体、越清晰越好，并提出明确时限（如3个月、6个月或1年等），如："期望本单位食品安全管理有效"应该调整为"本单位每年无任何食品安全事故及因食品安全问题遭客户投诉率为0"。

（2）明确问题　列出碰到的任何问题。

（3）锁定问题　将问题按照优先顺序排列，将"务必实施"的问题排列出优先顺序，锁定3个主要问题。

（4）问题指标化　如："展示阶段稍逊一筹"改为"展示优胜率30%→50%"；"听力不强"改为"听力习题准确率由70%提高到80%"；"餐饮原料质量有待提高"改为"餐饮原料供应商合格率100%"。

（5）计划"可视化"　利用各种手段让设定的目标强制进入自己的视野。例如，将餐饮从业人员穿戴卫生要求进行图片化，贴于更衣室，便于对照完成。

（6）因式分解　要尽可能详细地罗列出构成"目标"与"现状"之间的各种因素。具体来说，是将一个问题先进行抽象化，然后将其分解，并深度挖掘，追究原因。

2．实施

实施阶段，就是将"DO"落实为具体任务"TO DO"。如"每6月与原料供应商对接开展一次第二方审核"转化为具体任务"第二方审核"。就是"（提前一周）组织审核人员召开会议，确定审核重点及要求"→"（提前1天）发邮件确认对方日程"→"（审核当天）现场图文审查"→"（审核后）提出整改要求"。

通常人们只停留在行动措施"DO"的阶段。但"TO DO"具体任务，明确了"什么时候做什么"。在团队中，要将"TO DO"下达至每位团队成员，最好利用人们常说的6W3H，即：who（谁）、whom（对谁）、when（何时）、where（何地）、what（什么）、why（为什么）、how（怎样）、how many（多少）、how much（多大程度）。

3．验证

计划阶段制定的路径、问题和解决方案，以及为实施制定的行动措施与具体任务，需要在执行过程当中定期反复地进行验证。验证阶段有以下四个关键步骤。

（1）确认大目标的达成率　如半年后餐饮质量投诉率降低50%。

（2）确认子目标的达成率　如大目标是"年销售额为1亿元人民币，每周验证一次"；每周的子目标是"销售额200万人民币"。

（3）确认行动计划的达成率　需要注意两点：①验证不能等到"有时间再说"，要"主动验证"；②为验证而验证的形式主义，同样是公司要警惕的。

（4）查明失败的原因　如子目标未能按计划达成的四大原因：①未能采取具体行动；②采取了行动却不彻底（行动措施"DO"不完善）；③意外地遇到了新问题，没能预料到的问题；④建立假说时所确定的因果关系出现错误（子目标与行动计划不一致）。

4．调整

在最后阶段，需要对存在的问题进行进一步改善，为此要调整方案。归纳起来有以下四大种类。通常我们将这一阶段理解为，在总结和反思的基础上，为下一个PDCA循环做准备。调整对象有以下四种情形。

（1）对总体目标进行调整　对总体目标进行调整有三个方式：终止、变更和追加。"终止"，指对调整方案的研究结果，人们对该项目已经"失去信心"，甚至觉得"无法挽救"，以至于不得不放弃该总体目标。"变更"，指不得不变更目标的达成对象，或达成日期。如"放弃参加今年的英语六级考试，集中精力为明年备战（总体目标变更）"即指终止当前的PDCA，开启一轮新的PDCA循环。"追加"，指在项目进行的过程中遇到了无法预测的重大课题，为此不得不另行组织项目团队以应对新的挑战。

（2）大幅度修改计划　总体目标为"提高食品安全管理效果"，课题由"降低客户投诉率"变为"提高食品安全抽检合格率"。

（3）调整解决方案　有时甚至将已经结束使命或者效果不佳的解决方案、行动措施（DO）以及具体任务（TO DO）直接剔除，重新加入其他（包括曾经被降格的）解决方案、行动措施（DO）以及具体任务（TO DO）。

六、8D工作法

8D工作法（eight disciplines），又称团队导向问题解决步骤，是处理问题的一种方法。此方法是团队运作导向以事实为基础，避免个人主见的介入，使问题的解决能更具条理，宜由公司各部门人员共同投入，求得创造性及永久性的解决方案。同时，它适用于多种行业问题，能促进相关目标涉及的各部门间有效地沟通。8D工作法一般在出现"不合格的产品问题、顾客投诉问题、反复频发问题、需要团队作业的问题"时开展实施。

8D工作法分为"八个步骤"，其每个步骤的意义及流程参阅图3-9。该图虽已列出解决问题的各个步骤，但各个步骤的先后顺序可视问题的困难度及复杂程度而异，不必拘泥于图示顺序，且问题解决经过应有书面记录。

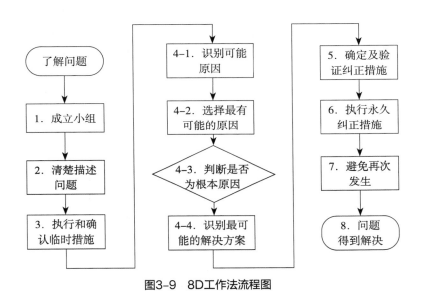

图3-9　8D工作法流程图

（一）D1-小组成立

这个小组也叫CFT（cross-functional team），即跨职能团队。当问题不能很快地由个人来解决时，就需要成立小组。小组成立不只是一个解决问题的过程，也是一个用于决策的重要架构。小组成员具备食品烹调加工工艺/产品的知识，有配给的时间并授予了权限，同时应具有所要求的能解决问题和实施纠正措施的技术素质。小组必须有一个指导和小组长。组长应做到日常分配、整体协调、资源利用等。

（二）D2-问题说明

对于问题的描述要做到客观、精确、完整、全面。主要目的是能系统地把握问题的现状。将所遭遇的外界/内部客户问题，以计量方式，确认该问题的何人、何事、何时、何地、如何、为何及怎样、多少、多大程度，即所谓的6W3H。另外，对于一些重复发生的重大问题可用质量控制（QC）手法来描述问题，反映现状。例如统计过程控制（SPC）、直方图、柏拉图等。其关键要点如下。

①收集和组织所有有关数据以说明问题。

②问题说明是所描述问题的特别有用的数据的总结。

③审核现有数据，识别问题、确定范围。

④细分问题，将复杂问题细分为单个问题。

⑤问题定义，找到和顾客所确认问题一致的说明，"什么东西出了什么问题"，而原因有未知风险等级。

（三）D3-临时措施

临时措施也叫围堵措施、遏制措施、紧急措施。主要目的是自发现问题的时间点开始，对可能的不良品进行控制，不再让不良品流入客户处，减少不良品的影响范围。当发现有不良品时，应第一时间对以下范围进行控制。控制范围包括对在制品进行控制、对库存品进行控制、对在运品进行控制、对客户处做控制、有必要的话还需对供应商原材料做控制。

在围堵措施中发现的不合格品应做如下处置：标识、隔离、进一步确认、挑选、返工、特采、报废。

（四）D4-根本原因

对问题为何发生，指出一切产生问题的原因，再分别针对每一项可能的原因予以测试，以验证根本原因，然后找出消除该项根本原因的各项纠正措施。

根本原因分析是8D步骤中的重点及核心内容，找不到根本原因就解决不了根本问题。在未确定根本原因之前，需对各种可能的因素进行验证，这是一个循环的过程。一般我们会按两条主线进行分析。

1．制造因

产品（发生或出现）不合格的根本原因，也就是考虑怎样的异常点使得产品（发生或出现）不合格。

2．流出因

不合格产品流出的根本原因，即考虑怎样的管理使得不合格品（未经/未得到）有效的控测而流出。

另外，在分析问题时，最终发现有两个或两个以上的根本原因，这意味着没有找到根本原因，我们需要对每条原因进行验证，以确定每条原因对改善问题的贡献比例（影响度）。一般情况下，每个问题的根本原因为一到两条，其他均为次要原因。

（五）D5-纠正措施

纠正措施是针对根本原因，选择一种最佳的措施以消除根本原因，验证其可行性及有效性，并制订行动计划，所以纠正措施在实施之前需要对其进行验证及选择。在纠正措施的实施过程中，要对其进行持续追踪并记录数据，为下步作准备。纠正措施：失效、补救、风险评估。其关键要点如下。

①重新审视小组成员资格。

②决策，选择最佳措施。

③重新评估临时措施，如必要重新选择。

④验证。

⑤管理层承诺执行永久纠正措施。

⑥控制计划。

（六）D6-永久措施

执行永久性的纠正措施，应注意持续实施控制，以确保根本原因已经消除，并应监视纠正措施的长期效果，必要时采取补救措施。当验证永久对策有效后，即可以停止临时措施。其关键要点如下。

①重新审视小组成员。

②执行永久纠正措施，废除临时措施。

③利用故障的可测量性确认故障已经排除。

④控制计划、工艺文件修改。

（七）D7-预防措施

预防措施是为了预防一个问题或类似问题的重复出现，修改现有的管理系统、操作系统、工作惯例、设计与规程，修订或新订质量管理体系（QMS）作业指导书，以防止这一问题与所有类似问题重复发生。其关键要点如下。

①选择预防措施。

②验证有效性。

③决策。

④组织、人员、设备、环境、材料、文件重新确定。

（八）D8-问题得到解决

组长确认小组成员在解决问题上扮演的角色，承认小组的集体努力，对小组工作进行总结，并对小组成员予以肯定和激励。其关键要点如下。

①有选择地保留重要文档。

②浏览小组工作，将心得汇总成文件。

③了解小组解决问题的集体力量，及对解决问题作出的贡献。

④必要的物质、精神奖励。

· 本章小结 ·

本章介绍了食品安全伦理的基本概念、伦理道德缺失的表现及食品安全伦理道德建设举措，重点阐述了系统思维、结构化思维、工程实践思维及逻辑树、鱼骨图、5Why分析法、头脑风暴法、PDCA循环、8D工作法等常用思维方法、工具的特点及应用，旨在帮助学生形成解决复杂问题的思维能力。

· 思考题 ·

1．简述食品安全伦理缺失的主要表现。
2．分析并阐述当前我国食品安全伦理道德建设的必要性及举措。
3．系统思维与结构化思维的特点。
4．描述工程实践思维的特点。
5．请利用结构化思维，介绍餐饮食品安全风险特点及预防措施。

· 主要参考文献 ·

［1］何昕．论食品伦理的基本原则［J］. 华中科技大学学报（社会科学版），2015，29（2）：114–119.
［2］刘海龙．安全与责任：食品伦理的要旨［J］. 学术交流，2010（1）：17–20.
［3］侯振建．食品安全与食品伦理道德体系建设［J］. 食品科学，2007（2）：375–378.
［4］魏殿林，吴敏，支明玉，等．基于PDCA循环的基层食品安全管理机制研究［J］. 食品工业，2022，43（1）：262–265.
［5］郑茹月．系统思维视域下的食品安全问题研究［D］. 武汉：武汉理工大学，2013.
［6］戴冰．新时代党的青年工作的逻辑进路［J］. 青年学报，2022（6）：4–8.
［7］曹峰．STEM教学中关键概念的比较与落地——以科学探究、设计思维、计算思维、工程思维为例［J］. 基础教育参考，2022（3）：53–60.
［8］杨亚莉，夏舸，田裕康．“信号与系统”课程与工程思维能力培养［J］. 电气电子教学学报，2021，43（3）：67–69.
［9］钱建亚．食品工程伦理［M］. 北京：中国轻工业出版社，2020.
［10］黄儒强，黄继红．食品伦理学［M］. 北京：科学出版社，2018.
［11］李杰．食品添加剂的使用原则［J］. 现代食品，2017（13）：23–25.
［12］黎甜．结构化思维［M］. 北京：文化发展出版社，2019.

第四章
CHAPTER 4
餐饮食品原料卫生及其管理

本章目标

1. 理解餐饮食品原料的卫生特性，识别不同原料潜在的食品安全风险。
2. 学生能够描述原料的潜在食品安全危害并形成文件。
3. 培养团队精神，养成科学严谨的工作作风。

课程导入

餐饮业与食品生产、销售等业态相比，每个企业或餐饮店的原料种类多样，既包含了具有一定生命活性的蔬菜、水果和粮豆，也包含了容易腐败变质的鱼、畜、禽、肉、蛋、乳及其制品，还包括了食用油、食盐、酱油、食醋、香料及其他调味品等。从来源来看，餐饮食品原料包括来自农业活动的食用农产品和来自食品加工企业生产的食品。

餐饮食品原料在种植养殖、生产、运输、储存、销售等环节中可能受到生物性、化学性及物理性有毒有害物质的污染，威胁人体健康。由于各类原料本身的理化性质以及所处环境的不同，它们存在的卫生问题既有共同点，也有不同之处。在制定餐饮食品原料安全管理措施之前，食品安全管理人员需要识别各类餐饮食品原料的卫生问题并掌握卫生管理要求，以便采取适当措施，确保食品安全。

请根据本企业的原料种类及其来源，识别并描述各类原料的食品安全危害，形成餐饮原料危害描述文件。

解决问题的思路

1. 学会界定问题。本章节目标非常明确，食品安全管理人员要能够识别各类餐饮食品原料的卫生问题，并能够对食品安全危害进行描述。要完成这个任务，需要理解各类餐饮食品原料的卫生及管理知识、相关国家标准、技术要求、管理要求等规范性、制度性的文件，以此针对性地识别餐饮食品原料存在的潜在食品安全危害，并按照质量管理文件编制成册，便于食品安全管理体系运行。因此，根据本企业具体的食品原料种类及来源，识别并描述各类原料的食品安全危害是本章节的核心任务。

2. 收集完整资讯。不同经营单位所需食品原料不一样，因此，需要明确本单位餐饮食品原料种类、卫生特性、管理要求；此外，还需要了解相关的法律法规、标准有哪些，具体有什么规定。

3. 编制技术文件，制订实施计划。根据整理好的资讯信息，充分分析讨论后，形成技术文件，即《餐饮食品原料危害描述单》。为了保证技术文件能够有效执行，需要明确各类原料的特点是什么、潜在危害及卫生问题有哪些、可能由哪些途径造成，并从培训、执行、监控、持续改进等方面制订计划。

4. 协调资源、做好决策。要想解决这个问题，必须项目负责人召集相关人员开展头脑风暴、现场调查、审核，确保所有危害均被识别，同时要求全体员工能够充分理解食品安全卫生问题，从而养成自觉行为习惯。这需要协调各方资源，并寻求单位的政策支持。

🔖 工程任务分解

1. 学生理解粮豆类、肉蛋禽乳类、蔬菜水果类、调味品、食用油等各类餐饮食品原料卫生问题。
2. 识别各类餐饮食品原料卫生特性及食品安全风险。
3. 准确、完整地描述各类餐饮食品原料的食品安全危害。
4. 制定科学有效的原料安全危害描述单。

📖 知识储备

第一节　粮豆、蔬菜、水果类原料的卫生及管理

一、粮豆类原料的卫生及管理

粮豆类原料是指粮食类和豆类餐饮原料，包括大米、杂粮、大豆、杂豆、小麦粉、杂粮粉等。粮谷类食品含有丰富的碳水化合物，是我国居民能量摄入的主要来源，豆类富含优质蛋白、必需脂肪酸、大豆异黄酮等成分，是中国居民膳食指南的关键推荐原料。导致

粮豆质量卫生变化的主要因素有温度、水分、氧气、地理位置、仓库结构及相关的物理化学和生物学特性；此外，还有微生物、农药、有害物质、仓储害虫等的影响。

（一）粮豆的主要卫生问题

1. 真菌及其毒素的污染

粮豆在生长、收获及储存过程的各个环节均会受到真菌污染，常见的污染菌有曲霉、青霉、毛霉、根霉和镰刀菌等。粮豆如果水分过高，或者其中含有未成熟的、外形干瘪的、破损的籽粒，或者在混有异物的情况下储存，当环境温度增高、湿度较大时，真菌易在粮豆中生长繁殖，分解其营养成分并可能产生真菌毒素，引起粮豆霉变而导致感官性状发生改变、营养和食用价值降低或丧失，甚至危害人体健康。

2. 农药残留

随着农药的大量生产和广泛应用于粮食培植，农药残留超标问题也随之产生。世界上有1000多种人工合成化合物被用作杀菌剂、杀藻剂、杀虫剂、落叶剂等农药，化学农药产量近200万吨。粮豆中的农药残留主要产生于：①为防治病虫害和除草，在粮豆种植环节直接施用农药；②由于滥用农药，而导致水、空气、土壤存在农药残留，并通过农作物吸收；③在储存、运输及销售过程中，由于混放或防护不当而受到污染等。

3. 重金属污染

粮豆中重金属主要来源于耕地土壤。

粮豆中重金属污染来源有：①未经处理或处理不彻底的工业废水和生活污水灌溉农田、菜地；②某些粮豆生产环境中本底含量过高，因为这些产地处于有色金属矿带，岩层包裹的重金属在土壤形成、风化、淋溶等过程中释放到环境，造成重金属的自然本底值较高；③加工过程或不合格的食品接触材料及制品造成有害化学物质的迁移、污染。

一般情况下，有害物质的有机成分经过生物、物理及化学方法处理后可减少甚至被清除；但以有毒金属为主的无机有害成分或中间产物不易降解，生物半衰期长，可通过富集作用严重污染农作物。目前在我国污染粮食的主要是镉、砷、铅、汞、铬等无机有害物质及酚、氰等有机有毒物质。

4. 仓储害虫

仓储害虫可以使粮豆类发生变质，降低或失去食用价值。大谷盗、米象、黑粉虫、麦蛾、粉斑蛾等是粮豆类主要害虫。仓储害虫中，甲虫类体硬形小，善于行走，具有负向光性，故从粮堆下层向上层进行危害；蛾类因体型大、善飞，具有向光性，故从粮堆上层或外表向内部进行危害。当仓库温度在18～21℃、相对湿度65%以上时，害虫易在原粮、半成品粮豆上孵化虫卵、生长繁殖；当仓库温度在10℃以下时，害虫活动减少；当仓库温度高于48℃时，可以致死所有仓储害虫。

5. 其他问题

（1）自然陈化　即粮豆类在储存过程中，由于自身酶活力下降、呼吸作用降低，物理、化学活性改变，从而导致其风味和食用品质发生改变的现象。粮豆类在储藏过程中，发生的生理变化主要表现为α-淀粉酶逐渐失去活性，如"陈米煮饭不如新米好吃"。其化学变化主要表现为因脂肪氧化为游离脂肪酸、淀粉和蛋白质水解而出现品质裂变，在物理变化方面主要表现为糊化、吸水力减弱、持水力下降、黏度降低、出现"陈味"。

（2）有毒植物种子的污染　毒麦、麦仙翁籽、毛果洋茉莉籽、槐籽、曼陀罗以及有毒植物苍耳、蓖麻等植物种子在收割时容易混入。这些种子含有有毒成分，误食后对机体可产生一定的毒性作用。

（3）异物污染　污染谷类的异物主要包括泥土、砂石、塑料、毛发、线头、纸屑、玻璃和金属等，分别来源于田间、晒场、包装材料、农具及机械设备，这类污染物不仅影响感官性状，并且还可对牙齿和胃肠道组织造成一定损害。

（4）食品掺伪　包括掺杂、掺假和伪造。掺假：是指人为地、有目的地向食品中加入一些非固有成分，以增加其重量或体积，而降低成本；或改变某种质量，以低劣的色、香、味来迎合消费者贪图便宜的行为。掺杂：是指向粮食食品中非法掺入非同一类或同种类的劣质的物质，如糯米中掺入大米，新米中掺入陈米。伪造是指人为地用一种或几种物质进行加工仿造，而冒充某种食品在市场销售的违法行为，如用工业酒精兑制白酒。

（二）粮豆的卫生管理

《食品安全国家标准 粮食》（GB 2715—2016）规定了谷物、豆类、薯类等供人食用的原粮和成品粮的有关食品安全技术指标要求。粮豆的食品安全管理应符合该标准的有关规定，并重点做好以下几个方面。

1. 控制粮豆的安全水分及环境相对湿度

粮豆所含的水分和环境相对湿度是真菌生长繁殖和产毒的重要条件，因而可以采用晾干、烘干、定期翻晾等各种干燥方法来降低粮豆所含的水分，并设置良好通风条件以控制粮仓的相对湿度，这是保障粮豆安全储存的有效措施。一般来说，相对湿度在65%～70%可以有效地抑制真菌、细菌和仓储害虫的生长繁殖。粮食的安全水分为12%～14%，豆类为10%～13%。此外，要定期监测粮豆中的黄曲霉毒素B_1、脱氧雪腐镰刀菌烯醇、赭曲霉毒素A、玉米赤霉烯酮等真菌毒素是否符合《食品安全国家标准 食品中真菌毒素限量》（GB 2761—2017），以保证粮豆产品的质量和食用安全。

2. 控制储存仓库的卫生

随着粮食储存技术不断升级，我国粮食储存理念正发生变化，正在向"绿色、生态、智能、高效"的生态储粮发展。目前采用机械通风、环流熏蒸、粮食冷却和粮情监测"四合一"储粮技术，有效解决了粮食储存中的防霉、虫害防治等问题。未来，可以进一步推广隔热保冷、膜下环流通风、缓释通风等技术来保障我国的粮食安全。

另外，为保证粮豆在储存期间不受霉菌和仓储害虫的侵害，保持原有的感官性状及营养价值不变，要严格执行粮库的质量安全管理要求。具体包括：

（1）加强粮豆入库前的质量检查，优质粮粒应颗粒完整，大小均匀，坚实丰满，表面光滑，具有各种粮粒固有的色泽和气味。无异味、无霉变、无虫蛀、无杂质等，各项理化指标应符合食品安全国家标准。籽粒饱满、成熟度高、外壳完整、晒干扬净的粮豆储藏性更好。

（2）仓库建筑应坚固、不漏、不潮，能防鼠、防雀。

（3）保持粮库的清洁卫生，定期清扫消毒。

（4）控制仓库内温度、湿度，按时通风、翻仓、晾晒，降低粮温，掌握顺应气象条件的门窗启闭规律。

（5）监测粮豆温度和水分含量的变化，同时注意气味、色泽变化及虫害情况，发现问题立即采取措施。

3．控制粮豆运输、销售过程的卫生

运输粮豆时应采用清洁卫生的专用车，运输工具应尽量密闭，防止意外污染。对装过毒品、农药或有异味的车船未经彻底清洗消毒的，禁止用于装运粮豆。粮食包装袋必须符合食品安全国家标准，在运输过程中保持完好。包装袋使用的原材料应符合卫生要求。销售单位应按食品经营企业的食品安全管理要求设置各种经营房舍，搞好环境卫生。加强成品粮卫生管理，对不符合食品安全标准的粮豆不进行加工和销售。

4．控制农药及其他有毒有害化学物质的残留

合理使用农药，严格遵守国家或行业有关农药使用规范、准则。为防止各种仓储害虫使用的杀（昆）虫剂、杀（真）菌剂、杀螨剂、熏蒸剂等，在施用时应注意其使用剂量，在粮豆中的残留量必须符合《食品安全国家标准 食品中农药最大残留限量》（GB 2763—2021）要求。粮谷虫害控制一般采用日晒法、熏蒸杀虫法、复碾过筛法，但在采用熏蒸杀虫时，应当注意熏蒸杀虫剂的使用及防护，防止泄漏污染食物。近年来，采用$^{60}Co\gamma$射线低剂量辐射粮豆，既可杀死所有害虫，营养成分及品质又不被破坏，但应符合我国现行《辐照豆类、谷类及其制品卫生标准》（GB 14891.8—1997）的要求。

农田灌溉用水应符合《农田灌溉水质标准》（GB 5084—2021），依据《食品安全国家标准 食品中污染物限量》（GB 2762—2022）要求监测粮豆类及其制品中铅、镉、汞、砷、铬、苯并芘等污染物的残留。

5．防止无机夹杂物及其有毒有害菌类、植物种子的污染

加强选种、种植及收获后的质量安全管理，以减少有毒有害菌类、植物种子的污染；在粮豆的加工过程中使用清理筛、溜筛、磁选机和风车等筛选设备以有效地去除无机夹杂物及其有毒有害菌类、植物种子；控制粮豆中各种有毒有害菌类、植物种子符合《食品安全国家标准 粮食》（GB 2715—2016）所规定的限量，其中麦角在大米、玉米、豆类、小麦、燕麦、大麦、米大麦中不得检出；毒麦在小麦、大麦中≤1粒/kg；曼陀罗子及其他有毒植物的种子在玉米、高粱米、豆类、小麦、燕麦、莜麦、大麦、米大麦中≤1粒/kg。

（三）粮豆的感官检验

1. 大米的感官检验

不同品种的粮豆都具有正常的色泽及气味，有异味时应慎食，霉变的不能食用，尤其是成品粮。

优质粮籽粒饱满、颗粒均匀、无杂质，色泽正常，无虫害和霉变粒。

以大米为例说明。优质大米表皮干净，有光泽、硬度大，颗粒整齐、干燥，无虫蛀、无沙石；抓在手中感觉滑爽，残留在手中的糠粉很少；新米或优质大米有天然的清香味；优质大米放入口中细嚼之后，微甜无异味。劣质大米颜色发灰、米粒散碎，沙、草、虫等杂物多；抓陈米或质量差的米后会有涩感，手上沾满米糠粉，严重变质的米还易碎或易成粉状；陈米或质量差的米有霉味，严重的还有臭味；淘米时发现有油花漂浮在水面，并且淘洗后水呈绿色，为劣质米。

2. 面粉的感官检验

色泽鉴别：将样品在黑纸上撒一薄层，然后与适当的标准颜色或标准样品作比较，仔细观察其色泽的异同。优质面粉的色泽呈白色或微黄色，不发暗，无杂质的颜色。次质面粉的色泽暗淡。劣质面粉的色泽呈灰白或深黄色、发暗，色泽不均。

组织状态鉴别：将面粉样品在黑纸上撒一薄层，仔细观察有无发霉、结块、生虫及杂质等，然后用手捻捏，以试手感。优质面粉呈细粉末状，不含杂质，手指捻捏时无粗粒感，无虫和结块，置于手中紧握后放开不成团。次质面粉用手捏时有粗粒感，生虫或有杂质。劣质面粉吸潮后霉变，有结块或手捏易成团。

气味鉴别：取少量样品置于掌中，用嘴哈气使之稍热后嗅其气味；也可将样品置于有塞的瓶中，加入60℃热水，紧塞片刻，然后将水倒出嗅其气味。优质面粉具有面粉的正常气味，无异味。次质面粉会微有异味。劣质面粉则有霉臭味、酸味、煤油味及其他异味。

3. 大豆的感官检验

大豆根据其种皮颜色和粒形可分为黄大豆、青大豆、黑大豆、其他大豆（赤色、褐色、棕色等）和饲料豆5类。

大豆的感官鉴别指标包括色泽和组织状态。优质大豆的皮色呈各种大豆固有的颜色，光彩油亮、洁净而有光泽，脐色呈黄白色或淡褐色，颗粒饱满、整齐均匀、无未成熟粒和虫蛀粒，无杂质、无霉变。次质大豆的皮色灰暗无光泽，脐色呈褐色或深褐色，颗粒大小不均，有未成熟粒、虫蛀粒，有杂质。劣质大豆皮色黑暗。

二、蔬菜、水果类原料的卫生及管理

（一）蔬菜、水果类原料的主要卫生问题

1. 细菌及寄生虫污染

蔬菜、水果在栽培过程中主要由土壤和灌溉用水途径造成细菌及寄生虫污染，特别是人畜粪便和生活污水灌溉，造成肠道致病菌和寄生虫卵污染的风险较大（表4-1）。另外，在运输、储藏或销售过程中若卫生管理不当，也可受到肠道致病菌的污染。表皮破损严重的水果，细菌进入组织内部大量繁殖，会加速腐败变质，如大肠埃希菌在破损严重的水果中检出率很高。另外，水生植物如红菱、茭白、荸荠等有可能被姜片吸虫囊蚴污染，未煮熟煮透可能导致姜片虫病。

表4-1 鲜食果蔬中常见的人体病原体

类型	具体微生物
土壤致病菌	肉毒梭菌、李斯特菌
粪便致病菌	沙门菌、志贺菌、大肠埃希菌O157:H7
致病寄生虫	隐孢子虫、环孢子虫
致病病毒	甲肝病毒、肠道病毒、类诺沃克病毒

2．有害化学物质的污染

（1）农药污染　农药残留是蔬菜和水果最严重的污染问题。据原卫生部统计，2006年我国因农药残留超标的食品安全事件326起，中毒人数2974人，死亡66人；2014年，相应数据为中毒事件160起，中毒人数5657人，死亡110人。可见对于餐饮食品原料来讲，因农药残留超标产生的食品安全危害风险较大。

近年来，由于不合理用药、非法用药和非法添加造成蔬菜、水果农药残留超标问题较为普遍，主要原因为：①农药产品结构不合理，剂型不配套。我国的农药产品结构与全球农药产品结构还有很大差距，如在我国，杀虫剂占整个农药产量的72%，而全球范围杀虫剂的农药产量占比仅为28%。此外，剧毒有机磷农药占整体农药产量的35%，是造成农药残留超标的主要客观原因。②果蔬种植的劳动力科技素养不高、用药技术水平较低。我国目前有2.3亿农户，相当多的经营规模是小于$1hm^2$，往往不遵循标签上的用药规定使用，超剂量、超次数使用，缩短安全间隔期采收等造成农药残留超标隐患。

（2）重金属污染　土壤和水是果蔬赖以生长的基础，而果蔬对某些重金属有一定的富集作用。工业废水中含有许多有害物质，如镉、铅、汞、砷等重金属污染。蔬菜水果中铅含量超标较明显；有些地区镉是蔬菜、水果的主要污染物，主要由用未经处理的工业废水灌溉所致，如某地用含砷废水灌溉农田，导致小白菜的含砷量达到60～70mg/kg，超标120倍以上。不同的蔬菜对有害金属的富集能力差别较大，一般规律是叶菜＞根茎＞瓜类＞茄果类＞豆类。

（3）化肥和硝酸盐问题　化肥对农业增产、增收起着重要作用，但不合理的施肥或过量施肥会给大气、水质、土壤环境和果蔬质量安全带来不利影响。过量施用氮肥会使土壤中硝酸盐含量较高，过量施用磷肥会导致磷肥有害物质和重金属元素富集，进而污染果蔬产品。如过磷酸钙中一般含氟2%～4%，随磷肥进入土壤的氟可在土壤中和植物体内蓄积，人长期饮用或食用含氟量高的水和食物会导致氟骨症。此外，蔬菜、水果在生长时遇到干旱或收获后不恰当地存放、储藏和腌制，均会导致硝酸盐和亚硝酸盐含量增加。

（二）蔬菜、水果类原料的卫生管理

1．防止肠道致病菌及寄生虫卵的污染的具体措施

（1）人畜粪便应经无害化处理后再施用，采用沼气池比较适宜，不仅可杀灭致病菌和寄生虫卵，还可提高肥效、增加能源途径。

（2）生活或工业污水必须先经沉淀去除寄生虫卵并杀灭致病菌后方可用于灌溉。

（3）水果和蔬菜在生食前应清洗干净或消毒。

（4）蔬菜水果在运输、销售时应剔除烂根残叶、腐败变质及破损部分，推行清洗干净后小包装上市。

2．施用农药的卫生要求

蔬菜的特点是生长期短，植株的大部分或全部均可食用而且无明显成熟期，有的蔬菜自幼苗期即可食用，一部分水果食前也无法去皮。因此，应严格控制蔬菜水果中农药残留，具体措施是：①应严格遵守并执行有关农药安全使用规定，高毒农药不准用于蔬菜、水果，如甲胺磷、对硫磷等；②选用高效低毒低残留农药，并根据农药的毒性和残效期来确定对作物使用的次数、剂量和安全间隔期；③制定和执行农药在蔬菜和水果中最大残留限量标准，应严格依据《食品安全国家标准 食品中农药最大残留限量》（GB 2763—2021）的规定，如百草枯在香蕉、苹果、柑橘中的最大残留限量分别为0.02mg/kg、0.05mg/kg和0.2mg/kg，在蔬菜中的最大残留限量为0.05mg/kg；而百菌清在蔬菜中的最大残留限量为5mg/kg，在苹果、柑橘中的最大残留限量为1mg/kg；④慎重使用激素类农药。此外，过量施用含氮化肥会使蔬菜受硝酸盐污染，对茄果类蔬菜在收获前15～20天，应少用或停用含氮化肥，且不应使用硝基氮化肥进行叶面喷洒。

3．工业废水灌溉的卫生要求

工业废水应经无害化处理，水质符合《城市污水再生利用 农田灌溉用水水质》（GB 20922—2007）的标准后方可灌溉菜地；应尽量采用地下灌溉方式，避免污水与瓜果蔬菜直接接触，并在收获前3～4周停止使用工业废水灌溉。根据《食品安全国家标准 食品中污染物限量》（GB 2762—2022）的要求监测污染物的残留量。

4．储藏的卫生要求

蔬菜、水果水分含量高，组织娇嫩，易损伤和腐败变质，保持蔬菜水果新鲜度的关键是合理储藏。储藏条件应根据蔬菜、水果的种类和品种特点而定。一般保存蔬菜、水果的适宜温度是10℃左右，此温度既能抑制微生物生长繁殖，又能防止蔬菜、水果间隙结冰，避免在冰融化时因水分溢出而造成蔬菜水果的腐败。蔬菜水果大量上市时可用冷藏或速冻的方法储藏。保鲜剂可延长蔬菜水果的储藏期限并提高保藏效果，但也会造成污染，应合理使用。$^{60}Co\gamma$射线辐射法能延长其储藏期，效果比较理想，但应符合我国《辐照新鲜水果、蔬菜类卫生标准》（GB 14891.5—1997）的要求。

5. 降低蔬菜、水果中硝酸盐的含量

新鲜果蔬在腌渍及储藏过程中，硝酸盐可转化为亚硝酸盐，进入人体后，导致高铁血红蛋白症，同时会与二级胺、三级胺形成N-亚硝基化合物这一强致癌物质。因此，在蔬菜、水果种植过程中施用肥料应以有机肥为主，无机氮肥宜少量多次使用，同时控制施肥总量，尤其是叶菜类蔬菜，应严格控制速效氮肥的施用量，且在收获前不施用速效氮肥。选择适宜的采收期，适当延长采收，以降低蔬菜中硝酸盐的含量。缩短贮藏期，贮藏过程中保持新鲜。在腌渍加工时，注意腌制时间，避开亚硝酸盐含量峰值。

第二节　畜、禽、蛋、鱼类原料的卫生及管理

一、畜肉的卫生及管理

畜肉食品包括牲畜的肌肉、内脏及其制品，能供给人体所必需的蛋白质和多种营养素，且吸收好、饱腹作用强，故食用价值高。但肉品易受致病菌和寄生虫的污染，易于腐败变质，导致人体发生食物中毒、肠道传染病和寄生虫病，因此，必须加强和重视畜肉的卫生管理。

（一）畜肉的主要卫生问题

1. 腐败变质

牲畜屠宰时肉呈中性或弱碱性（pH7.0 ~ 7.4），宰后畜肉从新鲜到腐败变质要经僵直、后熟、自溶和腐败四个过程。

（1）僵直　刚宰杀的畜肉中糖原和含磷有机化合物在组织酶的作用下分解为乳酸和游离磷酸，使肉的酸度增加（pH5.4 ~ 6.7）。pH为5.4时达到肌凝蛋白等电点，肌凝蛋白开始凝固，导致肌纤维硬化出现僵直，此时肉有不愉快气味，肉汤浑浊，食用时味道较差。此时的肉品一般不宜直接用作烹饪原料。僵直一般出现在宰后1.5h（夏季）或3 ~ 4h（冬季）。

（2）后熟　僵直后，肉内糖原继续分解为乳酸，使pH进一步下降，肌肉结缔组织变软并具有一定的弹性，此时肉松软多汁、滋味鲜美，表面因蛋白凝固形成一层干膜，可以阻止微生物侵入，这一过程称为后熟。后熟过程与畜肉中糖原含量和外界温度有关。疲劳牲畜的肌肉中糖原少，其后熟过程延长。一般在4 ~ 9℃条件，经1 ~ 3天完成后熟过程，温

度越高后熟速度越快。此外，肌肉中形成的乳酸具有一定的杀菌作用，如患口蹄疫的病畜肉经后熟过程，即可达到无害化的目的。处于僵直和后熟阶段的畜肉为新鲜肉。

（3）自溶　宰杀后的畜肉若在常温下存放，使畜肉原有体温维持较长时间，则其组织酶在无菌条件下仍可继续活动，分解蛋白质、脂肪而使畜肉发生自溶。此时，蛋白质分解产物硫化氢、硫醇与血红蛋白或肌红蛋白中的铁结合，在肌肉的表层和深层形成暗绿色的硫化血红蛋白并伴有肌肉纤维松弛现象，影响肉的质量，内脏因酶含量高，故自溶速度较肌肉快。当变质程度不严重时，这种肉必须经高温处理后才可食用。为防止肉尸发生自溶，宰后的肉尸应及时降温或冷藏。

（4）腐败　自溶为细菌的入侵、繁殖创造了条件，细菌的酶使蛋白质、含氮物质分解，使肉的pH上升，该过程即为腐败过程。腐败变质的主要表现为畜肉发黏、发绿、发臭。腐败肉含有的蛋白质和脂肪分解产物，如吲哚、硫化物、硫醇粪臭素、尸胺、醛类、酮类和细菌毒素等，可导致人体中毒。

不适当的生产加工和保藏条件也会促进肉类腐败变质，其原因有：①健康牲畜在屠宰、加工、运输、销售等环节中被微生物污染；②病畜宰前就有细菌侵入，并蔓延至全身各组织；③牲畜宰杀前若疲劳过度，则会导致肌糖原减少，宰杀后肉的后熟力不强，产酸少，难以抑制细菌的生长繁殖，会加速肉的腐败变质。

引起肉类腐败变质的细菌最初为在肉表面出现的各种需氧球菌，之后出现大肠埃希氏菌、普通变形杆菌、化脓性球菌、兼性厌氧菌（如产气荚膜杆菌、产气芽孢杆菌），最后是厌氧菌。根据菌相的变化可确定肉的腐败变质阶段。

2．人畜共患传染病和寄生虫病

常见的人畜共患传染病主要有炭疽、鼻疽、口蹄疫、猪水疱病、猪瘟、猪丹毒、猪出血性败血症、结核病和布鲁杆菌病等。人畜共患的寄生虫病有囊虫病、旋毛虫病、蛔虫病、姜片虫病、猪弓形虫病等。

（1）囊虫病　囊虫病病原体在牛体内为无钩绦虫，在猪体内为有钩绦虫，在家禽体内为绦虫中间宿主。幼虫在猪和牛的肌肉组织内形成囊尾蚴，主要寄生在舌肌、咬肌、臀肌、深腰肌和膈肌等部位。猪囊尾蚴在半透明水泡状囊中，肉眼为白色，绿豆大小，位于肌纤维间的结缔组织内。包囊一端为乳白色不透明的头节，这种肉俗称"米猪肉"或"痘猪肉"。牛囊虫的包囊较小。当人吃下寄生有囊尾蚴的肉后，囊尾蚴在人的肠道内发育为成虫并长期寄生在肠道内，引起人的绦虫病，可通过粪便不断排出节片或虫卵污染环境。由于肠道的逆转运动，成虫的节片或虫卵逆行入胃，经消化孵出幼虫，幼虫进入肠壁并通过血液达到全身，使人患囊尾蚴病。根据囊尾蚴寄生部位的不同，可分为脑囊尾蚴病、眼囊尾蚴病和肌肉囊尾蚴病，严重损害人体健康。

（2）旋毛虫病　由旋毛虫引起，猪狗等易感。旋毛虫幼虫主要寄生在动物的膈肌、舌肌、心肌、胸大肌和肋间肌等，以膈肌最为常见，形成包囊。包囊对外界环境的抵抗力较强，耐低温，但加热至70℃可杀死。当人食入含旋毛虫包囊的肉后，约一周后幼虫在肠道发育为成虫，并产生大量新幼虫钻入肠壁，随血液循环移行到身体各部位，损害人体健康。病人有恶心、呕吐、腹泻、高烧、肌肉疼痛、运动受限等症状。当幼虫进入脑脊髓可引起脑膜炎症状。人患旋毛虫病与嗜生食或半生食肉类的习惯有关。

（3）其他　蛔虫、姜片虫、猪弓形虫病等也是人畜共患寄生虫病。

3．来历不明的畜肉

死畜肉是指因外伤、中毒或生病而引起急性死亡的牲畜肉。死畜肉因未经放血或放血不全，外观呈暗红色，肌肉间毛细血管淤血，切开后按压可见暗紫色淤血溢出，切面呈豆腐状，含水分较多。病死、毒死的畜肉对人体会产生危害。

过去二十年，辽宁、吉林、广西及海南等多地相继报道了养殖户将猪幼崽放养于垃圾场的事件。在垃圾场生长的猪崽主要以生活垃圾为食，细菌、病毒、寄生虫等使得这些猪寿命较短，一般生长不到出栏标准便被送往屠宰场。因为生猪的喂养条件太差，导致这些存活下来的垃圾猪体内含有寄生虫、细菌等致病物质，伴随着重金属超标等问题。因此，采购时需检查畜肉检验检疫合格证明等。

4．兽药残留

为防治牲畜疫病及提高畜产品的生产效率，经常会使用各种药物，如抗生素、抗寄生虫药、生长促进剂、雌激素等。这些药品不论是大剂量短时间治疗还是小剂量在饲料中长期添加，在畜肉、内脏中都会有残留，残留过量会危害食用者健康。

（二）畜肉的卫生管理

1．屠宰场所的卫生要求

屠宰场所应符合《食品安全国家标准　畜禽屠宰加工卫生规范》（GB 12694—2016）的要求。具体要求如下。

（1）选址及场所环境　厂区应远离受污染的水体，并应避开产生有害气体、烟雾、粉尘等污染源的工业企业或其他产生污染源的地区或场所；厂区主要道路应硬化（如混凝土或沥青路面等），路面平整、易冲洗，不积水；厂区应设有废弃物、垃圾暂存或处理设施，废弃物应及时清除或处理，避免对厂区环境造成污染等要求。

（2）厂房和车间布局　厂区应划分为生产区和非生产区；活畜禽、废弃物运送与成品出厂不得共用一个大门，场内不得共用一个通道；车间清洁区与非清洁区应严格分开；车间内各加工区应按生产工艺流程明确划分，人流、物流互不干扰，并符合工艺、卫生及检验检疫等要求。

屠宰企业应设有待宰圈（区）、隔离圈、急宰间实验（化验）室、官方兽医室、化学品存放间和无害化处理间，屠宰企业可委托具有资质的专业无害化处理场所实施无害化处理；屠宰企业的厂区应设有畜禽和产品运输车辆和工具清洗、消毒的专门区域等要求。

（3）清洁消毒设施　在车间入口处、卫生间及车间内适当的地点应设有适宜温度的洗手设施及消毒、干手设施；洗手设施应采用非手动式开关；应设有与生产能力相适应并与车间相接的更衣室、卫生间、淋浴间，其设施和布局不应对产品造成潜在的污染风险。在厂区应设置消毒池，运输畜禽车辆出入口设置与门同宽，长4m、深0.3m以上的消毒池；生产车间入口及车间内必要处，应按需设置换鞋（穿戴鞋套）设施或工作鞋靴消毒设施，其规格尺寸应能满足消毒需要等要求。

（4）设备和器具　接触肉品和废弃物的设备、器具和容器，应使用无毒、无味、不吸水、耐腐蚀、不易变形、不易脱落、可反复清洗与消毒的材料制作，在正常生产条件下不会与食品、清洁剂和消毒剂发生反应，并应保持完好无损；其表面应平滑、无凹坑和裂缝；禁止使用竹木工器具和容器等要求。

（5）仓储设施　储存库内应保持清洁、整齐、通风；有防霉、防鼠、防虫设施；应对冷藏储存库的温度进行监控，必要时配备湿度计；温度计和湿度计应定期校准等要求。

屠宰场所的通风、照明和废弃物存放与无害化处理设施等也应符合相关规定。

2．畜、禽肉的卫生要求

（1）基本卫生要求　《食品安全国家标准 鲜（冻）畜、禽产品》（GB 2707—2016）要求活畜（猪、牛、羊、兔等）、禽（鸡、鸭、鹅等）在屠宰前必须经过动物卫生监督机构的严格检疫检验并合格。鲜（冻）畜、禽肉及副产品必须无异味、无可见外来杂质，挥发性盐基总氮不得超过15mg/100g。

猪肉是我国大宗食物原料，以猪肉为例，目前国家标准《鲜、冻猪肉及猪副产品第一部分：片猪肉》（GB/T 9959.1—2019）对鲜、冻片猪肉原料要求：生猪健康良好，并附有产地动物卫生监督机构出具的"动物检疫合格证明"。生猪养殖环境、养殖过程中疫病防治、饲料、饮水、兽药必须执行国家有关规定，不应使用《食品动物禁止使用的药品及其他化合物清单》中所列禁用兽药及化合物；种公猪、种母猪及晚阉猪不得用于加工无皮片猪肉，包括分割鲜、冻猪瘦肉在内的分部位分割猪肉。此外，对鲜、冻片猪肉感官要求和理化指标要求分别见表4-2、表4-3。

表4-2　鲜、冻片猪肉的感官要求（GB/T 9959.1—2019）

项目	鲜片猪肉	冻片猪肉（解冻后）
色泽	肌肉色泽鲜红或深红，有光泽；脂肪呈乳白色或粉白色	肌肉有光泽，色鲜红；脂肪呈乳白，无霉点
弹性（组织状态）	指压后的凹陷立即恢复	肉质紧密，有坚实感
黏度	外表微干或微湿润，不黏手	外表及切面湿润，不黏手
气味	具有鲜猪肉正常气味，煮沸后肉汤透明澄清，脂肪团聚于液面，具有香味	具有冻猪肉正常气味，煮沸后肉汤透明澄清，脂肪团聚于液面，无异味

表4-3　鲜、冻片猪肉理化指标（GB/T 9959.2—2008）

项目	鲜、冻片猪肉
水分/%	≤77
挥发性盐基总氮/（mg/100g）	≤15
总汞（以Hg计）/（mg/kg）	≤0.05
镉（Cd）/（mg/kg）	≤0.1
铅（以Pb计）/（mg/kg）	≤0.2
无机砷（以As计）/（mg/kg）	≤0.05
六六六/（mg/kg）	≤0.2
滴滴涕/（mg/kg）	≤0.2
敌敌畏	不得检出
金霉素/（mg/kg）	≤0.1
四环素/（mg/kg）	≤0.1
土霉素/（mg/kg）	≤0.1
磺胺类（以磺胺类总量计）/（mg/kg）	≤0.1
氯霉素	不得检出
克伦特罗	不得检出

（2）病死及病害动物无害化处理　根据《中华人民共和国动物防疫法》《生猪屠宰管理条例》《畜禽规模养殖污染防治条例》等有关法律法规，防止动物疫病传播扩散，保障动物产品质量安全，需要对病死及病害动物和相关动物产品进行无害化处理。所谓病死及病害动物和相关动物产品包括国家规定的染疫动物及其产品（如口蹄疫、猪水疱病、猪瘟、牛海绵状脑病、炭疽、鼻疽、狂犬病、猪囊尾蚴、急性猪丹毒、钩端螺旋体病、布鲁杆菌病、结核病、野兔热等），病死或者死因不明的动物尸体，屠宰前确认的病害动物、屠宰过程中经检疫或肉品品质检验确认为不可食用的动物产品，以及其他应当进行无害化处理的动物及动物产品。

农业主管部门公布实施的《病死及病害动物无害化处理技术规范》所称无害化处理，是指用物理、化学等方法处理病死及病害动物和相关动物产品，消灭其所携带的病原体，消除危害的过程。具体方法包括焚烧法、化制法、高温法、深埋法、硫酸分解法。

（3）预防人畜共患寄生虫病的措施　严格执行《中华人民共和国动物防疫法》《生猪屠宰管理条例》《畜禽规模养殖污染防治条例》《病死及病害动物无害化处理技术规范》和《生猪定点屠宰厂（场）病害猪无害化处理管理办法》等规定。加强贯彻肉品卫生检验制度，未经检验的肉品不准上市，畜肉须加盖兽医卫生检验合格印戳才允许销售。加强市场管理，防止贩卖病畜肉。对消费者进行卫生宣教，改变生食或半生食肉类的饮食习惯，烹调时防止交叉污染，加热要彻底。

为加强兽药残留监控工作，保证动物性食品安全，农业农村部与国家卫生健康委员会、国家市场监督管理总局联合发布《食品安全国家标准 食品中兽药最大残留限量》（GB 31650—2019），已于2020年4月1日起实施。此次发布的食品中兽药最大残留限量标准规定了267种（类）兽药在畜禽产品、水产品、蜂产品中的2191项残留限量及使用要求，基本覆盖了我国常用兽药品种和主要食品动物及组织。此外由中国兽医药品监察所标准处（兽药残留专业委员会办公室）组织起草的《食品安全国家标准 食品中41种兽药最大残留限量》（GB 31650.1—2022）和21项兽药残留检测方法食品安全国家标准，经农业农村部、国家卫生健康委员会和国家市场监督管理总局联合公告第594号发布，规定了41种药物424项残留限量值，对《食品安全国家标准 食品中兽药最大残留限量》（GB 31650—2019）做了重要补充。同时发布的21项兽药残留检测方法涉及动物性食品中β-受体激动剂类、酰胺醇类、硝基咪唑类、头孢类、阿维菌素类及运动员违禁药物残留的检测。与此前发布的农业部公告第235号《动物性食品中兽药最高残留限量》相比，该标准规定的兽药品种增加76种，增幅39.8%；残留豁免品种增加66种，增幅75%；残留限量增加643项，增幅41.5%，基本解决了当前评价动物性食品"限量标准不全"的问题。这标志着我国兽药残留标准体系建设进入新阶段，进一步健全完善了我国兽药残留标准体系，为停用药物、产蛋期不得使用药物的检出提供法定判定依据，为我国食品安全监管、保障食品质量安全和促进进出口贸易提供重要支撑。

根据药物的危害大小，兽药最高残留限量分为四种情况：①不需要制定最高残留限量的，如咖啡因、阿司匹林等；②需要制定最高残留限量的；③不得检出兽药残留的，如安定、甲硝唑和赛拉嗪等；④农业农村部明文规定禁止用于所有食品动物的兽药，如氯霉素、盐酸克伦特罗和沙丁胺醇等。

需要注意的是，在遵照执行《食品安全国家标准 食品中兽药最大残留限量》的同时，还应合理使用兽药，遵守休药期（即从兽、禽停止给药到允许屠宰或它们的产品如乳、蛋许可上市的间隔期），加强残留量的检测。

3．屠宰过程的卫生要求

我国《畜禽屠宰卫生检疫规范》（NY 467—2001）和《食品安全国家标准 畜禽屠宰加工卫生规范》（GB 12694—2016）对畜禽屠宰加工过程中畜禽验收、屠宰、分割、包装储存和运输等环节的场所、设施设备、人员的基本要求和卫生控制操作的管理准则都作了相关规定。

（1）宰前检查　在畜禽屠宰前，综合判定畜禽是否健康和适合人类食用，对畜禽群体和个体进行检查。

①入场检疫：首先查验法定的动物产地检疫证明或出县境动物及动物产品运载工具消毒证明及运输检疫证明，以及其他所必需的检疫证明，待宰动物应来自非疫区，且健康良好。

②检查畜禽饲料添加剂类型、使用期及停用期，使用药物种类、用药期及停药期，疫

苗种类和接种日期方面的有关记录。

③ 核对畜禽种类和数目，了解途中病、亡情况。然后进行群体检疫，剔除可疑病畜禽，转放隔离圈，进行详细的个体临床检查，必要时进行实验室检查。

④宰前检疫后的处理：发现病害动物的按照相关规定进行处理。

（2）宰后检查　在畜禽屠宰后，综合判定畜禽是否健康和适合人类食用，对其头、胴体、内脏和其他部分进行检查。

①家畜宰后卫生检验：包括头部检验、内脏检验、胴体检验；寄生虫检验、飞旋毛虫和猪肉孢子虫的实验室检验。

②宰后检验后处理：通过对内脏、胴体的检疫作出综合判断和处理意见；检疫合格，确认无动物疫病的家畜鲜肉可进行分割和储存；经检疫合格的胴体或肉品应加盖统一的检疫合格印章，并签发检疫合格证。经宰后检验发现动物疫病时，应按照相关规定进行处理。须做无害化处理的，应在胴体上加盖与处理意见一致的统一印章，并在动物防疫监督部门监督下在厂内处理。所有屠宰场均应对生产销售和相应的检疫、处理记录保存两年以上。

（3）人员要求　从事直接接触包装或未包装的肉类、肉类设备和器具、肉类接触面的操作人员，应经体检合格，取得所在区域医疗机构出具的健康证后方可上岗，每年应进行一次健康检查，必要时做临时健康检查。凡患有影响食品卫生的疾病者，应调离食品生产岗位。企业应配备相应数量的检验检疫人员。从事屠宰、分割加工、检验和卫生控制的人员应具备相应的资格，经过专业培训并经考核合格后方可上岗。

4．运输销售环节的卫生要求

肉类食品的合理运输是保证肉品卫生质量的一个重要环节，运输新鲜肉和冻肉应有密闭冷藏车，车上有防尘、防蝇、防晒设施，鲜肉应挂放，冻肉应堆放。合格肉与病畜肉、鲜肉与熟肉不得同车运输，肉尸和内脏不得混放。卸车时应有铺垫。

熟肉制品必须盒装，专车运输，包装盒不能落地。每次运输后车辆、工具必须洗刷消毒。肉类零售店应有防蝇、防尘设备，刀、砧板要专用，当天售不完的肉应冷藏保存，次日重新彻底加热后再销售。

为了加强生猪屠宰管理，保证生猪产品（即屠宰后未经加工的胴体、肉、脂、脏器、血液、骨、头、蹄、皮）质量，保障消费者身体健康，我国有关部门颁布了《生猪屠宰管理条例》和《生猪屠宰管理条例实施办法》。国家对生猪实行定点屠宰、集中检疫、统一纳税、分散经营的制度。未经定点，任何单位和个人不得屠宰生猪，但农村地区个人自宰自食者除外。

5．产品追溯与召回管理

畜禽屠宰加工企业应建立完善的可追溯体系，确保肉类及其产品存在不可接受的安全卫生质量风险时，能进行追溯。畜禽屠宰加工企业应建立产品召回制度，当发现出厂产品不合格或有潜在质量安全风险时，应及时、完全地召回不合格批次的产品，并报告官方兽医。对召回后产品的处理，应符合《食品安全国家标准 食品生产通用卫生规范》（GB 14881—2013）的相关规定。

（三）畜肉制品的卫生及管理

畜肉制品品种繁多，包括腌腊制品（如咸肉、火腿、腊肉等）、灌肠制品（如香肠、肉肠、红肠等）、熟肉制品（如卤肉、肴肉、烧卤副产品等）及干肉制品等。加工畜肉制品过程中使用的原料要求、感官指标、理化指标等须符合《食品安全国家标准 腌腊肉制品》（GB 2730—2015）的要求。在制作熏肉、火腿、香肠及腊肉时，应特别注意减少多环芳烃的污染。加工腌肉或香肠时应严格限制硝酸盐或亚硝酸盐使用量，如腌腊肉制品类亚硝酸盐的最大使用量为0.15g/kg，残留量不超过30mg/kg（以亚硝酸钠计）。畜肉制品加工时，应保证原料肉的卫生质量必须符合国家相关规定，食品添加剂应按照《食品安全国家标准 食品添加剂使用标准》（GB 2760—2014）使用。

二、禽肉、蛋类原料的卫生及管理

（一）禽肉的卫生及管理

由于禽类饲养相对密集，中小养殖场普遍存在养殖环境差、密度高等问题，禽类动物容易得病，这个原因直接导致了一些饲养者长期过量地使用抗生素，同时一些养殖场和散养户无视抗生素休药期规定，从而造成禽类产品中抗生素残留超标，直接危害食用者身体健康。短短十余年的时间，兽药抗生素已从最基本的青霉素、氯霉素、土霉素等，变为头孢类、喹诺酮类等高端抗生素。

禽肉有两类微生物污染：一类为病原微生物，如沙门菌、金黄色葡萄球菌和其他致病菌，这些病原菌侵入肌肉深部，食前未充分加热可引起食物中毒或传染病；另一类为假单胞菌等非致病微生物，能在低温下生长繁殖，引起禽肉感官改变甚至腐败变质，在禽肉表面可产生各种色斑。因此，必须加强禽肉的卫生检验并做好以下工作：

①合理宰杀：宰前24h禁食、充分喂水以清洗肠道。禽类的宰杀过程类似牲畜，吊挂放血浸烫（50～54℃或56～65℃）、拔毛、通过排泄腔取出全部内脏，尽量减少污染。

②加强卫生检验：按照《鲜、冻禽产品》（GB 16869—2005）、《食品安全国家标准 鲜（冻）畜禽产品》（GB 2707—2016）等的规定，宰前发现病禽应及时隔离、急宰，宰后检验发现的病禽肉尸应根据情况作无害化处理。

③宰后冷冻保存：宰后禽肉在−30～−25℃、相对湿度为80%～90%的条件下冷藏，可保存半年。

（二）蛋类的卫生及管理

鲜蛋的主要卫生问题是致病性微生物（沙门菌、金黄色葡萄球菌）和引起腐败变质的微生物污染。污染途径有：产蛋前污染禽类（特别是水禽），感染传染病后病原微生物通过血液进入卵巢卵黄部，使蛋黄带有致病菌，如鸡伤寒沙门菌等。产蛋后污染蛋壳，在泄殖腔、不洁的产蛋场所及运输、储藏过程中受到细菌污染，在适宜条件下，微生物通过蛋壳气孔进入蛋内并迅速生长繁殖，使禽蛋腐败变质。在储存过程中，由于酶和微生物的作用，蛋白质分解导致蛋黄移位、蛋黄膜破裂，形成"散黄蛋"。如果条件继续恶化，蛋黄与蛋清混在一起，称为"浑汤蛋"，蛋白质分解形成的硫化氢、胺类、粪臭素等产物使蛋具有恶臭气味。外界真菌进入蛋内可形成黑斑，称"黑斑蛋"。腐败变质的蛋不得食用，应予销毁。此外，不规范地使用抗生素、激素等，也会对禽蛋造成污染。

为了防止微生物对禽蛋的污染，提高鲜蛋的卫生质量，应加强禽类饲养条件的卫生管理，保持禽体及产蛋场所的卫生。鲜蛋应贮存在1～5℃、相对湿度87%～97%的条件下，一般可保存4～5个月。自冷库取出时应先在预暖室内放置一段时间，防止因产生冷凝水而造成微生物对禽蛋的污染。

蛋类制品包括液蛋制品、干蛋制品、冰蛋制品和再制蛋（皮蛋、咸蛋和糟蛋等），制作蛋制品不得使用腐败变质的蛋。制作冰蛋和蛋粉应严格遵守有关的卫生制度，采取有效措施防止沙门菌的污染，如打蛋前蛋壳预先洗净并消毒，工具容器也应消毒。制作皮蛋时应注意铅的含量，可采用加锌工艺法取代传统工艺，以降低皮蛋内铅含量。

三、鱼类原料的卫生及管理

由于环境的污染，导致鱼类动物生长水域污染，而使鱼类动物体内含有较多的重金属、农药、病原微生物及寄生虫等。

（一）鱼类的卫生问题

1. 重金属污染

鱼类对重金属如汞、镉、铅等有较强的耐受性，能在体内蓄积重金属，常因生活水域被污染使其体内含有较多的重金属。

2. 农药污染

农田施用农药，农药厂排放的废水污染池塘、江、河、湖水，使生活在污染水域的鱼，不可避免地摄入农药并在体内蓄积。相比较而言，淡水鱼受污染程度高于海鱼。

3. 病原微生物的污染

由于人畜粪便及生活污水的污染，使鱼类及其他水产品受到病原微生物的污染，常见致病微生物有副溶血性弧菌、沙门菌、志贺菌、大肠埃希菌、霍乱弧菌以及肠道病毒等。海产食品最容易受到副溶血性弧菌的污染，它是引起夏秋季节食物中毒的重要原因。

4. 寄生虫感染

在自然环境中，有许多寄生虫是以淡水鱼、螺、虾、蟹等作为中间宿主，人作为其中间宿主或终宿主。在我国常见的鱼类寄生虫有华支睾吸虫、肺吸虫等。华支睾吸虫的囊蚴寄生在淡水鱼体内，肺吸虫的囊蚴常寄生在蟹体内，当生食或烹调加工的温度和时间没有达到杀死感染性幼虫的条件时，可使人感染这类寄生虫。

5．腐败变质

鱼类营养丰富，水分含量高，污染的微生物多，且酶的活性高，与肉类相比更易发生腐败变质。一般海水鱼所带有的，并能引起鱼体腐败变质的细菌有：假单胞菌属、无色杆菌属、黄杆菌属、摩氏杆菌属等。一般淡水鱼所带有的细菌，除海水鱼体细菌外，还常有产碱杆菌属、气单胞菌属和短杆菌属等。这些细菌在鱼体营养丰富的环境下生活，温度条件适宜（20~30℃）则繁殖很快，当鱼死亡后由于鱼体内细菌和酶的作用，鱼体出现腐败，表现为鱼鳞脱落、眼球凹陷、腮呈褐色并有臭味、腹部膨胀、肛门肛管突出、鱼肌肉碎裂并与鱼骨分离，发生严重腐败变质。

（二）鱼类食品的卫生管理

1．养殖环境的卫生要求

①加强水域环境管理，有效控制工业废水、生活污水和化学农药等污染水体；②保持合理的养殖密度，以维持鱼类健康；③定期监测养殖水体的生态环境。

2．保鲜的卫生要求

鱼类保鲜的目的是抑制鱼体组织酶的活力和防止微生物的污染并抑制其繁殖，延缓自溶和腐败发生。我国对各类鲜、冻动物性水产品要求在《食品安全国家标准 鲜、冻动物性水产品》（GB 2733—2015）均有规定，如海水鱼虾的挥发性盐基总氮≤30mg/100g，淡水鱼虾的挥发性盐基总氮≤20mg/100g，高组胺鱼类（鲐鱼、秋刀鱼、金枪鱼、马鲛鱼等青皮红肉海水鱼组胺≤40mg/100g），其他海水鱼类的组胺≤20mg/100g等。有效的保鲜措施是低温盐腌，防止微生物污染和减少鱼体损伤。低温保鲜有冷藏和冷冻两种，冷藏是使鱼体温度降至10℃左右，保存5~14天；冷冻储存是选用鲜度较高的鱼在-25℃以下速冻，使鱼体内形成的冰块小而均匀，组织酶和微生物处于休眠状态，然后在-18~-15℃的冷藏条件下储存，保鲜期可达6~9个月。含脂肪多的鱼不宜久藏，因鱼的脂肪酶需在-23℃以下才会受到抑制。盐腌保藏的用盐量视鱼的品种、储存时间及气温高低等因素而定。盐分为15%左右的鱼制品具有一定的耐储藏性。

3．运输销售过程的卫生要求

生产运输用的渔船（车）应经常冲洗，保持清洁卫生，减少污染；外运供销的鱼类及水产品应达到规定的鲜度，尽量冷冻调运，用冷藏车船装运。鱼类在运输销售时应避免污水和化学毒物的污染，凡接触鱼类及水产品的设备用具应由无毒无害的材料制成。提倡用桶或箱装运，尽量减少鱼体损伤。为保证鱼品的卫生质量，供销各环节均应建立质量检收制度，不得出售和加工已死亡的黄鳝、甲鱼、乌龟、河蟹及各种贝类；含有天然毒素的水产品，如鲨鱼等必须去除肝脏，河豚不得流入市场，如有混杂应剔除并集中妥善处理。有生食鱼类习惯的地区应限制食用品种，严格遵守卫生要求。

4．鱼类制品的卫生要求

制备咸鱼的原料应为良质鱼，食盐不得含沙门菌、副溶血性弧菌，氯化钠含量应在95%以上。盐腌场所和咸鱼体内不得含有干酪蝇和鲣节甲虫幼虫；鱼干的晾晒场应选择向阳通风和干燥的地方，勤翻晒，以免因局部温度过高、干燥过快，蛋白质凝固变性形成外干内潮的龟裂现象，影响感官性状；制作鱼松的原料鱼质量必须得到保证，先经冲洗清洁并干蒸后，用溶剂抽去脂肪再进行加工，其水分含量为12%～16%，色泽正常，无异味。

第三节　乳及乳制品的卫生及管理

乳类是源自哺乳动物的特殊食品，在优化膳食构成方面具有不可替代的作用。乳制品营养价值高，是我国居民尤其是处于生长发育期的婴幼儿的最理想食品。鉴于食用人群的特殊性，必须对乳制品的卫生质量加以严格监督与管理。在乳类中，牛乳及其制品的生产和消费量巨大，是人们研究和有关部门实施监管的重点。

一、生乳的卫生问题

所谓生乳是指从符合国家有关要求的健康乳畜的乳房中挤出的无任何成分改变的常乳。乳类营养价值高，生产加工环节多，基于这些特点，国内外都曾发生过涉及乳类食品的重大食品安全事件。

（一）乳类的微生物污染

乳类富含多种营养成分，特别适宜微生物的生长繁殖。按污染途径可将乳的微生物污染分为一次污染和二次污染。一次污染是指乳在挤出之前受到了微生物污染，因为健康乳畜的乳房中常有细菌存在，当乳畜患乳腺炎和传染病时，乳汁很容易被病原菌污染。二次污染是指在挤乳过程或乳被挤出后被污染，这些微生物主要来源于乳畜体表、环境、容器、加工设备、挤乳员的手和蝇类等。

乳及乳制品中微生物主要分为以下三类。

1．腐败菌

主要引起乳类腐败变质，常见的有乳酸菌、丙酸菌、丁酸菌、芽孢杆菌属、肠杆菌科等，其中乳酸菌是乳中数量最多的一类微生物。

2．致病性微生物

可引起各种人畜疾病，如食物中毒（如沙门菌、大肠埃希菌）、消化道传染病（如伤寒杆菌、痢疾杆菌）、人畜共患疾病（如炭疽杆菌、口蹄疫病毒）、乳畜乳腺炎（如金黄色葡萄球菌）。

3．真菌

主要有乳粉孢霉、乳酪粉孢菌、黑念珠菌等，可致干酪、奶油等乳制品霉变和真菌毒素残留。

（二）乳类的化学性污染

乳类中残留的有毒有害物质主要是有害金属、农药、放射性物质和其他有害物质，以及抗生素、驱虫药和激素等兽药。

（三）乳类的掺伪

掺伪是指人为地、有目的地向食品中加入一些非固有成分的行为。除掺水以外，在牛乳中还掺入许多其他物质。

1．电解质类

如盐、明矾、石灰水等。在这些掺伪物质中，有的是为了增加相对密度，有的是为中和乳的酸度以掩盖变质现象。

2．非电解质类

包括能以真溶液形式存在的小分子物质（如尿素）、针对因腐败所致乳糖含量下降而掺入的蔗糖以及为"提升"乳制品中氮含量而掺入的化工原料三聚氰胺等。

3．胶体物质

一般为大分子液体，以胶体溶液、乳浊液形式存在，如米汤、豆浆等。

4．防腐剂

如甲醛、硼酸、苯甲酸、水杨酸等，也有人为掺入青霉素等抗生素的情况，其目的是防止腐败，延长保质期。

5．其他杂质

如在掺水后为保持牛乳表面活性而掺入的洗衣粉、白硅粉、白陶土等。

二、乳类的卫生及管理

（一）乳类的卫生要求

1．乳畜的卫生要求

为了防止致病菌对乳的污染，预防人畜共患传染病的传播，对乳畜应定期进行预防接种及检疫，对检出的病畜必须做到隔离饲养，防止动物疫情扩散。

2．挤乳的卫生要求

挤乳的操作是否规范直接影响到乳的卫生质量。挤乳前应做好充分的准备工作，如挤乳前1h停止喂干料并用0.1%高锰酸钾或0.5%漂白粉温水溶液消毒乳房，保持乳畜清洁和挤乳环境的卫生，防止微生物的污染。挤乳的容器、用具应严格执行卫生要求。挤乳人员应穿戴好清洁的工作服，洗手至肘部。挤乳时注意每次开始挤出的第一、二次乳汁应废弃，以防乳头部的细菌污染乳汁。此外，产犊前15天的胎乳、产犊后7天的初乳、应用抗生素期间和休药期间的乳汁及患乳腺炎的乳汁等应废弃，不应用作生乳。一般情况下，刚挤出的乳中存在少量微生物以及草屑、牛毛等非溶解性杂质，故应立即进行过滤或离心等净化处理，降低这些物质的含量，并及时冷却降温，以免因残留的微生物大量繁殖而导致乳腐败变质。现在，机械化挤乳已取代人工挤乳，成为主要挤乳手段。挤乳设备大致分为厅式挤乳设备、管道式挤乳设备和移动式挤乳车三大类。大型挤乳设备已经实现自动化、智能化。采用机械化挤乳方式的卫生要求与人工挤乳基本相同，特别要注意对所用集乳杯、挤乳器、输乳管等部件进行清洗和消毒处理。

3. 病畜乳的处理原则

乳中的致病菌主要是人畜共患传染病的病原体，对各种病畜乳必须给予相应的卫生学处理。

（1）结核病畜乳　对有明显结核症状的病畜所产的乳要禁止食用，应就地消毒并销毁，病畜应予适当处理。对结核菌素试验阳性而无临床症状的乳畜所产的乳，经传统巴氏消毒或煮沸5min后可用于制作乳制品。

（2）布鲁杆菌病畜乳　羊布鲁杆菌对人易感性强、威胁大，凡有布鲁杆菌病症状的乳羊，禁止挤乳并给予淘汰处理。患布鲁杆菌病乳牛所产的乳，经煮沸5min后方可利用。对凝集反应阳性但无明显症状的乳牛，所产乳经巴氏消毒后允许供食品工业用，但不得用于制作乳酪。

（3）口蹄疫病畜乳　凡乳房出现口蹄疫病变（如水疱）的病畜所产的乳，要禁止食用并就地进行严格消毒处理后废弃。

（4）乳腺炎病畜乳　乳畜乳房局部患有炎症或者乳畜全身疾病在乳房局部有症状表现时，其所产乳均应在消毒后废弃。

（5）其他病畜乳　乳畜患炭疽病、牛瘟、传染性黄疸恶性水肿、沙门菌病等，其所产乳均严禁供食用，应予消毒后废弃。

4. 乳类储存、运输的卫生要求

从健康乳畜的乳房中挤出的乳不得与病畜乳混合存放。挤出后的生乳应在2h内降温至0~4℃。为保证质量和新鲜度，应在尽可能短的时间内将生乳运送到收奶站或乳品加工厂。运输时要采用密封性良好的不锈钢乳桶或带有保温层的不锈钢乳罐车，以免受不同季节环境温度的影响。

5. 乳品加工厂的卫生要求

乳品加工厂的厂房设计与设施的卫生应符合《食品安全国家标准 乳制品良好生产规范》（GB 12693—2010）。乳品厂必须建立在交通方便，水源充足，无有害气体、烟雾、灰沙及其他污染的地区；供水设备及用具应取得卫生许可批准；生产用水应符合《生活饮用水卫生标准》（GB 5749—2022）的规定；建有配套的卫生设施，如废水、废气及废弃物处理设施，清洗消毒设施和良好的排水系统等，并设有储乳室、冷却室、消毒室等辅助场所。

6. 乳品加工过程

加工过程各生产工序必须连续，防止原料和半成品积压变质而导致致病菌、腐败菌的繁殖和交叉污染。乳品厂应建立乳品检测实验室，产品必须经检验合格后方可出厂。对合格原料和包装材料应遵循"先进先出，近效期先出"的原则，合理安排使用。

7. 乳品行业从业人员的卫生要求

从业人员应保持良好的个人卫生，遵守有关卫生制度，定期健康检查，取得健康合格证后方可上岗。传染病及皮肤病病人应及时调离工作岗位。

（二）乳类的杀菌

1. 巴氏杀菌

即利用较低的温度来杀死致病菌，却又能保持乳中营养成分和风味基本不变的杀菌方式。由于该法不能有效地杀灭芽孢，所以，巴氏杀菌乳的保质期很短，需要冷藏保存。巴氏杀菌又可分为：①传统巴氏杀菌法：将乳加热到62～65℃，保持30min。采用这一方法可杀死各种生长型致病菌，灭菌效率可达97.3%～99.9%。②高温短时巴氏杀菌法：将乳于72～75℃加热15～16s，或于80～85℃加热10～15s。该法杀菌时间更短，工作效率更高。

在杀菌温度的有效范围内，一般温度每升高10℃，乳中细菌芽孢的破坏速度可增加约10倍，而乳发生褐变的反应速度仅增加约2.5倍，故常采用高温短时巴氏杀菌法。

2. 超高温灭菌法

将乳于130～150℃加热0.5～3s。超高温（UHT）灭菌法既能有效地杀灭乳中所有微生物并钝化酶类，又不至于使乳的营养成分和风味变化很大。采用该法和无菌包装生产的灭菌乳可以在常温下保存数月。

3. 煮沸杀菌法

将乳直接加热煮沸，保持10min。该方法虽然简单实用，但对乳的理化性质和营养成分有明显影响，且煮沸时因泡沫部分温度低而影响杀菌效果。若将泡沫层温度提高3.5～4.2℃，可保证杀菌效果。

4. 蒸汽杀菌法

将瓶装生乳置于蒸汽箱或蒸笼中，加热至蒸汽上升后维持10min，此时乳温可达85℃。采用该法时乳的营养成分损失较小，适宜在无巴氏杀菌设备的情况下使用。

三、乳制品的卫生管理

乳制品是指以牛乳或其他动物乳为主要原料并经过正规工业化加工而生产出来的产品。各类乳制品及所用原料乳、食品添加剂、食品营养强化剂等均应符合相应的食品安全国家标准等，不得掺杂、掺假。另外，产品包装必须严密完整，食品标签所载信息要齐全、真实、准确，符合相应的食品安全法律法规，严禁伪造和假冒。

（一）液态乳制品

1．巴氏杀菌乳

巴氏杀菌乳的感官要求为呈乳白色或微黄色，具有乳固有的香味，无异味，为均匀一致的液体，无凝块、无沉淀、无正常视力可见异物。理化指标应满足全脂乳脂肪含量≥3.1g/100g，牛乳蛋白质含量≥2.9g/100g。其他理化指标、污染物、真菌毒素和微生物限量等应符合《食品安全国家标准 巴氏杀菌乳》（GB 19645—2010）的要求。

2．灭菌乳

灭菌乳包括超高温灭菌乳和保持灭菌乳，感官要求和理化指标要求与巴氏杀菌乳相同，微生物应符合商业无菌的要求。其他理化指标、污染物、真菌毒素限量等应符合《食品安全国家标准 灭菌乳》（GB 25190—2010）的要求。

3．调制乳

调制乳感官要求呈应有的色泽和香味，无异味，为均匀一致的液体，无凝块、可有与配方相符的辅料的沉淀物、无正常视力可见异物。理化指标应满足全脂乳脂肪含量≥2.5g/100g、蛋白质含量≥2.3g/100g。其他污染物真菌毒素和微生物限量等应符合《食品安全国家标准 调制乳》（GB 25191—2010）的要求。

4．发酵乳

发酵乳感官要求是呈乳白色或微黄色，具有特有的滋味、气味，组织细腻、均匀，允许有少量乳清析出。理化指标应满足全脂发酵乳≥3.1g/100g，全脂风味发酵乳≥2.5g/100g；发酵乳蛋白质含量≥2.9g/100g，风味发酵乳≥2.3g/100g；酸度≥70°T。其他理化指标、污染物、真菌毒素和微生物限量等应符合《食品安全国家标准法 发酵乳》（GB 19302—2010）的要求。生产风味酸乳时允许加入食品添加剂、营养强化剂、果蔬、谷物等，加入的原料应符合相应的食品安全标准和（或）有关规定。发酵乳在出售前应冷藏，当表面生霉、有气泡和大量乳清析出时不得出售和食用。

（二）粉状乳制品

根据加工原料和加工工艺的不同，乳粉可分为全脂乳粉、脱脂乳粉、速溶乳粉、配方乳粉、加糖乳粉、调制乳粉等。乳粉的感官要求为呈均匀一致的乳黄色，具有纯正的乳香味，组织状态为干燥均匀的粉末。理化指标应满足：乳粉蛋白质含量≥非脂乳固体的34%；调制乳粉蛋白质含量≥非脂乳固体的16.5%；全脂乳粉脂肪含量≥26%；复原牛乳酸度≤18°T；水分≤5%。其他理化指标、污染物真菌毒素和微生物限量等应符合《食品安全国家标准 乳粉》（GB 19644—2010）的要求，当有苦味、腐败味、霉味、化学药品和石油等气味时禁止食用。

乳清是指以生乳为原料，采用凝乳酶、酸化或膜过滤等方式生产乳酪、酪蛋白及其他类似制品时，将凝乳块分离后而得到的液体。乳清粉是以乳清为原料，经干燥制成的粉末状产品，分为脱盐乳清粉和非脱盐乳清粉。乳清蛋白粉是以乳清为原料，经分离、浓缩、干燥等工艺制成的蛋白质含量不低于25%的粉末状产品。乳清蛋白质容易消化吸收，氨基酸组成合理、利用率高。感官要求是：具有均匀一致的色泽，特有的滋味、气味，无异味，组织状态为干燥均匀的粉末状产品、无结块、无正常视力可见杂质。理化指标的要求及其他污染物、真菌毒素和微生物限量等应符合《食品安全国家标准 乳清粉和乳清蛋白粉》（GB 11674—2010）的要求。

（三）其他乳制品

1. 炼乳

炼乳的感官要求应满足：呈均匀一致的乳白色或乳黄色，有乳和（或）辅料应有的色泽，具有乳和（或）辅料应有的滋味和气味，如加糖甜味纯正，组织细腻，质地均匀、黏度适中。其他理化指标、污染物、真菌毒素和微生物限量等应符合《食品安全国家标准 炼乳》（GB 13102—2010）的要求。

2. 奶油

奶油的感官要求应满足：呈均匀一致的乳白色、乳黄色或相应辅料应有的色泽；具有稀奶油、无水奶油或相应辅料应有的滋味和气味，无异味；组织状态均匀一致，允许有相应辅料的沉淀物，无正常视力可见异物。凡有霉斑、腐败、异味（苦味、金属味、鱼腥味等）作废品处理。理化指标要求是：稀奶油脂肪含量≥10%，酸度≤30°T；奶油脂肪含量≥80%，酸度≤20°T；无水奶油脂肪含量≥99.8%。其他理化指标、微生物指标应符合《食品安全国家标准 稀奶油、奶油和无水奶油》（GB 19646—2010）的要求。

3. 干酪

干酪感官要求应满足：具有正常的色泽、特有的滋味和气味，组织细腻，质地均匀，具有应有的硬度。其他污染物、真菌毒素和微生物限量等应符合《食品安全国家标准 干酪》（GB 5420—2010）的要求。

此外，当乳制品的固有颜色、滋味、气味、组织状态等感官性状发生改变时，表明其品质已经降低，应禁止食用。为了让消费者了解产品特性，对一些乳制品还应按照标准的规定，在食品标签上进行正确标识，例如"复原乳""含××%复原乳""××热处理发酵乳""××热处理风味发酵乳""本产品不能作为婴幼儿的母乳代用品"等标注用语。

第四节 食用油脂的卫生及管理

食用油脂是主要食品类别之一，是日常膳食和烹调必不可少的重要组成部分。根据其来源和特性分为食用植物油、食用动物油脂和食用油脂制品。植物油来源于油料作物和其他植物组分，如大豆油、花生油、菜籽油等，绝大多数植物油在常温下呈液体状态，习惯称为油。动物油脂来源于动物的脂肪组织和乳类，如猪油、牛油、羊油、鱼油、动物奶油等，多数动物油脂在常温下呈固体或半固体状态，习惯称为脂。食用油脂制品是指一些油脂深加工产品，主要有调和油、氢化植物油（俗称植物奶油）等。

食用油脂在生产、加工、储存、运输、销售过程中的各个环节，均有可能受到某些有毒有害物质的污染，以致其卫生质量降低，损害食用者健康。

一、食用油脂的生产特点

食用油脂生产所需的各种原辅料和溶剂的质量直接影响油脂的质量，因此必须符合相关卫生要求。食用油脂的生产工艺因原料不同而有很大差异。

（一）食用油脂的制取

1. 动物油脂的制取

动物性油脂原料应当是经兽医卫生检验合格的动物的板油、肉膘、网膜、内脏器官、脂肪和其他组织，无污秽不洁及腐败变质现象，在预处理时要加以挑拣和清洗等。常用湿法熬炼和干法熬炼法制取动物油脂（奶油除外）。鱼油生产通常采用混榨工艺，从蒸煮、压榨后制得的压榨液中分离出鱼油。

2. 植物油脂的制取

制取植物油可采用压榨法、浸出法、超临界流体萃取法、水溶剂法和酶解法等。从油料中分离出的初级油脂产品称为毛油，其中含有较多杂质，色泽较深且浑浊，须加以精炼，不宜直接食用。

（二）食用油脂的精炼

毛油中含有各种杂质，如磷脂、脂肪-蛋白质复合物等胶体类脂物质，以及其他不溶于油的固体物等，有利于微生物的生长繁殖，能加速油脂的酸败，对油脂的安全储藏十分不利。油脂精炼是指清除植物油中所含固体杂质、游离脂肪酸磷脂、胶质、蜡、色素、异味的一系列工序。要去除毛油中的悬浮性杂质，可以采用沉降、过滤和离心分离等方法，对于其他杂质，则需要运用不同的工艺才能去除。

1. 脱胶

毛油中胶溶性杂质主要有磷脂、蛋白质、糖类、黏液质等，若不除去，不仅影响油脂的稳定性，也影响油脂深加工的工艺效果。常用水化法脱胶。

2. 脱酸

毛油中含有一定量的游离脂肪酸（占0.5%～5%），使油脂呈现刺激性的苦味和皂味等气味，影响油脂的风味，还会导致油脂的水解酸败。常用碱炼法脱酸。

3．脱色

各种油脂都带有不同的颜色，这缘于毛油含有种类和数量不同的各种色素，包括有机色素（如胡萝卜素、叶绿素、黄酮类色素等）和有机降解物（如蛋白质糖类、磷脂等水解产物）及色原体。常用吸附法脱色。

4．脱臭

各种油脂中都存在着不同程度的气味，统称为臭味。有些气味为人们所喜爱，如芝麻油和花生油的香味等；有些则不受人们欢迎，如米糠油、菜油和大豆油所具有的气味。常用蒸馏法去除臭味。

5．脱蜡

毛油中均含有主要成分为高级脂肪醇的蜡质，使油脂的透明度下降，影响其外观和品质，并降低食用后的消化吸收率。一般采用低温结晶法除去蜡质。

（三）油脂的深加工

采用精炼、氢化、酯交换、分提、混合等加工方式，可以把动、植物油脂的单品或混合物制作成固态、半固态或流动状的具有某种性能的食用油脂制品。

1．氢化植物油

在金属催化剂的作用下，将氢加到甘油三酯不饱和脂肪酸的双键上而制得的产品称为氢化植物油。经过氢化的油脂，其熔点上升并由液态变为半固态，适用于加工制作人造奶油、起酥油、煎炸油、代可可脂和蛋黄酱等，在奶茶中使用较多。

2．调和油

根据使用目的的需要，将两种或两种以上的精炼植物油按比例调制成的新型食用油脂产品称为调和油（又称高合油）。调和油一般选用精炼大豆油、菜籽油、花生油、葵花籽油等为主要原料制成，外观透明度高。按照产品特性主要分为风味调和油、营养调和油、经济调和油、煎炸调和油及高端调和油等种类。

二、食用油脂的主要卫生问题

各种天然油脂中都含有少量色素，由此形成其特定的颜色。食用植物油多为深浅不一的黄色或棕色，具有很高的透明度、固有的滋味与气味，无异味。食用动物油脂多为白色或微黄色，组织细腻，呈软膏状态，熔化后呈微黄色、澄清透明，具有其固有的滋味与气味，无异味。如果这些正常感官性状发生了变化，就意味着存在不同程度的卫生问题。

（一）油脂酸败

油脂和油脂含量高的食品在不当条件下存放过久会呈现出变色、变味等不良感官性状，这种现象称为油脂酸败。酸败的油脂所散发出的不良气味俗称哈喇味。

1. 油脂酸败的原因

导致油脂酸败的因素包括两个方面，一是油脂纯度不高，如含有较多水分和杂质；二是存储不当，如接触空气中的氧、日光、高温等。油脂纯度不高时，来自动植物组织残渣和食品中微生物的脂肪酶等可促使甘油三酯水解成甘油和脂肪酸，随后高级脂肪酸碳链在β碳原子上发生氧化断裂，生成β-原酮酸，再经脱羧生成酮类物质，据此把酶解酸败称为酮式酸败，饱和脂肪酸和不饱和脂肪酸都可发生这种变化。油脂酸败的化学性反应过程主要是水解和自动氧化，多发生在富含不饱和脂肪酸特别是多不饱和脂肪酸的油脂。当接触空气中的氧后，油脂自身水解生成甘油和不饱和脂肪酸，后者在紫外线、氧以及铜、铁、锰等金属离子的作用下，双键被打开形成过氧化物，再继续分解为低分子脂肪酸和易挥发的醛、酮、醇等物质，使油脂的酸度增加并散发强烈的刺鼻气味，此过程称为醛式酸败。加热油脂时，甘油经高温脱水分解成的烟雾状丙烯醛具有强烈的辛辣气味，对鼻、眼黏膜有很强的刺激性，使人感觉头晕、头痛等。在油脂酸败过程中，酶解和自动氧化反应往往同时发生，但以后者为主。

2. 评价油脂酸败状况的卫生学指标

（1）酸价　酸价（AV）是指中和1g油脂中游离脂肪酸所需氢氧化钾的毫克数。油脂酸败时游离脂肪酸增加，酸价随之增高，因此可用酸价来评价油脂酸败的程度。我国现行食品安全国家标准规定，食用植物油酸价应≤3mg/g；食用动物油酸价应≤2.5mg/g；食用油脂制品酸价应≤1mg/g；食用植物油煎炸过程中酸价应≤5mg/g。

（2）过氧化值　过氧化值（POV）是指油脂中不饱和脂肪酸被氧化形成过氧化物的量，以被测油脂使碘化钾析出碘的克数表示。POV是一个反映油脂酸败早期状态的指标。当POV上升到一定程度后，油脂开始出现感官性状上的改变，但POV并非随着酸败程度的加剧而持续升高，当油脂由哈喇味变为辛辣味、色泽变深、黏度增大时，POV反而会降至较低水平。一般情况下，当POV超过0.25g/10g时，即表示酸败。我国现行食品安全国家标准规定，植物原油和食用植物油POV应≤0.25g/10g；食用动物油POV应≤0.20g/10g；食用氢化油POV应≤0.10g/10g；其他食用油脂制品POV应≤0.13g/100g。

（3）羰基价　羰基价（CGV）是指油脂酸败时产生的含有醛基和酮基的脂肪酸或甘油酯及其聚合物的总量。羰基价通常是以被测油脂经处理后在440nm下相当1g（或100mg）油样的吸光度表示，或以相当1kg油样中羰基的毫克当量（mEq）数表示。大多数酸败油脂和加热劣化油的CGV超过50mEq/kg，有明显酸败味的食品可高达70mEq/kg。我国现行国家标准规定，食用植物油煎炸过程中CGV应≤50mEq/kg。

（4）丙二醛　丙二醛（MDA）是油脂氧化的最终产物，通常用来反映动物油脂酸败的程度。一般用硫代巴比妥酸（TBA）法测定，以TBA值表示丙二醛的浓度。这种方法的优点是简单方便，而且适用于所有食品，并可反映甘油三酯以外的其他物质的氧化破坏程度。MDA与POV不同，其含量可随着氧化的进行而不断增加。我国现行食品安全国家标准规定，食用动物油脂MDA应≤0.25mg/100g。

3．防止油脂酸败的措施

油脂酸败是油脂中不饱和脂肪酸、脂溶性维生素等物质被氧化破坏的结果，油脂感官性状的不良变化是其外在表现，所以，油脂酸败必然会不同程度地降低油脂的营养价值和可食用性，酸败产物还可对人体健康造成损害。因此，要采取相应措施来防止油脂的酸败。

（1）保证油脂的纯度　采用任何制油方法生产的毛油均需经过精炼，以去除动、植物残渣等成分。要使油脂得以长期储存，须设法使各种杂质总含量低于0.2%，以增强油脂的稳定性。水分可促进微生物繁殖和酶的活动，我国现行植物油质量标准规定，油脂含水量应≤0.20%。

（2）防止油脂自动氧化　自动氧化是导致油脂酸败的主要机制，氧、紫外线、金属离子在其中起着重要的催化作用。因此，在油脂加工过程中应避免金属离子污染，储存时应做到密封断氧、低温和避光。

（3）应用抗氧化剂　合理应用抗氧化剂是防止油脂酸败的重要措施。常用的人工合成抗氧化剂有丁基羟基茴香醚、二丁基羟基甲苯和没食子酸丙酯。不同抗氧化剂的混合或与柠檬酸混合使用均具有协同作用。维生素E是天然存在于植物油中的抗氧化剂，在生产油脂制品时，可根据需要添加一定量的维生素E。

（二）食用油脂污染和天然存在的有害物质

1．油脂污染物

（1）黄曲霉毒素B_1　油脂中最常见的真菌毒素是黄曲霉毒素。在各类油料种子中，花生最容易受到污染，其次为棉籽和油菜籽。碱炼法和吸附法均为有效的去毒方法。《食品安全国家标准 食品中真菌毒素限量》（GB 2761—2017）规定花生油、玉米胚芽油中黄曲霉毒素B_1应不超过20μg/kg，其他植物油脂应不超过10μg/kg。

（2）苯并［a］芘　油脂在生产和使用过程中，可受到多环芳烃类化合物的污染，其主要源自于油料种子的污染、油脂加工过程中受到的污染以及使用程中油脂的热聚。油脂中的苯并［a］芘可通过活性炭吸附、脱色处理等精炼工艺而降低。《食品安全国家标准 食品中污染物限量标准》（GB 2762—2022）规定，油脂及其制品中苯并［a］芘应不超过10μg/kg。

（3）有毒金属　油脂中的铅主要源自油料和运输生产过程中使用不符合食品卫生要求的工具及设备等造成的污染。我国现行食品安全国家标准规定，油脂及其制品中铅含量均应≤0.1mg/kg。镍是生产氢化植物油过程中的催化剂，必须加以限量，我国现行食品安全国家标准规定，氢化植物油及以氢化植物油为主的产品中镍含量应≤1.0mg/kg。

（4）农药残留　食用油脂中各种农药残留限量应符合《食品安全国家标准 食品中农药最大残留限量》（GB 2763—2021）的要求。

（5）微生物 《食品安全国家标准 食用油脂制品》（GB 15196—2015）规定了人造奶油（人造黄油）的微生物限量要求，规定其中大肠菌群≤10CFU/g，霉菌≤50CFU/g。

2．油脂中的天然有害物质

（1）棉酚 棉籽的色素腺体内含有多种毒性物质，如棉酚、棉酚紫和棉酚绿三种色素，其中棉酚有游离型和结合型之分。具有毒性作用的游离棉酚是一种原浆毒，一次性大量食用或长期少量食用含有较高游离棉酚的棉籽油可引起亚急性或慢性中毒，主要对生殖系统、神经系统和心、肝、肾等实质脏器功能产生严重损害。

棉籽油中游离棉酚的含量因加工方法不同而有明显差异，采用冷榨法生产的棉籽油中游离棉酚的含量很高，可达0.8%以上；热榨时棉籽经蒸炒加热，游离棉酚与蛋白质作用形成结合棉酚，压榨时大多数留在棉籽饼中，故用热榨法生产的棉籽油中游离棉酚的含量可明显降低，仅为冷榨法的5%~10%。毛油经过碱炼，其中的棉酚形成溶于水的钠盐，再用温水洗油即可除去。《食品安全国家标准 植物油》（GB 2716—2018）规定棉籽油及煎炸后的棉籽油中游离棉酚含量均不得超过200mg/kg。

（2）芥子油苷 芥子油苷普遍存在于十字花科植物中，以油菜籽中含量较多。芥子油苷在植物组织中葡萄糖硫苷酶的作用下可水解为硫氰酸酯、异硫氰酸盐和腈。硫氰化物具有致甲状腺肿作用，其机制为阻断甲状腺对碘的吸收，使甲状腺代偿性肿大。腈的毒性很强，能抑制动物生长发育或致死。但这些硫化合物大多为挥发性物质，在加热过程中可随蒸汽被去除。

（3）芥酸 芥酸是一种二十二碳单不饱和脂肪酸，普通菜籽油中含量约为20%~55%。动物实验表明，芥酸可促使脂肪在多种动物心肌中聚积，导致心肌的单核细胞浸润和纤维化、心肌坏死，并损害肝、肾等器官。此外，芥酸还可导致动物生长发育障碍和生殖功能下降。但有关芥酸对人体的毒性作用还缺乏直接证据。FAO/WHO已建议，食用菜籽油中芥酸不得超过5%。许多国家对食用油中的芥酸含量作出严格限制，比如欧盟限制芥酸含量不能超过5%，美国限制其含量不能超过2%。未经处理的菜籽油中芥酸含量高达40%。我国已培育出芥酸含量低、饼粕硫苷含量低的"双低"油菜，用这种油菜籽可制取"双低"菜籽油，且在不断优化品种，大力推广种植。菜籽油有关标准（GB/T 1536—2021）规定，一般菜籽油中芥酸含量为3%~60%；低芥酸菜籽油芥酸含量应≤3%。

（4）反式脂肪酸 反式脂肪酸在氢化（或部分氢化）植物油及其制品中含量较高，可占总脂肪组成的60%左右。反式脂肪酸含量较高的食物主要有涂抹奶油的蛋糕、饼干、炸薯条、冰激凌等，人造奶油中反式脂肪酸含量高达164mg/g。反式脂肪酸对人体健康的影响主要体现在与血脂异常、癌症、2型糖尿病的发生有着较为密切的关系。

三、食用油脂生产的卫生要求

（一）原辅材料

生产食用油脂的动植物原料、所用溶剂、食品添加剂和生产用水都必须符合国家标准和有关规定。

（二）生产过程

生产食用油脂的车间一般不宜加工非食用油脂，由于某些原因加工非食用油脂后，或设备使用时间较长时，应将所有输送机、设备、中间容器及管道地坑中积存的油料或油脂全部清除，防止残留或者腐烂的油料重复被加工，并应在加工食用油脂的投料初期抽样检验，符合食用油脂的质量、卫生、安全标准后方可视为食用油，不合格的油脂应作为工业用油。用浸出法生产食用植物油的设备、管道必须密封良好，严防溶剂"跑、冒、滴、漏"。生产过程应防止润滑油和矿物油对食用油脂的污染。

（三）成品检验及包装

油脂成品经严格检验达到国家有关质量、卫生或安全标准后才能进行包装。食用油脂的标签、销售包装和标识应符合国家标准的规定。由转基因原料加工制成的油脂应符合国家有关规定，应当在产品标签上明确标示。

（四）储存、运输及销售

油脂产品应储存在阴凉、干燥、通风良好的场所，食用植物油储油容器的内壁和阀不得使用铜质材料，大容量包装应尽可能充入氮气或二氧化碳气体，储存成品油的专用容器应定期清洗，保持清洁。为防止与非食用油相混，食用油桶应有明显的标记，并分区存放。储存、运输、装卸时要避免日晒、雨淋，防止有毒有害物质的污染。

（五）产品追溯与撤回

油脂生产企业应该建立产品追溯系统及产品撤回程序，明确规定产品撤回的方法、范围等，定期进行模拟撤回训练，并记录存档。严禁不符合国家有关质量、卫生要求的食用油脂流入市场销售。

第五节　其他餐饮原料的卫生及管理

一、调味品的卫生及管理

调味品系指在烹饪和食品加工过程中广泛应用的，用于调和滋味和气味，并具有去腥、除膻、解腻增香、增鲜等作用的产品，包括食用盐、食糖、酱油、食醋、味精、芝麻油、酱类、豆豉、腐乳、鱼露、蚝油、虾油、橄榄油、香辛料和香辛料调味品、复合调味料、火锅调料共17类。在调味品的生产加工过程中，所涉及的原辅料种类繁多，工艺复杂，容易混入或产生有毒有害物质。除了遵循通用要求外，应关注生产加工过程中的危害控制，如原辅料的选择、菌种培养和发酵灭菌条件的控制等，并建立产品的可追溯系统与撤回程序等。

（一）酱油及酱类

1. 概述

酱油是以大豆和/或脱脂大豆、小麦和/或小麦粉和/或麦麸为主要原料，经微生物发酵制成的具有特殊色、香、味的液体调味品。按食用方法可分为烹调酱油和餐桌酱油，前者适用于烹调，后者适于直接食用，市售的老抽酱油即为烹调酱油，而生抽酱油则为餐桌酱油。此外，《调味品分类》（GB/T 20903—2007）中将铁强化酱油（即按照标准在酱油中加入一定量的乙二胺四乙酸铁钠制成的营养强化调味品）也纳入酱油的一个种类。

酿造酱是指以谷物和（或）豆类为主要原料经微生物发酵而制成的半固态的调味品，如面酱、黄豆酱、蚕豆酱等。

2. 酱油及酿造酱的卫生管理

（1）原辅材料　用于酱油及酱类生产的粮食类原料必须干燥、无杂质、无污染，农药、重金属、黄曲霉毒素等有毒有害物质残留应符合《食品安全国家标准 粮食》（GB 2715—2016）的规定；调味类原料必须纯净、无潮解、无杂质、无异味，并应符合相应国家标准的要求；食品添加剂的品种和添加数量应符合《食品安全国家标准 食品添加剂使用标准》（GB 2760—2014）的要求；生产用水应符合《生活饮用水卫生标准》（GB 5749—2022）的规定。

（2）发酵菌种　必须选用蛋白酶活力强、不产毒、不变异的优良菌种，并定期分纯，以保证菌株的性能。应用新菌种前，应按《新食品原料安全性审查管理办法》进行审批后方可使用。我国规定酱油和酿造酱（以粮食为主要原料）中黄曲霉毒素B_1含量均应不得超过5μg/kg。

（3）生产加工过程　生产加工过程应符合《食品安全国家标准 食品生产通用卫生规范》（GB 14881—2013）、《食品安全国家标准 酱油生产卫生规范》（GB 8953—2018）等规定：含蛋白质的原料必须经过蒸熟、冷却，应尽量缩短冷却和散凉时间。酿造过程应控制盐水的浓度、温度和拌曲水量；应控制发酵时的温度和通风量，以防止杂菌污染；灭菌工艺应严格控制温度和时间，以保证产品的质量安全。灭菌后的产品必须符合《食品安全国家标准 酱油》（GB 2717—2018）、《食品安全国家标准 酿造酱》（GB 2718—2014）的规定。

（4）包装与标识　食品接触材料及制品应符合相应的标准和有关规定。定型包装的标识要求应符合有关规定。如酱油类产品在产品的包装标识上必须醒目标出"酱油"等标准规定名称，真实准确标注各种食品原料和添加剂。还应标明氨基酸态氮的含量、用于"佐餐和（或）烹调"等，散装产品亦应在大包装上标明上述内容。

（5）储存及运输　成品的储藏与运输条件应符合相关标准的规定，不得与有毒、有害、有异味、易挥发、易腐蚀的物品同处储存；运输时应避免日晒、雨淋。不得与有毒、有害、有异味或影响产品质量的物品混装运输。此外，生产企业应建立并实施可追溯系统及产品撤回程序。

（二）食醋

1. 概述

食醋是单独或混合使用各种含有淀粉、糖的物料、食用酒精，经微生物发酵酿制而成的液体酸性调味品包括米醋、熏醋、陈醋、水果醋等。若改用糯米、大米等粮食为原料，经微生物发酵后再添加食糖等辅料制成的食醋，也称为甜醋。

2. 食醋的卫生管理

（1）原辅材料　粮食类原料必须符合《食品安全国家标准 粮食》（GB 2715—2016）的规定；发酵剂必须符合生产工艺要求，选用的菌种必须经常进行纯化和鉴定；食品添加剂和生产用水应符合相关标准的规定。

（2）生产加工过程　应符合《食品安全国家标准 食醋生产卫生规范》（GB 8954—2016）、《食品安全国家标准 食醋》（GB 2719—2018）等有关法规标准的规定；灭菌后的食醋必须符合GB 2719—2018的规定。

（3）包装与标识　食品接触材料及制品应符合相应的卫生标准和有关规定，回收的包装容器应经严格检验后方能使用；定型包装的标识应符合有关规定。

（4）储存及运输　成品的储藏与运输条件应符合相关标准的规定。此外，生产企业应建立并实施可追溯系统及产品撤回程序。

（三）食用盐

1. 概述

食用盐是以氯化钠为主要成分，用于食用的盐。我国《食品安全国家标准 食用盐》（GB 2721—2015）规定，食用盐中氯化钠含量（g/100g）应≥97%（以干基计）。食用盐可根据资源、加工方法及用途进行分类。①按资源分类：一般可分为海盐、湖盐、井矿盐；②按加工方法分类：可分为精制盐、粉碎洗涤盐、日晒盐；③按用途分类，可分为加碘盐和多品种盐，后者是指添加了调味辅料或经特殊工艺加工制得的食用盐，包括调味盐、低钠盐（是以精制盐、粉碎洗涤盐、日晒盐等中的一种或几种为原料，为降低钠离子浓度而添加国家允许使用的食品添加剂如氯化钾等，经加工而成的食用盐）等。

2. 食用盐的卫生管理

（1）原料　我国食用盐的来源主要有井矿盐、海盐和湖盐。我国井矿盐生产历史悠久，它是钻井汲取地下天然卤水制成的盐和开采地下岩盐经加工制成的盐。海盐是以海水、淡化浓海水或滨海地下卤水为原料制作的盐；湖盐，是指从盐湖中直接采出的盐，或者是通过盐湖卤水为原料，在盐田中晒制而成的盐。截至2023年，井矿盐在中国的食盐产品结构占比为87%、海盐10%、湖盐3%。原料来源环节，食盐的食品安全问题主要依赖于原料所处环境，若开采环境受到核辐射、化工污染，其食盐的安全性受到极大威胁。

（2）食品添加剂　食盐暴露在空气中会吸收空气中的水分，受潮结块，而抗结剂能起到防止食盐结块，使其保持良好的松散状态的作用。GB 2760—2014允许在盐及代盐制品中添加的抗结剂主要有硅酸钙、二氧化硅、亚铁氰化钾、柠檬酸铁铵、亚铁氰化钠、酒石酸铁等。在我国食盐生产中普遍使用亚铁氰化钾、柠檬酸铁铵作为抗结剂。在我国食盐生产中普遍使用亚铁氰化钾、柠檬酸铁铵作为抗结剂，其最大使用量分别为0.01g/kg、0.025g/kg。对于低钠盐，所用到的食品添加剂为氯化钾，最大使用量为350g/kg。

此外，早在1994年国家为了消除碘缺乏危害，保护公民身体健康，采取强化碘食盐的供应。经过多年努力，我国人群碘的整体情况逐渐好转，到目前呈现一个比较好的碘充足状态。《食品安全国家标准 食品营养强化剂使用标准》（GB 14880—2012）及《食品安全国家标准 食用盐碘含量》（GB 26878—2011）调整了碘强化剂的使用要求，《食用盐碘含量》标准，规定食用盐碘含量的平均水平为20~30mg/kg，并允许食用盐碘含量的在该平均水平±30%范围波动。各个地区也可以根据当地人群实际碘营养水平，按照GB 26878选择适合本地情况的食用盐碘含量平均水平。

（3）生产加工　根据《食盐专营办法》，国家实行食用盐定点生产制度，非食盐定点生产企业不得生产食盐，并严禁利用井矿盐卤水熬制食用盐。从事食盐生产活动，应当依照《食品生产许可管理办法》的规定，取得食品生产许可。对于餐饮食品企业在采购食盐时，需要关注省级人民政府公布食盐定点生产企业名单和企业生产许可资质。

（4）包装与标识　加碘食盐应当有明显标识并标明碘的含量，未加碘食盐的标签应当在显著位置标注"未加碘"字样。《食盐质量安全监督管理办法》明确规定，禁止采购和使用无标签或者标签不符合法律、法规、规章和食品安全标准规定的食盐。禁止餐饮服务者餐饮服务提供者采购、贮存、使用散装食盐，并注意区分非食用盐。

（5）储存及运输　成品的储藏与运输条件应符合相关标准的规定。此外，企业应建立并实施食盐质量安全可追溯性系统及产品召回程序，对召回的食盐采取无害化处理、销毁等措施，防止其再次流入市场。

（四）香辛料

《香辛料和调味品 名称》（GB/T 12729.1—2008）规定了68种我国常用食品调味、能产生香气和滋味的香辛料植物性产品的中英文名称。具体包括菖蒲、洋葱、大葱、小葱、韭葱、蒜、高良姜、豆蔻、香豆蔻、草果、砂仁、莳萝、土茴香、圆叶当归、细叶芹、芹菜、辣根、龙蒿、杨桃、黑芥子、刺山柑、辣椒、葛缕子、桂皮、肉桂、阴香、大清桂、芫荽、藏红花、枯茗、姜黄、香茅、枫茅、小豆蔻、阿魏、小茴香、甘草、八角、刺柏、山奈、木姜子、月桂、芒果、薄荷、椒样薄荷、留兰香、调料九里香、肉豆蔻、甜罗勒、甘牛至、牛至、罂粟、欧芹、多香果、荜茇、黑胡椒、白胡椒、石榴、迷迭香、胡麻、芝麻、白欧芹、丁香、罗晃子、蒙百里香、百里香、香椿、香旱芹、葫芦巴、香荚兰、花椒、姜。特别需要注意的是，尽管罂粟被列入该标准，但罂粟作为一种毒品，属于有毒有害物质，不得添加于食品或餐饮中。严禁任何食品生产经营单位和个人买卖、加工销售、使用（食用）罂粟苗、罂粟壳、罂粟籽及添加罂粟壳、罂粟籽的调味品。国家有关部委发布的《关于加强罂粟籽食品监督管理工作的通知》中明确规定了罂粟籽是麻醉药品原植物种子，我国对其实行严格管制，不得在市场上销售或用于加工调味品。2009年，我国将罂粟列入《食品中可能违法添加的非食用物质和易滥用的食品添加剂名单》。2013年，国家卫健委在答复《关于豆蔻等食品香辛料标准适用有关问题的请示》（浙卫〔2012〕33号）的文件《国家卫生和计划生育委员会关于香辛料标准适用有关问题的批复（卫计生函〔2013〕113号）》也明确说明了"列入《香辛料和调味品 名称》（GB/T 12729.1—2008）的物质（罂粟除外），可继续作为香辛料和调味品使用。"

香辛料一般通过辐照加工进行杀菌、防霉，以提高卫生质量。香辛料经^{60}Co或^{137}Cs产生的γ射线或电子加速器产生的低于10MeV电子束照射，平均吸收剂量不大于10kGy。要求照射均匀，剂量准确，其吸收剂量的不均匀度≤2.0。绿色食品认证的香辛料有关卫生标准，应当满足《绿色食品 香辛料及其制品》（NY/T 901—2021）要求。

二、糕点、面包类食品的卫生及管理

（一）概述

糕点、面包类食品是指以粮食、油脂、食糖、蛋等为主要原料，加入适量的辅料，经配制、成型、熟制等工序制成的食品。按加工方式分为热加工糕点、面包和冷加工糕点、面包。前者是指加工过程中以加热熟制作为最终工艺的糕点、面包类食品；后者则指加工过程中在加热熟制后再添加奶油、人造黄油、蛋清、可可等辅料而不再经过加热的糕点、面包类食品。糕点、面包类食品通常是不经加热直接食用，因此，为了确保该类食品的安全，从原料选择到销售等诸环节的卫生管理至关重要。

（二）糕点、面包类的卫生管理

1．原辅材料

生产糕点、面包类食品所用的所有原料均应符合相应的标准和规定。水禽蛋及高温复制冰蛋不得作为糕点原料。开封或散装的易腐原料（奶油、黄油、蛋清等）应在低温条件下保存。所用食品添加剂和生产用水应符合相关标准的规定。

2．加工过程

粮食原料及其他粉状原辅料使用前必须过筛，且过筛装置中须增设磁铁装置，以除去金属类杂质；乳类原料须经巴氏消毒并冷藏，临用前从冰箱或冷库中取出；蛋类需经仔细挑选，再经清洗消毒方可使用。打蛋前操作人员要洗手，消毒蛋壳和打蛋应避离糕点加工车间；若用冰蛋应在临用前从冰箱或冷库中取出，置水浴中融化后使用。

制作油炸类糕点时，煎炸油最高温度不得超过250℃。以肉为馅心的糕点、面包加工过程中，中心温度应达到90℃以上，一般糕点中心温度应达到85℃以上，以防止外焦内生。成品加工完毕，须彻底冷却再包装，以防止糕点发生霉变、氧化酸败等。冷却最适宜的温度是30~40℃，室内相对湿度为70%~80%。

3.包装、储存、运输及销售

食物接触材料及制品应符合相应的卫生标准和有关规定。产品标签及说明书应符合《食品安全国家标准 预包装食品标签通则》（GB 7718—2011）的规定，定型包装的标识要求应符合有关规定，在产品的单位包装上要标明"冷加工"或"热加工"。

成品库应有防潮、防霉、防鼠、防蝇、防虫、防污染措施。散装糕点须放在洁净木箱或塑料箱内储存，箱内须有衬纸，将糕点严密遮盖。运输产品时应避免日晒、雨淋，不得与有毒、有害、有异味或影响产品质量的物品混装运输。冷工艺产品要在低温条件下储存、运输和销售。销售场所须具有防蝇、防尘等设施，销售散装糕点的用具要保持清洁，销售人员不得用手直接接触糕点。

4.从业人员

生产企业应有完善的卫生设施和健全的卫生制度。凡是患有传染性肝炎、活动性肺结核、肠道传染病（包括病原携带者）化脓性或渗出性皮肤病、疥疮、手有外伤者及其他有碍食品卫生的疾病者，不得在糕点、面包加工车间工作。糕点加工人员应自觉遵守各项卫生制度，西点制作车间的操作，人员必须戴口罩，以防咳嗽、打喷嚏时的分泌物污染糕点。

5.出厂前的检验

糕点、面包类食品在出厂前需进行卫生与质量的检验，内容包括感官、理化及微生物指标等。凡不符合标准的产品一律不得出厂。

三、食糖、蜂蜜、糖果的卫生及管理

我国已经颁布了《食品安全国家标准 食糖》（GB 13104—2014）、《食品安全国家标准 蜂蜜》（GB 14963—2011）、《食品安全国家标准 糖果》（GB 17399—2016）等标准。市场监督管理部门应依据上述标准及有关规定，加强对生产经营者的监督管理。

（一）食糖

食糖是以蔗糖为主要成分的糖厂产品的统称。根据加工环节、深加工程度、加工工艺及专用性的不同，食糖可以分为原糖或粗糖、砂糖（白砂糖、赤砂糖）、绵白糖、冰糖、方糖等种类。食糖（白砂糖、绵白糖等）作为调味品，常被广泛应用在饮食烹饪和食品加工中。

食糖的卫生管理主要包括以下几方面。

（1）原辅材料。制糖原料甘蔗、甜菜必须符合《食品安全国家标准 食品中农药最大残留限量》（GB 2763—2016）的规定，不得使用变质或发霉的原料，避免有毒、有害物质的污染。生产用水、食品添加剂应符合相应标准的规定。

（2）生产加工过程。应符合《食品安全国家标准 食品生产通用卫生规范》（GB 14881—2013）的规定，硫漂所用的SO_2应符合相关的标准和有关的规定。

（3）包装与标识。食糖必须采用二层包装袋（内包装为食品包装用塑料袋）包装后方可出厂，食物接触材料及制品应符合相应的标准和有关规定；标签按《食品安全国家标准 预包装食品标签通则》（GB 7718—2011）的规定执行。

（4）储存及运输。产品应储存在干燥、通风良好的场所，储存散装原糖应保持仓库密封，不得与有毒、有害、有异味、易挥发、易腐蚀的物品同处储存；运输时应避免日晒、雨淋，不得与有毒、有害、有异味、易挥发、易腐蚀的物品同处储存或混装运输。

此外，生产企业应建立和实施追溯系统及撤回方案。

（二）蜂蜜

蜂蜜是蜜蜂采集植物的花蜜、分泌物或蜜露，与自身分泌物混合后，经充分酿造而成的天然甜物质。蜂蜜常温下呈透明或半透明黏稠状液体，较低温度下可出现结晶，具有蜜源植物特有的色、香、味，无涩、麻、辛辣等异味，无死蜂、幼虫、蜡屑及其他杂质。蜂蜜的主要成分是葡萄糖和果糖（65%～81%），此外，尚含有少量的蔗糖糊精、矿物质、有机酸、芳香物质和维生素等。

蜂蜜的卫生管理主要有以下几方面。

（1）放蜂点应选择无污染的蜜源地区，蜜蜂采集植物的花蜜、分泌物或蜜露应安全无毒，不得来源于雷公藤、博落回、狼毒等有毒蜜源植物。

（2）污染物限量应符合《食品安全国家标准 食品中污染物限量》（GB 2762—2022）的规定；接触蜂蜜的容器、用具管道、涂料以及包装材料，必须符合相应的标准和要求，严禁使用有毒、有害的容器（如镀锌铁皮制品、回收的塑料桶等）盛装蜂蜜产品，不得掺杂使假。

（3）兽药残留限量应符合相关标准的规定，蜜蜂病虫害的防治应使用国家允许的无污染的高效、低毒蜂药，严格遵循休药期的管理，避免违规使用抗生素，造成抗生素残留；农药残留限量应符合《食品安全国家标准 食品中农药最大残留限量》（GB 2763—2016）及相关规定。

（4）食品添加剂的品种和使用量应符合《食品安全国家标准 食品添加剂使用标准》（GB 2760—2014）的规定。

（5）蜂蜜应储存在干燥、通风良好的场所，不得与有毒、有害、有异味、易挥发、易腐蚀的物品同处储存；运输产品时应避免日晒、雨淋，不得与有毒、有害、有异味或影响产品质量的物品混装运输；此外，企业应建立产品追溯系统和产品撤回程序。

（三）糖果

糖果系指以白砂糖淀粉糖浆（或其他食糖）、糖醇或允许使用的甜味剂为主要原料，经相关工艺制成的固态、半固态或液态甜味食品。根据《糖果分类》（GB/T 23823—2009），糖果分为硬质糖果（硬糖）、酥质糖果（酥糖）、焦香糖果（太妃糖）、凝胶糖果、奶糖糖果（奶糖）、胶基糖果、充气糖果、压片糖果、流质糖果、膜片糖果、花式糖果及其他糖果共12类。

糖果的卫生管理主要包括以下几方面。

（1）生产糖果的所有原辅材料均应符合国家相关的标准和有关规定。

（2）生产加工过程应符合《食品安全国家标准 食品生产通用卫生规范》（GB 14881—2013）的规定，含乳糖果生产过程中，由于加工温度相对较低，时间较短，生产企业要严格控制微生物对产品的污染；生产糖果中不得使用滑石粉做防粘剂，使用淀粉做防粘剂应先烘（炒）熟后才能使用，并用专门容器盛放。

（3）食物接触材料及制品应符合相应的国家标准，使用前应经紫外线照射或臭氧熏制；食品包装用纸中铅含量（以Pb计）应≤5.0mg/kg，砷含量（以As计）应≤1.0mg/kg，没有包装纸的糖果及巧克力应采用小包装。

（4）产品应储存在干燥、通风良好的场所，不得与有毒有害、有异味、易挥发、易腐蚀的物品同处储存；运输产品时应避免日晒、雨淋，不得与有毒、有害、有异味或影响产品质量的物品混装运输。此外，企业应建立可追溯系统和产品撤回程序。

·本章小结·

本章重点阐述了粮豆类、肉蛋禽乳类、蔬菜水果类、食用油等各类餐饮食品原料卫生问题及食品安全控制措施，还介绍了酱油、食用盐、食醋、香辛料、食糖等调味品及糕点面包等食品的卫生问题及其卫生管理要求，为制定科学有效的原料的安全危害描述单及控制程序奠定了基础。

·思考题·

1. 简述粮豆的主要卫生问题。
2. 简述蔬菜和水果的主要卫生问题。
3. 如何预防蔬菜中的农药残留？
4. 简述畜肉腐败变质的过程。
5. 食品安全危害描述单包含哪些内容？应该如何组织制定？

· 主要参考文献 ·

［1］孙长灏. 营养与食品卫生学［M］. 8版. 北京：人民卫生出版社，2017.

［2］王庆峰，王岩，柴竹林. 黄曲霉毒素在粮食和食品中的危害及防治措施研究［J］. 食品安全导刊，2015（24）：52.

［3］冯美艳. 常见蔬菜水果农药残留检测技术及质量安全管理［J］. 农业工程技术，2022，42（17）：93-94.

［4］孙钰洁，刁春友，闫晓阳，等. 江苏省蔬菜中农药残留超标风险状况分析及对策建议［J］. 江苏农业科学，2022，50（17）：205-210.

［5］蒲忠贵. 蔬菜水果农药残留检测技术及质量安全管理［J］. 农家参谋，2022（21）：52-54.

［6］曹岚，王新梅，李旭. 调味品的安全问题及如何完善其安全体系初探［J］. 中国调味品，2008（9）：36-38.

［7］李娜. 发酵调味品中黄曲霉毒素控制技术分析［J］. 现代食品，2017（9）：6-7.

［8］纵伟，郑坚强. 食品卫生学［M］. 2版. 北京：中国轻工业出版社，2020.

第五章
CHAPTER 5

采购环节
食品安全控制

本章目标

1. 理解《食品安全全球标准》（第九版）条款3.5.1～3.5.7规定的公司应当建立的相关要求。

2. 理解食品供应链管理对食品安全控制、可追溯体系建设的要求。

3. 能够识别各类原料在采购验收环节的安全风险因素。

4. 开展调查并利用头脑风暴制定原料采购验收环节中食品安全控制方案和程序。

5. 培养与供应商沟通的能力，了解原料采购验收程序。

6. 培养探索精神，养成严谨的工作作风。

📝 课程导入

　　《中华人民共和国食品安全法》第五十五条规定：餐饮服务提供者应当制定并实施原料控制要求，不得采购不符合食品安全标准的食品原料。《食品安全全球标准》（第九版）条款3.5"对供应商和原材料的审批和监管"中指出应对"原材料及包装供应商"进行管理，要求公司应建立有效的供应商审批和监管体系，以确保知晓由原材料（包括初级包装）带给最终产品安全、合法性和质量的任何潜在风险且得到管理（BRC指英国零售商协会）。

　　某大型中央厨房企业正在加紧启动BRC食品技术标准认证工作，以期通过认证，提升供应链食品安全保障，赢得市场占有率。但其原料供应链在安全管理方面一直被判定为漏洞较多、风险较大。作为中央厨房生产企业，其生产原料涉及面粉、大米、调味品、水果蔬菜、鱼禽肉蛋乳等，一直与诸多的原料供应商保持良好合作关系，尽管没有发生较大原料安全问题，然而在供应商粗放式管理过程中，原料的安全风险漏洞大，与《食品安全全球标准》条款不相符。为此，如果你是该公司食品安全总工程师，将如何对原料采购环节中的食品安全风险进行控制。

1. 充分理解工程目标。本项目的核心目标在于如何堵住食品原料存在的安全风险漏洞，为此需要食品安全工程师们准确判断本企业原料风险包括哪些，如是供应商选择及沟通方面还是验收程序方面存在风险。其次，根据各类风险来源，分别制定一套行之有效的技术规范文件，并保持与供应商的良好沟通，确保食品供应链中食品安全，保证本公司所有原料在采购环节中的任何食品安全风险均得到有效控制、满足食品安全可追溯要求。

2. 识别各类原料潜在风险及其来源。这里需要工程师们多角度地对供应商历史表现、原料合规性、供应商选择、验收标准、验收程序等方面进行全面调查，得到各类原料在供应链中的质量安全现状，并结合各类原料特点，识别判断各类原料的潜在风险及其来源。

3. 制定符合要求的采购验收程序。程序是食品安全防护计划的重要技术文件，规定了什么人员在什么环节按照什么操作要求或标准，开展哪些食品安全管理活动。而这一技术文件的制定是基于上述各类风险识别及管控现状的调查。

4. 协调资源、确定实施方案。通常采用头脑风暴法，就如何做好原料供应商管理、如何确保采购员理解食品安全风险、确保公司来料验收（IQC），充分理解质量安全标准，制定控制方法、措施，形成决策。以实现将食品安全控制关口前移，发现食品安全问题并控制在采购前端，减少质量安全控制成本，并协助供应商提高内部食品安全控制水平。

5. 执行采购验收程序。采购验收程序作为食品安全防护计划的规范化文件，对本企业要求具有较强的约束性，而对外部资源约束性难度显然增加，特别是来源于农贸市场或散户餐饮原料。为此，加强食品供应链管理及供应商管理是采购环节食品安全控制的关键内容。

6. 对采购验收环节的食品安全控制进行监控，判断食品安全控制措施是否合法有效。监控材料包括来料验收合格单、供应商资质审查单、食品安全指标检测报告、检测工具认定和检定等。

7. 评价目标是否达成。这是实施持续改进计划的必要环节，对监控过程反映的采购验收程序是否存在漏洞、是否仍存在潜在风险、是否符合原料验收质量安全标准来决定。

🎓 工程任务分解

1. 收集并列出原料采购验收有关的法律法规、管理体系及其要求。
2. 协调沟通企业内外部资源，调查研究原料安全风险点及供应链管理漏洞。

3. 制定原料采购验收环节的食品安全控制程序。

4. 组织实施原料采购验收程序，并进行监控。

📖 知识储备

第一节　食品供应链管理

一、食品供应链概念及特征

食品供应链是指由食品原料供应商、食品生产商、分销商、零售商和消费者所组成的一个链状结构或网状结构。食品供应链包括将生食（即新鲜农产品）转化为可供消费者食用的食品的所有活动，包括从农业种植、采收，到加工、储存、分销和销售。

在全球经济一体化的今天，基于全球供应链的食品工业发展迅猛，但同时也面临着食品安全、加工效率、环境压力和经济效益等挑战。一方面食品供应链日趋复杂，牵涉的环节越来越多；另一方面人们追求绿色、健康、新鲜、安全的食物消费要求日趋增强。因此，在食品供应链全球化让消费者受益的同时，如何保证食品安全显得尤为重要。

从食品供应的领域来看，食品供应链主要包含初级生产环节、食品加工环节、食品流通环节及消费环节，如图5-1所示。

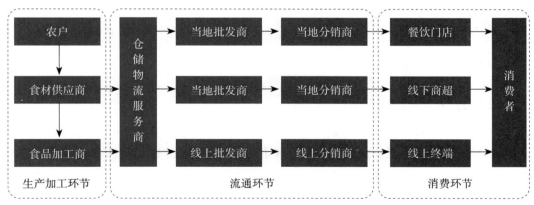

来源：亿欧智库。

图5-1　不同供应领域下的食品供应链主要环节

从食品经历的形态来看食品供应链，从农产品到餐桌整个过程先后经历了农产品采收、储运、加工、批发零售、消费者等环节，如图5-2所示。需要注意的是农产品在加工后既包含了消费者手中的食品，也包含了其他食品加工企业的原料，也就是说一家企业的加工原料有的来自农场或牧场，也有的来自其他企业生产的产品。随着社会分工不断加深及食品制造业的繁荣，各加工企业、餐饮企业、农牧场与食品批发零售商等共同构成了日趋复杂的食品供应链，给食品安全管理带来的挑战也越来越大。

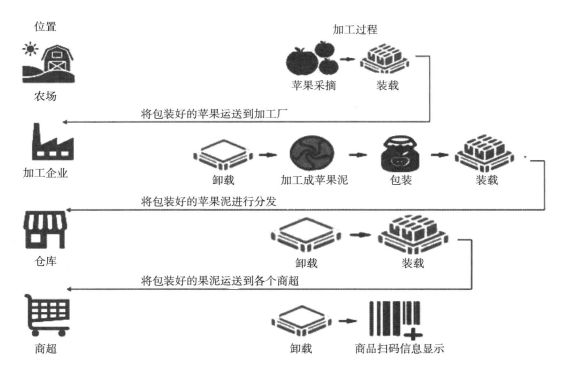

图5-2　农田到餐桌的食品供应链示例（以苹果为例）

二、食品供应链的现状与问题

（一）我国食品供应链的现状

目前，我国食品供应链管理主要涉及四个领域食品生产、食品供应、食品物流与食品需求，它以同步化、集成化的生产计划为指导，以现代信息技术为依托，围绕上述相关领域来组织实施。促进食品供应链管理发展的主要原因有以下几点。

（1）食品是有"生命"的产品，即有保质期要求，通常期望交货期、生产期越短越好。因为消费者对食品的新鲜程度要求越来越高。

（2）食品企业必须实行食品供应链管理，才能保证上游有稳定的原料供应，下游有畅通的销售渠道。

（3）科技进步是把双刃剑。化肥、农药、兽药、动植物激素的研发与施用，转基因等技术的开发，本意是增加农产品产量，但同时也带来了各种食品安全问题，激发了消费者对食品从农田到餐桌整个食品供应链各环节质量安全情况的知情需求。

（4）相关法律法规对食品生产经营企业提出了全程可追溯的要求，因此，食品企业不得不按照食品供应链管理的思想来经营，这种管理方式有助于企业降低成本，稳定发展。

（二）我国食品供应链存在的问题

食品行业是个特殊的行业，它关系到人们的日常生活质量和全社会的健康，所以对食品的保质期、卫生条件、存储条件等都有很高的要求。这使得食品供应链有其特殊性，即需要复杂的储存、运输条件，对原材料、包装物、产品的保存条件等要求都非常高。目前我国食品供应链管理的发展存在不少一时难以解决的问题，主要表现在以下几个方面。

1. 从食品供应链源头农业的种植和养殖来分析

长期以来我国农业产业链中供应链成员对抗多于合作，各自为政，整体效益不高。一方面农户作为食品供应链源头的产地原料供应商，数量巨大，分布较广，不但管理难度大，而且源头物流工作复杂烦琐。另一方面，农业供应链系统覆盖了农村与城市、落后地区与发达地区，由于农业供应链物流基础设施落后等因素，导致物流供应链系统优化工作难度较大。

2. 从食品加工环节分析

虽然近年来食品领域骨干企业不断壮大，生产集中度进一步提升，但是我国食品产业基础依然薄弱，量大面广的消费总量等仍是制约我国食品供应链管理的主要因素。影响了我国食品企业的总体成熟度，也不利于我们融入国际食品供应链管理体系之中。

3. 从食品流通过程分析

在食品流通过程中存在的主要问题：①规模效应难以体现。虽然过去几年中食品企业经历了兼并重组的高潮，但由于很少有企业能将企业资源有机整合，没有充分利用供应链管理思想优化企业，从而使得重组后企业规模效应难以体现。②我国食品供应链缺乏统一标准、物流运输基础设施落后，尤其是冷链物流工具设施得不到保障，易腐烂食品从产地收购、加工、储藏一直到消费的各个环节不能完全处于冷链环境下，导致食品运送损耗高。据统计，我国生鲜农产品物流损耗率较大，分别为果蔬20%、肉类8%、水产品11%、粮食8%，生鲜食品冷链流通率仅8%，储运损耗方面损失高达千亿元人民币。

三、食品供应链的特点与应用

由于食品原材料的来源与农业生产紧密相关，食品又是人们生活中消费弹性小的必需品，是一种保质期短、容易腐败、消耗量大的快速消费品，所以，食品供应链与其他行业的供应链迥异，其具有以下特点。

（一）对环境的依赖性强

种植或养殖环境、生产环境、储存环境、运输环境、销售环境，甚至社会经济环境，对食品供应链都有极其重要的影响，这些影响主要表现在食品安全、食品价格和供应量等方面。

（二）原料与成品的消费周期短、过程环节多、风险高

食品及食品原料，特别是餐饮食品原料，具有容易腐败、对新鲜度要求高等特点。因此，食品供应链各环节都有严格控制时间和温度的要求，可是从原材料的采购到最终消费，食品供应链包括了种植/养殖、加工、储运、保鲜、流通、销售等众多环节，每个环节都有可能引入或增加风险，因此要求食品供应链在设计运作时必须力求高效，同时各个环节都必须采取防控措施，有效保证食品质量安全，这样不免会增加成本，影响食品价值的增值。

（三）对冷链物流技术依赖性较强

冷链物流指从生产、储藏、运输、销售，直到最终消费前的各个环节使易腐、生鲜食品始终处于规定的低温环境、保证食品质量、减少食品损耗的特殊供应链体系。因此，这一环节不仅需要依赖冷链运输系统的技术水平，以确保获得稳定的低温环境，而且还需要有较高的冷库等储存场所冷控技术水平，这样才能最终确保消费食品的质量安全。

（四）市场不确定性大

农业生产有明显的季节性，因此，食品原料的供应受农产品生产季节性的制约，有些农产品在成熟季节和非成熟季节的市场需求和价格波动较大。由于食品的特殊性导致的食品供应链对市场不确定性难以通过增加库存加以平衡。合理利用市场反馈的信息是正确决策的有效手段，但由此引发的投机行为又会增加管理风险。

（五）供应链管理过程中外包比例较大，风险性高

食品属于快消产品，且产品单值较低，为了降低物流成本，往往会外包相关业务而不会自建系统以提高成本，这样就增加了管理风险，同时更增加了因储存和运输过程控制不当而发生腐败变质，甚至导致发生食品安全事故的风险。在政府和消费者对食品安全的关注下，一旦出现食品安全问题，该生产商的产品将很难再得到消费者的信赖，并且，影响的不仅仅是一个企业，而是整个供应链。

（六）"新零售"模式，使食品供应链长且复杂

互联网的虚拟性和广域性，使食品的交易过程更加隐蔽，增加了食品质量监督的难度，同时部分经营者诚信缺失，行业自律性差，造成不良商家和企业利用互联网的虚拟性隐匿在网络环境中，攫取最大化利益，危害食品安全市场。

总之，食品供应链的链条越长、越复杂，食品受到污染和腐败变质的风险也越高。同时，食品安全问题的危害还有沿着食品供应链传递和积累的特性，每一环节都在"承上启下"式地接受上游传递过来的风险，同时又向下游传递过去。由于食品系统和人类系统都

有自身的动态行为，因而我们不能完全、准确地预测在食品供应链每个环节中的情况。但是，危害分析与关键控制点（HACCP）原理给我们提供了一个系统、科学的思维方法，有助于我们做到防患于未然，同时还能做到及时纠偏。

食品供应链的应用，主要在于它给我们提供了一个跳出供应链、俯视供应链的场景。当我们将一个具体的食品供应链描述出来时，就会明白虽然食品供应链是一个复杂的网状结构，采用单纯的链状结构不能准确描述食品供应链，但是它本质上仍然是企业（主体）对产品（客体）不断单向作用的一个系统。我们可以基于这个系统实现食品全程可追溯，向上溯源找出问题的源头，向下追踪找出问题产品的流向。在选择合格的供应商时，我们甚至可以关注到供应商的供应者，考察其对产品质量的影响。在确定经销商时，我们还可以关注到经销商的分销商是否合格。所谓事出有因，在此处就是指所有食品安全事件都能够沿着食品供应链，通过物流和信息流找出导致事件的根本原因，即准确找出问题的源头，从根源上彻底解决问题。

国际标准化组织（ISO）在《食品安全管理体系 食品供应链中各类机构的要求》（ISO 22000：2018）标准中，鼓励企业在制定、实施和改进食品安全管理体系时采纳食品供应链方法。明确指出，企业需要在建立和实施食品安全管理体系时考虑其先前和后续操作的影响。但是，企业自身可能或不能控制来源于食品供应链的食品安全危害。为了确保这些危害也得到控制，企业应识别在供应链中可能对企业的产品造成影响的机构（上游机构），和可能因企业的食品安全相关操作和产品特性变动而受到影响的机构（下游机构）。为了了解和控制相关的危害，企业应与其上下游机构建立、实施有效的沟通机制。

第二节　采购环节的餐饮食品安全问题

一、影响餐饮原料采购安全的因素

原材料的安全问题是食品安全问题的源头，食品加工企业只有保证能够采购到安全的原材料才有可能加工出安全的食品。影响食品加工企业原材料采购安全的因素有很多，结合我国食品加工企业原材料采购具体的实际情况，从影响餐饮原料采购安全的因素进行分析。

（一）交易模式

不同的交易模式会影响企业对上游供应商的控制和监管，过多的流通环节以及过多小规模的供应商会降低企业对供应商的监管力度、增加企业的监管成本。在我国，食品加工企业与散户农民的交易之中一般都以经纪人为中介，这样可以方便大型食品加工企业与散户农民之间的交易，但这一模式会增加流通环节，使得交易双方的信息不对称，同时还增加了监管的难度。在餐饮企业中，绝大多数原料都为食用农产品，供应商大多数为农民、批发商。如此，使得供应商过于分散，增加了监管以及责任追查的难度。

（二）对采购原材料的抽检比例及方法

对采购原材料的抽检是保证原材料安全的基础，只有运用科学合理的抽检体系以及抽检方法才能保证抽检对原材料供应商的监督作用。但是检测需要一定的时间，而且餐饮食品企业的原材料保质期一般都比较短、保存条件比较严格，一般企业都是根据一定的比例对所采购的原材料进行抽检。但对于易腐败的餐饮原料来讲，若不能快速检测，检测结果出来之前，食品的新鲜度可能已不能达到要求，从而造成巨大浪费。

（三）对供应商的激励方式

对供应商的激励方式会直接影响到供应商对企业的供应行为，有效合理的激励方式既可以调动供应商的供应积极性，还能对供应商的行为起到监督作用，让供应商的利益与企业的利益结合，自觉主动地为餐饮食品企业提供安全的原材料。提高采购价格是最传统、最基本的激励方式，此外，企业还可以通过年终奖金、评选优秀供应商、企业利润分成等方式激励供应商，引导供应商为餐饮食品企业提供安全的原材料。如果原材料采购过程之中，为了降低企业的总体成本，采取一切措施压低原材料采购价格，供应商为企业提供安全的原材料的时候并没有获得企业额外的奖励，为了获得更多的利益，供应商可能会往原材料里掺杂、掺假，以获得较高的销售价格；同时，由于大部分餐饮单位规模小，对供应商管控能力不足，在检测出安全问题之后，企业对农产品及食品供应商的处罚也起不到警示的作用。

（四）原材料采购安全追溯体系

原材料采购安全追溯体系能将原材料采购链条全过程的信息衔接起来，加强原材料采购安全信息供给，并根据各环节信息明确食品各环节供应商的责任，有助于克服或缓解食品市场的信息不完全和信息不对称问题。同时实施原材料采购安全追溯体系还能提高供应链的管理水平，并能保证食品安全和减少召回成本。

二、保证餐饮食品安全的采购策略

（一）减少供应商数量，实行集中采购

根据巴雷特法则，在任何特定群体里，重要因子只占少数，而不重要因子占多数，只要控制了重要的少数因子就能控制全局。这也就是采购管理里面的80/20原则。即占公司所有采购物品80%资金的物品应该由占公司所有供应商数目的20%的供应商提供。餐饮食品企业所有采购的物资当中占用资金最多的，对企业影响最大的就是原材料。因此，原材料供应商应该数目较少而供应的规模比较大，这样才能有利于双方的长期合作；同时，公司建立完善的供应商审核体系，实行供应商准入制度，对所有原材料供应商进行审核。对于连锁餐饮公司或中央厨房，还应将采购权集中起来，实行集中采购。

（二）建立有差别的抽检比例体系

对采购的原材料进行抽检是食品加工企业对供应商进行监督的主要手段，抽检的比例和方法会直接影响最终的监督效果。由于原材料具有一定的保质期以及成本的限制，不可能对所有采购的原材料进行全面的检测，这就使得大量采购来的原材料不经检测就直接进入厨房加工；同时，由于所有的供应商提供的原材料都是同一抽检比例，而不同的供应商提供不安全原材料的概率又不一样，这就使得抽检所带来的监督效用降低。企业应该建立差异化的抽检体系，根据以往的抽检记录，对不同的供应商实行不同的抽检比例，对那些抽检出过问题的供应商实行较大抽检比例，对长期以来一直提供安全原材料的供应商实行较小抽检比例，对那些抽检不合格达到一定次数的供应商直接取消供应商资格，这样就可以增加抽检的督查效用，促使供应商提供安全的原材料。

（三）实行综合激励措施

对供应商的激励不仅仅可以促使供应商提供安全原材料，合理的激励方式还可以起到很好的监督作用。传统的价格激励措施有利于企业成本的节约，操作起来比较简单，是当前餐饮食品企业对供应商最主要的激励方式，但这种激励方式只能对供应商起到奖励作用，不能起到监督作用。只有把供应商的利益和餐饮食品企业的利益紧密结合，才能促使供应商主动为餐饮单位提供安全健康的原材料。此外，餐饮食品企业必须改变目前与供应商短期交易的行为，加强与供应商的战略合作，与供应商分享企业利润、分担食品安全问题的风险。企业应该与供应商签订一些长期合同，在采购的时候先付一部分原材料采购费用，在一定生产期限（一般是一年）内，如果供应商没有被检测到提供不安全的原材料，则附加付给供应商一部分奖金，同时建立综合指标体系，对优质供应商提供一部分企业利润分红。这样就可以把激励同时变成监督，减少企业与供应商的短期交易行为，确保整个食品供应链的安全。

（四）建立完善的原材料采购安全追溯体系

随着云计算和物联网技术的发展，流通追溯体系的运用越来越广泛，通过建立完善的追溯体系可以很好地监控整个供应链所有的流通环节。食品追溯是指在生产、加工和销售的各个关键环节中，对食品、饲料以及有可能成为食品或饲料组成成分的所有物质的追溯或追踪能力。食品追溯体系是一种基于风险管理的安全保障体系。一旦发生危害健康的问题，可按照从原料上市至成品最终消费过程中各个环节所必须记载的信息，追踪食品流向，回收存在危害的尚未被消费的食品，撤销其上市许可，切断源头，以消除危害并减少损失。由于当前的餐饮食品原材料采购的交易模式多样，流通环节较多，各流通节点都会造成信息的不对称。只有建立完善的采购安全追溯体系，利用先进的信息系统，将整条供应链上的信息透明化，才能够有效监督各流通环节上的不法行为，保证原材料采购的安全。同时，建立完善的原材料采购安全追溯体系还可以有效处罚不法供应商，减少抽查成本和召回成本。

三、采购验收环节的食品安全危害识别及评估

食品安全危害是指食品中所含有的对人体健康有潜在不良影响的生物、化学或物理的因素或食品存在的潜在风险。因此，来自采购验收环节的餐饮食品原料的危害按形式可分为三类：生物性危害、化学性危害和物理性危害。

识别危害可以基于以下信息：①收集食品检测数据，比如验收环节做的检测报告或来自第三方的检测数据；②经验，比如某地区的某几月气候特别潮湿，是否会对原料或产品的储存造成危害；③外部信息，比如新闻报道或行业资讯中报道某海域发生核辐射污染；④来自食物链的信息，比如来自顾客的投诉信息。

显著危害是指食品中存在的严重危害，可导致严重的疾病或伤害。事实上，根据危害分析的临界控制点（HACCP）体系工作原理，并不是要控制所有的食品危害，只是控制显著性危害，以降低食品危害风险系数。因此，识别出的危害需要进行评估分析，一般可以采用食品危害分析矩阵表（表5-1），通过确定危害后果的严重程度和危害产生的频度综合考虑，判定危害是否显著。

表5-1　食品危害分析矩阵表（单位：分）

严重程度	发生频率				
	A	B	C	D	E
Ⅰ	1	2	4	7	11
Ⅱ	3	5	8	12	16
Ⅲ	6	9	13	17	20
Ⅳ	10	14	18	21	23
Ⅴ	15	19	22	24	25

《食品危害分析矩阵表》中评估危害产生的频率准则为：A——经常发生，>20次/年；B——会发生，11～20次/年；C——能发生，4～10次/年；D——可能不会发生，1～3次/年；E——几乎不可能发生，<1次/年。《食品危害分析矩阵表》中评估危害后果的严重性准则为：Ⅰ——食品中的危害可能导致消费者死亡；Ⅱ——食品中的危害可能导致消费者严重疾病或身体上的伤害；Ⅲ——食品中的危害可能导致产品回收；Ⅳ——食品中的危害可能造成顾客有效投诉；Ⅴ——食品中的危害无重大影响。食品安全小组对流程图中各环节进行危害识别，依据食品危害分析矩阵表对危害进行评价，当得出的分数不超过10时，即可判断为显著危害。

以原料大米为例，大米从验收入库到配送需经历验收→仓储→挑拣→清洗→烹调→速冷→包装→配送这八道环节，对大米在验收环节可能出现的危害进行分析，判断危害的类

别、危害发生的频率（可能性）以及危害产生的后果（严重性），然后根据食品危害分析矩阵表判断该环节存在的危害是否为显著性危害，具体如表5-2。

表5-2　大米在验收环节危害分析描述表

存在危害	危害类别	频率等级	解决办法	严重程度	后果说明	得分	显著性危害
原稻谷种植地不好导致大米重金属超标	化学性	D	寻找有资质的厂家，大米源头有保障	II	长期或过量摄入会对人体造成极大伤害	12	否
前端储存时间过长或储存条件不好，导致大米发霉（黄曲霉毒素）、长虫	生物性	C	南方湿度较大，存在梅雨季节，且前端储存过程无法控制，发霉及长虫，肉眼可见，在挑拣环节可以发现	II	黄曲霉毒素后续无措施去除，且严重时致死	8	是

　　通常，在识别及评估危害程度之后，应立即召开食品安全小组会议，需要制定相应的控制措施，并对实施效果进行评估，以确保每项危害均得到有效预防、消除或降低至可接受水平。

　　根据上述大米在验收环节的危害显著性判断结果，针对供应商提供的大米可能出现"前端储存时间过长或储存条件不好，导致大米发霉（黄曲霉毒素）、长虫"的危害问题，经分析讨论，所采取的控制措施为：①每批次大米均需提供合格的出厂检验报告，每年提供一次型式检验报告，否则拒收；②每次到货的大米均需开袋感官检测，抽检比例最低为1：50，一旦发现发霉等质量问题则拒收；③每批次大米均需实验检测水分含量，检测合格方可使用；④定期现场审核供应商的仓储情况，频次至少每年1次。在通过索证索票、原材料的感官品质检测、水分检测后，能有效控制大米品质。此外，通过对供应商的现场审核，能有效控制大米前端仓储环境。通过这些验证活动，可以判断所制定的控制措施是否合理有效。

四、进货查验制度及要求

　　为了控制食品供应链中的食品安全风险，从国家立法层面规定了经营单位在采购验收过程中应建立并实施进货查验制度。《中华人民共和国食品安全法》第五十条、第五十三条明确规定了食品生产经营企业应当建立食品原料、食品添加剂、食品相关产品进货查验记录制度。

　　这里查验分为两个层次：一是对食品原料、食品添加剂、食品相关产品本身的查验，要求其必须符合食品安全标准。对于是否符合食品安全标准可以通过供货者提供产品合格证明或对产品进行检验来证明。二是对供货者的查验，查验供货者依照法律法规规定必须具有的许可证等资质。

进货查验项目包括以下几方面。

（1）查验是否为禁购食品　检查采购的食品中是否有法律法规明确禁止采购的食品，如国家食品药品监督管理总局2018年第18号公告《关于餐饮服务提供者禁用亚硝酸盐、加强醇基燃料管理的公告》。同时还应注意发芽的马铃薯、鲜黄花菜、野蘑菇等也可列为禁购食品。

（2）审验票证　食品生产许可证、食品经营许可证、营业执照应检查其单位名称、许可经营范围及有效期。产品合格证明应检查是否为该批食品、应用的标准及各项指标是否符合国家的标准要求。购物凭证应检查是否与所购食品的品种、数量相符。对于畜禽肉类原料，还应查验动物产品检验检疫合格证原件。

（3）温度　采购需要冷藏或冷冻运输的食品，应冷链运输。餐饮服务提供者应使用用于食品的中心温度计，测量食品的中心温度。冷藏温度的范围应在0～10℃，冷冻温度的范围应在-20～-10℃。

（4）包装　包装的主要目的是保护食品或食品接触面不受污染，应该保持完整、清洁、无破损、内容物与产品标识一致，且标签标识完整、清晰。食品、食品添加剂及食品相关产品采购入库前，餐饮服务提供者应当查验所购产品外包装、包装标识是否符合规定，检查与购物凭证是否相符。

（5）感官　验收人员应学习常用的食品感官鉴别知识，通过食品颜色、质感、味道等初步判断食品质量。食品原料必须具有正常的感官性状，无腐败、变质、污染等现象。

此外，对于采购记录，应当如实记录产品的名称、规格、数量、生产批号、保质期、供应单位名称及联系方式、进货日期等。餐饮服务提供者还应当按产品类别或供应商、进货时间顺序整理、妥善保管索取的相关证照、产品合格证明文件和进货记录，不得涂改、伪造，其保存期限不得少于2年。

五、进货查验制度的建立

根据查验层次内容，在企业建立查验制度时应考虑查验对象、查验标准、查验人员和查验流程等四个方面要素。对于食品原料、食品添加剂、食品相关产品包含的查验内容有产品执行标准、出厂检验报告或合格证明材料、送货清单、合同等文件及现场产品检验；对于供货者而言，所需查验内容为生产或经营许可证、身份证明、营业执照、产品资质（如绿色食品、有机食品等认证资质）。

（一）进货查验制度的内容

一是对记录原材料的范围要求。餐饮服务企业应当建立所有进货品类和品种，以及与购进原材料相关产品的进货查验记录制度。

二是对记录的内容要求。餐饮服务企业应记录所有进货品类和品种，以及与购进原材料相关产品的名称、规格、数量、生产日期、批号、保质期、进货日期、供应商名称、地址、联系方式，并保存相关凭证。

三是对记录的真实性要求。

四是对记录、凭证保存期限的要求。保存期限不得少于保质期后6个月；没有规定保质期的，保存期限不得少于2年。

（二）建立查验标准

GB/T 20000.1—2014《标准化工作指南 第1部分：标准化和相关活动的通用术语》条目5.3中对标准描述为："通过标准化活动，按照规定的程序经协商一致制定，为各种活动或其结果提供规则、指南或特性，供共同使用和重复使用的一种文件。"附录A表A.1序号2中对标准的定义是："为了在一定范围内获得最佳秩序，经协商一致制定并由公认机构批准，为各种活动或其结果提供规则、指南和特性，供共同使用和重复使用的一种文件。"

根据对标准定义的理解，查验标准作为原辅材料验收的参照指南，规定了各类原材料特性、技术特征要求。因此，生产经营单位为保证原辅材料的质量的稳定性，可在执行国家有关强制性标准前提下，与供应商协商一致或经充分调研后制定原辅材料验收企业标准，以规范产品质量。需要说明的是，验收标准对规定的技术指标一定要附有相应的查验或检验方法，保证能够准确有效地对食品原辅材料进行验收。

对于其他如企业资质证照等材料，验收人员应熟悉相关法律法规要求，特别注意查验供应商资质证照是否在有效期内，是否与经营范围一致，是否与约定协商资质一致等。

（三）建立验收作业程序

标准作业程序（SOP），指将某一事件的标准操作步骤和要求以统一的格式描述出来，用于指导和规范日常的工作。标准作业程序也是在有限时间与资源内，为了执行复杂的日常事务所设计的内部程序。从管理学的角度，标准作业程序能够缩短新进人员面对不熟练且复杂的事务所花的学习时间，按照步骤指示可以避免失误与疏忽。

验收程序就是用于指导和规范原辅材料验收工作的标准操作步骤及要求。它规定在原辅材料进入公司后，由谁、在何地、用何种方法和工具、对各不同原辅材料从哪些方面进行的验收活动。原辅材料的验收程序的编制关键在于确定验收工作的执行步骤，对于在程序中确定需要做SOP的控制点，应先将相应的执行步骤列出来。执行步骤的划分应有统一的标准，如按时间的先后顺序来划分等。如果对执行步骤没有把握，要及时和更专业的人员去交流和沟通，先把这些障碍扫除掉。

值得注意的是，编制SOP时，除了一些文字描述外，还可以增加一些图片或其他图例，目的就是能将步骤中某些细节进行形象化和量化。

某企业根据自身原料特点制定的《原辅材料采购质量验收操作规程》，请扫二维码查看具体文件。并以此文件为样式，为某餐饮公司所需采购的蚝油建立采购质量验收操作程序。

练一练

如何保证查验环节对食品安全风险的控制？要求：列出食品安全风险点、控制措施、控制程序。

某企业原辅材料采购质量验收操作规程

第三节　食品原料安全控制

一、BRC食品安全全球标准对原料安全的要求

（一）BRC食品安全全球标准概述

BRC，即原British Retail Consortium（英国零售商协会），成立于1996年。1998年BRC颁布了食品安全全球标准，并陆续对其进行更新。2016年，LGC集团收购了BRC全球标准业务部，并对BRC赋予了新的含义：brand，reputation and compliance（品牌、信誉和合规）。2022年8月1日，BRC组织发布了最新版的BRC食品安全全球标准，即第九版的BRC《食品安全全球标准》，并规定自2023年2月1日开始实施审核。BRC的认证依据标准称为BRCGS（BRC Global Standards），至今发布了9大类认证标准，涵盖了食品（包括宠物食品）、消费品、包装材料等，从初级原材料加工、产品制造、包装、储存、配送、代理、经销、终端零售等环节的产品链的有关质量和安全的认证。

（二）BRC认证的必要性和意义

1．BRC认证的必要性

（1）BRC食品安全全球标准被英联邦国家及欧洲的广大零售集团所认可，并作为其供应商的强制审核标准，英国大多数大型零售商只选择通过BRC认证的企业作为其供应商。因此，BRC认证可以帮助企业产品进入欧洲市场。

（2）BRC除获得欧洲零售商认可外，还广泛被澳洲、美国乃至全球的零售商所认可。BRC认证比较侧重市场，全球很多大型超市、卖场和零售商也会要求其供应商提供BRC认证证书，如：Metro AG（麦德龙）、TESCO（乐购）、Safeway（美国连锁超市）和Walmart（沃尔玛）等大型超市要求其供应商必须通过BRC认证。因此，BRC认证成为打入国际市场的重要认证。

（3）BRC食品安全全球标准已经成为多个行业（食品、消费品及包装材料）广泛接

受的供货商最佳审核标准，不但用于零售商品牌产品制造商的评估，也用于品牌产品的评估。很多公司越来越认可BRC的地位，某些国际品牌拥有者还对其在世界各地的制造商推行BRC认证。

2．BRC认证的意义

（1）增强产品竞争力，让国际市场认可　BRC认证为国际贸易中普遍接受和使用的证明手段，经认证后的产品可在消费者心中建立信誉，贴有BRC认证标志的产品为海关、进口商、经销商、消费者广泛接受，尤其是欧美发达国家的消费者，他们信赖也愿意购买带有BRC认证的品牌。我国社会和广大消费者也日益认同通过各种认证的产品，并将其作为优先选择的对象。因此，通过BRC认证，企业可得到包括国际市场在内的市场认可，增强产品竞争力。

（2）对产品质量和安全进行有效管理，保护消费者和社会的利益　企业通过BRC认证可以规范生产活动，对产品质量进行有效的管理，提高制造水平，减少了由于产品质量安全问题而造成消费者或社会相关方的人身安全危害及财产损失，从源头上保护消费者和社会的利益，从而提升企业社会公信力。

尽管我国餐饮企业选择通过BRC认证的较少，但BRC全球食品标准体系中的要求对餐饮食品原料供应链管理具有重要意义。特别是对于调味品、粮油、乳制品等食品的采购及预制菜发展，按照BRC食品安全全球标准要求实施采购验收环节的食品安全管理至关重要。

（三）BRC有关食品原料供应的要求

BRC标准中条款3.5.1.1～3.5.7.1规定了公司应当建立的相关要求，具体见表5-3。

表5-3　BRC食品安全全球标准中有关食品原料的供应要求

条款	要求
3.5.1.1	公司应对每一种原材料或原材料组（包括初级包装）进行风险评估并进行记录，以识别对产品安全、合法性和质量造成的潜在风险。这应考虑以下各项的潜在可能性： • 过敏原污染 • 异物风险 • 微生物污染 • 化学污染 • 品种或类别交叉污染 • 替换或欺诈（参见 5.4.2 条款） • 与受法律控制的原材料有关的任何风险 另外还应考虑原材料对于最终产品质量的重要性 风险评估应构成原材料验收和测试规程以及供应商审批和监督流程的基础 对原材料的风险评估应在发生以下情况时进行更新： • 当原材料、原材料的处理，或原材料的供应商有所变动时 • 当有新风险出现时 • 当发生产品召回或撤回后，且涉及某种特定的原材料 • 至少每3年更新一次

条款	要求
3.5.1.2	公司应制定成文的供应商审批规程，以确保所有原材料及初级包装供应商有效地管理原材料质量和安全方面的风险，而且在运行有效的追溯流程。审批规程应基于风险，并包括以下一项或多项： • 对适用的 BRC《全球标准》或以 GFSI 为基准之标准的有效认证。认证范围应包括购买的原材料 • 供应商审核，范围包括产品安全、可追溯性、HACCP 审核和良好操作规范，且由经验丰富且有证据证明合格的产品安全审核员执行审核。若供应商审核由第二或第三方完成，公司应能够： 　　证明审核员的资质 　　确认审核范围包括产品安全、可追溯性、HACCP 审核和良好操作规范 　　获取一份完整的审核报告并进行评估 或 　　如果提供了一份有效的基于风险的正当理由说明，且供应商被评估为只具有低风险，也可以使用一份填好的供应商问卷作为初始审批之用。调查问卷的范围应包括产品安全、可追溯性、HACCP 审核和良好操作规范，且经过一名可证明有能力的人员的审查和验证
3.5.1.3	应有成文的流程来持续评估供应商的表现，评估应基于风险和明确的表现指标。流程应完整执行 在审批通过是基于调查问卷的情况下，应至少每 3 年重新审批一次，而且供应商必须在此期间通知工厂任何重大变化，包括认证状态的任何变化 应保存评估记录
3.5.1.4	工厂应备有最新认可供应商一览表或数据库。这些信息可以是印在纸张上（硬拷贝），也可以在一个电子系统中管理 一览表或数据库的相关部分应可以随时供相关人员使用（例如用在商品收据上）
3.5.1.5	如果原材料（包括初级包装）采购自非制造商、包装商或集运商的公司（例如购自代理人、经纪人或批发商），工厂应知道最后一道制造商或包装商的身份，或者对于大宗商品产品，应了解原材料的集散地 如 3.5.1.1 和 3.5.1.2 条款所述，应从代理人/经纪人，或者直接从供应商获取批准制造、包装商或集运商所依赖的信息，除非代理人/经纪人自身属于《BRC 代理人和经纪人全球标准》或其他符合 GFSI 基准之标准的认证商家
3.5.1.6	公司应确保其原材料供应商（包括初级包装）拥有有效的追踪系统。在对供应商的审批是基于调查问卷而非认证或审核的情况下，对供应商追踪系统的验证应在最初批准时进行，其后至少每 3 年进行一次。这可通过可追溯性测试实现 在原材料从农场或养鱼场直接进货的情况下，对这些单位追踪系统的进一步验证是非必需的
3.5.1.7	该规程应规定处理对于 3.5.1.2 条款中的供应商审批流程属于例外情况（如原材料由客户指定的情况）或者未提供用于有效审批供应商相关信息（如大宗农产品）而产品测试却被用于验证产品质量和安全性的情况的方法 当工厂生产客户品牌的产品时，相关的例外情况应向客户予以澄清

　　当与供应商建立合作并形成供应关系后，供应商所提供的各类原材料在进入本单位时，均应当进行进货查验，以确保原材料（包括初级包装）在验收控制不会削弱产品的安全、合法性和质量以及适当情况下对真伪性的任何权利诉求。BRC相关条款要求见表5-4。

表5-4 BRC食品安全全球标准中对进货查验的相关要求

条款	要求
3.5.2.1	公司应根据风险评估（3.5.1.1条款）制定原材料和初级包装收货时的验收规程。原材料（包括初级包装）验收及其下发使用应基于以下的一项或多项： • 产品采样或测试 • 收货时的目测检查 • 分析证书（针对每一批货物） • 合格证书 应提供原材料（包括初级包装）清单和要满足的验收要求。应明确规定、实施和审查验收的参数和测试频率
3.5.2.2	应制定规程来确保商品接收人得悉有关经批准的原材料（包括初级包装）变化，且只有正确版本的原材料才被接收。例如，当标签或印刷包装被修改后，只有正确的版本才应被接收并放行进入生产环节
3.5.2.3	如果工厂接收的是活的动物，在围栏期和屠宰后都应由具有适当资质的个人进行检验，以确保动物适于人类食用

根据BRC条款要求，餐饮企业的采购部门在与供应商保持商务洽谈时，需要协同本单位品控部门对供应商及拟购原辅材料风险进行调查和审核。在供应商调查方面，应从供应商基本情况、销售资料、生产能力、质量管理、商务调查等方面开展，其中品质管理是供应商基本情况的调查重点，包括资质证书及其有效期、品质检测仪器设备、体系认证、产品执行标准、产品主要原料及食品添加剂、转基因与过敏原、厂区环境、虫害控制及近三年客户投诉等情况。

在拟购原辅材料的风险调查方面，调查内容包含原辅材料的基本情况及其风险识别情况等两个方面。其中原辅材料的基本情况包括主要配料、产地等基本信息；风险识别情况包括生物性污染、化学性污染、物理性污染、食品欺诈、掺假掺杂、过敏原风险、转基因风险等潜在危害因子及其来源、控制措施。例如，采购大豆油前，需要调查大豆产地、供应情况，识别是否可能通过掺入棕榈油、是否存在虫卵及黄曲霉毒素风险等等，以此提出相应的控制措施。

总之，供应商前期调查及物料风险识别是将本企业食品安全控制关口前移、降低食品安全控制成本的必要手段，是赢得消费者信赖的关键措施。

二、原料供应商的合法资质

（一）食品生产经营许可证

2020年1月2日，国家市场监督管理总局令第24号公布《食品生产许可管理办法》，并于2020年3月1日起施行。食品生产许可实行一企一证原则，即同一个食品生产企业从事不同食品生产活动，应当取得一个食品生产许可证，按照食品的风险程度，结合食品原料、生产工艺等因素，对食品生产实施分类许可。食品类别分为粮食加工品，食用油、油脂及其制品，调味品，肉制品，乳制品，饮料，方便食品，饼干，罐头，冷冻饮品，速冻食品，薯类和膨化食品，糖果制品，茶叶及相关制品，酒类，蔬菜制品，水果制品，炒货食品及坚果制品，蛋制品，可可及焙烤咖啡产品，食糖，水产制品，淀粉及淀粉制品，糕点，豆制品，蜂产品，保健食品，特殊医学用途配方食品，婴幼儿配方食品，特殊膳食食品，其他食品等。

食品生产许可证发证日期为许可决定做出的日期，有效期为5年。食品生产许可证分为正本、副本，正本、副本具有同等法律效力。食品生产许可证应当载明：生产者名称、社会信用代码、法定代表人（负责人）、住所、生产地址、食品类别、许可证编号、有效期、发证机关、发证日期和二维码。此外，副本还应当载明食品明细。生产保健食品、特殊医学用途配方食品、婴幼儿配方食品的，还应当载明产品或者产品配方的注册号或者备案登记号；接受委托生产保健食品的，还应当载明委托企业名称及住所等相关信息。食品生产许可证编号由SC（"生产"的汉语拼音字母缩写）和14位阿拉伯数字组成。数字从左至右依次为：3位食品类别编码、2位省（自治区、直辖市）代码、2位市（地）代码、2位县（区）代码、4位顺序码、1位校验码。因此，在进行票证资质审核时，需对照资质要求逐项审查。

（二）食品生产经营许可的相关规定

《中华人民共和国食品安全法》（2021年修正）第三十五条规定：国家对食品生产经营实行许可制度。从事食品生产、食品销售、餐饮服务，应当依法取得许可。但是，销售食用农产品和仅销售预包装食品的，不需要取得许可。仅销售预包装食品的，应当报所在地县级以上地方人民政府食品安全监督管理部门备案。《中华人民共和国食品安全法实施条例》第四章第十五条规定：食品生产经营许可的有效期为5年。第二十五条规定：非食品生产经营者从事对温度、湿度等有特殊要求的食品贮存业务的，应当自取得营业执照之日起30个工作日内向所在地县级人民政府食品安全监督管理部门备案。

《食品生产许可管理办法》（2020年1月2日发布）中第十条规定：申请食品生产许可，应当先行取得营业执照等合法主体资格。

《食品生产许可管理办法》还规定了从事食品添加剂生产活动，应当依法取得食品添加剂生产许可。

国家市场监督管理总局令第78号公布，自2023年12月1日起施行的《食品经营许可和备案管理办法》规定，食品经营主体业态分为食品销售经营者、餐饮服务经营者、集中用餐单位食堂。食品经营者从事食品批发销售、中央厨房、集体用餐配送的，利用自动设备从事食品经营的，或者学校、托幼机构食堂，应当在主体业态后以括号标注。主体业态以主要经营项目确定，不可以复选。

食品经营项目分为食品销售（散装食品销售、散装食品和预包装食品销售）、餐饮服务（热食类食品制售、冷食类食品制售、生食类食品制售、半成品制售、自制饮品制售等，其中半成品制售仅限中央厨房申请）、食品经营管理（食品销售连锁管理、餐饮服务连锁管理、餐饮服务管理等）三类。食品经营项目可以复选。食品经营者从事散装食品销售中的散装熟食销售、冷食类食品制售中的冷加工糕点制售和冷荤类食品制售应当在经营项目后以括号标注。具有热、冷、生、固态、液态等多种情形，难以明确归类的食品，可以按照食品安全风险等级最高的情形进行归类。

（三）其他有关生产经营许可

（1）出口食品生产企业还需取得出口食品生产企业备案证（《中华人民共和国进出口食品安全管理办法》，自2022年1月1日起实施）。

（2）饲料及饲料添加剂生产企业还需取得饲料生产许可证（《饲料和饲料添加剂生产许可管理办法》，2012年7月1日施行）。

（3）辐照食品生产企业还需取得辐照安全许可证（《中华人民共和国放射性污染防治法》《放射性同位素与射线装置安全和防护条例》，2005年12月1日施行）。

（4）食品清洁剂、消毒剂生产企业还需取得食品清洁剂、消毒剂卫生许可证（《食品工具设备用洗涤剂、消毒剂、洗涤消毒剂卫生管理办法》，1985年8月5日施行）。

三、食品采购环节中国家禁止的行为

某些食品原辅料含有严重危害健康的有害因素，国家规定不得采购和出售违禁食品原料。主要禁止采购的食品品种包括：河豚及其制品（包括"巴鱼"和河豚干）；毛蚶、泥蚶、魁蚶等蚶类；死的黄鳝、甲鱼、乌龟、河蟹、蛾螺、螯虾和死的贝壳类水产品；炝虾、织纹螺、一矾和二矾海蜇；5～10月禁止采购供应醉蟹、醉虾、醉蛾蝶、咸蟹等（餐饮服务提供者现场自行加工的全年禁止）；各种感官异常，或经营、运输卫生条件差的食品；非食用物质以及非药食同源的中药材；亚硝酸盐等。

此外，餐饮企业制作、销售食品时，不得有下列行为：使用变质的、被污染的或者可能对人体健康有害的原料制作食品；使用非食品原料，或者加入非食品用化学物质制作食品；在食品中加入药物，但按照传统既是食品又是中药材的物质除外；使用国家或者地方重点保护野生动物及其产品制作食品；其他法律法规禁止的行为。

四、索证索票管理制度

餐饮服务提供者应按照对采购的食品、食品添加剂、食品相关产品和集中消毒企业供应的餐饮具开展索证索票、进货查验和采购记录，不得采购没有相关许可证、营业执照、

产品合格证明文件、动物产品检疫合格证明等证明材料的食品、食品添加剂及食品相关产品。餐饮服务提供者应对所采购原料的索证索票资料按进货日期或食品种类整理成册，分类保存（不少于2年），保证每件原料能够及时追溯到上一级供应商。送货上门的，也应索取相关证明，并留存联系方式。连锁经营企业可以由企业总部统一开展索证和查验工作。

畜禽肉类的采购除应符合上述要求外还应注意"检疫合格证明"的查验索取：①从商场、超市、批发零售市场和农贸市场采购的应当查验"动物产品检疫合格证明原件"。②从屠宰企业直接采购的，索取并留存供货方的"许可证复印件""营业执照复印件"和"动物产品检疫合格证明原件"，而且复印件供货方应盖章（或签字）。

批量采购进口食品、食品添加剂：索取口岸就进口食品法定检验机构出具的与所购食品、食品添加剂相同批次的食品检验合格证明的复印件。

集中消毒的餐饮具：应当查验、索取并留存集中消毒企业盖章（或签字）的营业执照复印件、盖章的批次出厂检验报告（或复印件）。

实行统一配送经营方式的，可以由餐饮服务提供者总部统一进行采购索证索票管理，并确保各门店随时查阅。各门店如有自行采购的产品，应依照上述要求管理。

五、食品安全追溯体系

食品安全溯源体系指在食品生产、贮藏、运输、销售各个环节（包括种植养殖、生产、流通以及销售与餐饮服务等）中实现食品安全相关信息能够被顺向追踪和逆向回溯，从而使得食品相关的生产经营活动时刻处于监控之中的系统。食品安全溯源体系的参与主体包括原料供应、生产加工、供应链贮运销、终端消费者。记录参与主体的信息，有效推动食品安全监管，增强消费者信心，为食品安全提供保障。

（一）传统食品安全溯源系统

我国的食品安全溯源系统建立时间较国外短，与发达国家相比存在一定差距。传统的溯源系统存在一些问题：①供应链系统信息化标准不统一，数据不连通；②以手工录入数据为主，数据全面性不足；③溯源系统核心数据易被篡改。近年来，随着相关技术的发展，逐步出现基于物联网技术和区块链技术的区块链溯源系统。

（二）基于物联网技术的食品溯源系统

物联网技术指综合利用各种信息传感器、射频识别技术、卫星定位系统、红外感应器、激光扫描器等装置和技术，实时采集任何需要监控的对象的声、光、电、热、力学、生物学、化学信息，通过网络实现任何物体与网络链接，实现对监控对象的智能化感知、识别和管理的过程。

通过物联网技术可实现对食品生产环节的实时监控与反馈。比如：利用非接触式射频识别技术（RFID）可实现食品信息的非接触感知；利用二维码实现溯源系统与移动终端的无缝对接，利用无线传感网络技术实现溯源数据的传递；利用GIS/GPS/北斗等物流跟踪定位技术，实现食品物流过程的准确跟踪与实时定位。

由于食品生产、贮藏、运输、销售过程中所涉及主体众多，实时监控消耗资源多，溯源系统数据量巨大且复杂等原因，溯源系统存在体系管理效率低、难度大，数据存储的安全性较低，尚难实现防篡改等问题。

（三）基于区块链技术的食品溯源系统

区块链是去中心化的分布式数据库，由若干数据区块组成的链条。每个区块均有保存信息，区块通过各自产生的时间顺序连接成链条，被保存在所有服务器（区块链节点）中。区块链的节点为整个区块链系统提供算力与储存空间。由于区块链节点由若干参与主体持有，修改区块链中的信息必须征得半数以上节点同意并修改所有节点的信息，篡改区块链中的数据几乎无可能。与传统网络相比，区块链具有2个主要特点：去中心化和数据防篡改，因此其信息真实可靠，无法篡改，可以解决主体间相互不信任的问题。可见区块链在溯源领域应用前景巨大。区块链基础技术包括4个方面：去中心化分布式存储、非对称加密、共识机制、智能合约。

·本章小结·

本章介绍了食品供应链管理基本概念和食品安全追溯体系，并阐述了BRC在保证餐饮食品原料供应安全的基本要求。在餐饮原料供应链的视角下，总结了餐饮食品原料在采购环节的安全危害问题及防控措施。

·思考题·

1. 进货查验时所需审查的供应商资质有哪些？如何有效审查？
2. 请分析肉及肉制品采购环节可能出现的食品安全问题及原因。
3. 请为肉及肉制品制定验收程序，并列出验收环节中卫生操作要点。

·主要参考文献·

[1] 钱和，陆善路，胡斌. 食品安全控制与管理[M]. 北京：中国轻工业出版社，2020.
[2] 刘芳芳，李毅斌，贾娟. 食品供应链食品质量安全保障体系研究 [J]. 中国调味品，2022，47（12）：186-189.
[3] 王尔媚，苏静. 基于区块链的食品供应链溯源平台 [J]. 食品工业，2022，43（11）：227-230.

［4］曾新安，曹诗林，马骥，等. 预制食品供应链品质监控与区块链溯源技术研究进展［J］. 中国食品学报，2022，22（10）：48-57.

［5］王春丽. 我国食品流通行业的管理问题及对策［J］. 食品安全导刊，2017（24）：40.

［6］吕游. 食品供应链在食品质量安全管理方面的优化［J］. 食品安全导刊，2016（15）：17.

［7］申娜娜，郑广远. 冷链物流标准化助推农产品食品安全建设研究［J］. 中国质量与标准导报，2021（3）：69-72.

［8］魏进. 关于食品安全在冷链物流仓储的调研分析——以中凯智慧冷链物流园为例［J］. 物流科技，2021，44（5）：152-156.

［9］王明媛，杨黎声. BRC认证及国内发展现状分析［J］. 中国标准化，2022（14）：121-124.

［10］张亦凡. 食品安全追溯系统的研究现状［J］. 食品安全导刊，2020（24）：27.

［11］朱媛媛. 食用农户品进货查验记录制度分析［D］. 武汉：华中师范大学，2021.

［12］曾新安，曹诗林，马骥，等. 预制食品供应链品质监控与区块链溯源技术研究进展［J］. 中国食品学报，2022，22（10）：48-57.

第六章
CHAPTER 6

贮存环节的
食品安全控制

本章目标

1. 理解餐饮食品原料贮存场所及环境要求。
2. 了解餐饮食品原料贮存管理有关制度。
3. 能够运用思维工具，制定有效的餐饮食品原辅料安全操作规程。
4. 培养团队精神，养成科学严谨的工作作风。

📝 课程导入

　　贮存是餐饮食品原料采购后、加工前进行的重要环节，餐饮食品原料具有来源广、种类多、易腐败的特点，对新鲜度、安全性要求极高。贮存环节的食品安全风险易受到多种因素影响，如何保证餐饮食品原料质量、控制食品安全是保证菜肴或餐饮加工品质的关键。

　　作为餐饮食品生产经营单位的食品安全负责人，你需要制定并要求相关人员执行贮存环节食品安全管理制度或食品安全控制程序，以保证本单位所有原辅料符合食品安全要求。那么，你将如何有效实现这一目标呢？

❓ 解决问题的思路

　　1. 学会界定问题。本章节的目标非常明确，就是解决餐饮食品原料在贮存环节的安全问题。要解决这个问题，需要有一套工作流程、工作要求等制度性、规范性的文件，并帮助全体员工理解、贯彻执行。这本身是管理上的问题，而管理的基础是需要食品安全控制部门能够提供技术文件。因此，确定规范要求、制度、操作规程等技术文件的内容是实现该项目目标的核心问题。

　　2. 收集完整资讯。不同经营单位的主营业务不一样、所需原辅料也不一样，因此，需要明确本单位餐饮食品原辅料种类、卫生特性、贮存特性；此外，还需要了解餐饮业、食品有关原料贮存要求相关的法律法规、标准有哪些？具体有什么规定？

3. 编制技术文件，制订实施计划。根据整理好的资讯信息，充分分析讨论后，形成技术文件。为了保证技术文件能够有效执行，需要考虑哪些部门、人员如何执行，如采购部采购员、品控部的品控员、仓储部的仓管员等，应从培训、执行、监控、持续改进等方面制订计划。

4. 协调资源、做好决策。要想解决这个问题，则项目负责人必须能够充分理解有关规定，从而养成自觉行动。这需要协调各方资源（包括虫害消杀等业务外包公司），并寻求单位的政策支持。此外，如何实现上述计划，需对现有方法、实现路径进行选择。

5. 执行规范要求。利用5S等现场管理工具，让食品安全控制措施得到有效推行，并在执行中做好记录，如贮存温度、现场清洁卫生情况。

6. 对贮存环节进行有效监控。需要用到各种检查表，检查表是否能够准确反映监控对象所处的状态。

7. 评价目标是否达成。对监控反映的问题，分析判定贮存环节是否符合要求、是否满足厨房原料贮存要求，是否消除隐患以保证餐饮食品原辅料的质量安全。对存在的问题进行反思、调整要求，做到持续改进。

🔧 工程任务分解

1. 学生复习各类餐饮食品原料卫生特点及知识，充分理解项目所需要解决的子任务，完成任务分解表。

2. 识别各类餐饮食品及其原料在贮存过程中的食品安全风险。

3. 制定各类食品安全风险控制程序。

📖 知识储备

第一节　贮存环节中的温度管理

在贮存环节中，影响餐饮原料安全风险的主要因素是温度、湿度和光照，其中温度是最大的食品安全风险因素。据美国疾病控制与预防中心（CDC）统计2009～2015年食源性疾病暴露风险评估结果显示，35%的食源性疾病是由于存储温度不当造成的。可见，餐饮原料在贮存过程中的温度管理是降低食品安全风险的重要举措。

一、温度与微生物生长

（一）微生物生长条件

微生物在适宜的外界环境条件下，不断吸收营养物质，按自身的代谢方式进行新陈代谢，如果合成作用大于异化作用，其结果是原生质的总量（包括重量、体积、大小）不断地增加，称为微生物的生长现象。单细胞微生物如细菌的生长，往往伴随着细胞数目的增加。当细胞增长到一定程度时，就以二分裂方式，形成两个相似的子细胞，子细胞又重复上述过程，使细胞数目增加，称为繁殖。在多细胞微生物（如黄曲霉菌）中，细胞数目的增加如不伴随着个体数目的增加，只能叫生长，不能叫繁殖。这类多细胞微生物的繁殖只能通过形成无性孢子或有性孢子使得个体数目增加的过程才叫做繁殖。

微生物生长繁殖是在内外各种环境因素相互作用下的综合反映，当微生物处于一定的物理、化学条件下，生长、发育正常，繁殖速率也高；如果某一或某些环境条件发生改变，就会杀灭或抑制微生物的生长繁殖。餐饮食品原料，特别是肉类原料具有丰富的微生物生长繁殖所需的营养物质，倘若环境条件合适，会导致微生物的大量生长繁殖，直至导致腐败变质或造成食物中毒。

微生物的生长繁殖除受到水分、碳源物质、氮源物质、无机元素及生长因子等营养物质影响之外，外界因素对其生长繁殖也有很大影响，如温度、渗透压、辐射、pH、氧气等。其中温度是影响微生物生长繁殖最重要的因素。在一定温度范围内，微生物细胞的代谢活动与生长繁殖速度随着温度的上升而增加，当温度上升到一定程度，开始对细胞产生不利影响，微生物细胞内的蛋白质、核酸和细胞组分会受到不可逆的损害，温度再继续升高，则细胞功能急剧下降以致死亡。

一般而言，微生物的生长温度分为最低生长温度、最适生长温度、最高生长温度和致死温度。

（1）最低生长温度 指微生物能进行繁殖的最低温度界限。处于这种温度条件下的微生物生长速率很低，如果低于此温度则生长完全停止。不同微生物的最低生长温度不一样，这与他们细胞的原生质物理状态和化学组成有关系，也可随环境条件变化而变化。如在冰箱中仍能生长的李斯特菌、耶尔森氏菌，这两种菌均为嗜冷菌，食品在贮存时一旦被污染，在低温贮存条件下仍能生长繁殖，从而产生食物中毒。

（2）最适生长温度 指微生物细胞分裂代时最短或生长速率最高时的培养温度。根据目前已知的食品腐败微生物及致病微生物的生理生化过程，其最适生长温度在30~40℃，受微生物污染的餐饮原料在该温度下，发生腐败变质的速率最快、产生食物中毒的风险最高。因此，为了表示贮存温度对餐饮食品原料的影响，往往把30~40℃称为食品的"最危险的温度区域"，把8~60℃称之为食品的"危险温度带"。如图6-1所示。

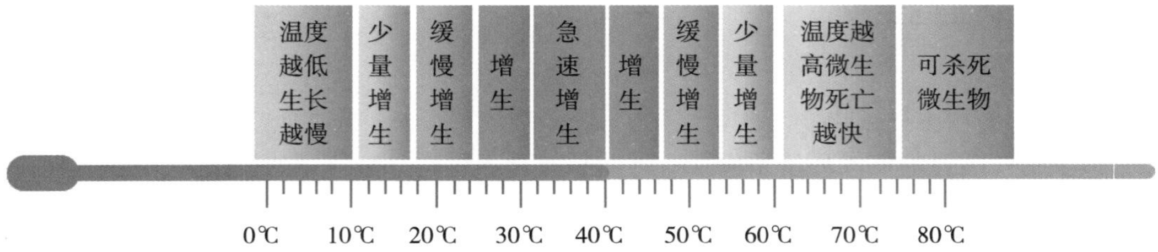

图6-1 微生物生长与温度的关系

（3）最高生长温度 指微生物生长繁殖的最高温度界限。在此温度下，微生物细胞易于衰老和死亡。

（4）致死温度 最高生长温度如进一步提高，便可杀死微生物。这种能使微生物死亡的最低温度界限即为致死温度。致死温度与处理时间有关。在一定温度下处理时间越长，死亡率越高。

（二）餐饮食品原料贮存中的温度

餐饮食品原料按照存货区域分为常温库、冷库和冻库（或冷冻柜）等三个区域，餐饮原料贮存亦分为常温贮存、冷藏贮存和冷冻贮存。常温贮存对库房要求为温度控制在20℃以下，相对湿度70%以下，且避免阳光直射；冷库（或冷藏库）的温度要求在0～8℃范围，而冻库（或冷冻柜）要求温度范围控制在-12℃以下。不同原料应设置的不同贮存温度见表6-1。

表6-1 不同原料的不同贮存温度

种类		贮存环境温度	产品种类
畜禽肉	畜禽肉（冷藏）	-1～4℃	猪、牛、羊和鸡、鸭、鹅胴体及其制品
	畜禽肉（冷冻）	≤-12℃	猪、牛、羊和鸡、鸭、鹅胴体及其制品
水产品	水产品（冷藏）	0～4℃	罐装冷藏蟹肉、鲜海水鱼
	水产品（冷冻）	≤-15℃	冻扇贝、冻裹面包屑虾、冻虾、冻裹面包屑鱼、冷冻鱼糜、冷冻银鱼
	水产品（冷冻）	≤-18℃	冷冻罗非鱼片、冷冻烤鳗、养殖红鳍东方鲀
	水产品（冷冻生食）	≤-35℃	养殖红鳍东方鲀
蔬菜类	根茎菜类	0～5℃	蒜薹、大蒜、山药、马铃薯、胡萝卜、萝卜、竹笋、芦笋、芹菜
		10～15℃	扁块山药、生姜、甘薯、芋头
	叶菜类	0～3℃	结球生菜、直立生菜、紫叶生菜、油菜、奶白菜、菠菜（尖叶型）、茼蒿、小青葱、韭菜、甘蓝、抱子甘蓝、菊苣、乌塌菜、小白菜、芥蓝、菜心、大白菜、羽衣甘蓝、莴笋、欧芹、茭白、牛皮菜

续表

种类		贮存环境温度	产品种类
蔬菜类	瓜菜类	5～10℃	佛手瓜、丝瓜
		10～15℃	黄瓜、南瓜、冬瓜、冬西葫芦（笋瓜）、矮生西葫芦、苦瓜
	茄果类	0～5℃	红熟番茄、甜玉米
		9～13℃	茄子、绿熟番茄、青椒
	食用菌类	0～3℃	白灵菇、金针菇、平菇、香菇、双孢蘑菇
		11～13℃	草菇
	菜用豆类	0～3℃	甜豆、荷兰豆、豌豆
		6～12℃	四棱豆、扁豆、芸豆、豇豆、豆角、毛豆荚、菜豆
水果类	核果类	0～3℃	杨梅、枣、李、杏、樱桃、桃
		5～10℃	橄榄、芒果（催熟果）
		13～15℃	芒果（生果实）
	仁果类	0～4℃	苹果、梨、山楂
	浆果类	0～3℃	葡萄、猕猴桃、石榴、蓝莓、柿子、草莓
	柑橘类	5～10℃	柚类、宽皮柑橘类、甜橙类
		12～15℃	柠檬
	瓜类	0～10℃	西瓜、哈密瓜、甜瓜和香瓜
	热带、亚热带水果	4～8℃	椰子、龙眼、荔枝
		11～16℃	红毛丹、菠萝（绿色果）、番荔枝、木菠萝、香蕉

资料来源：食品原料冷藏贮存管理规范（T/DCCA 007—2020）、食品原料冷冻贮存管理规范（T/DCCA 008—2020）。

二、温度监控

（一）相关概念

为了更好地评估贮存温度对餐饮原料安全的影响，需要及时进行温度监控。这三个库存区域的环境温度必须通过精度为±2℃的温度计严格控制，且温度计的存放位置应放在最热的地方，以提高安全系数。一般来讲，冷藏或冷冻室最热的地方一般靠近库房门口。为了更好地对温度进行监控管理，保证温度在目标范围内，需要理解以下几个概念。

当贮存温度确定好之后，就需要对温度进行"监控"。按照ISO22000对"监控"的定义，应当按照指定的计划进行观察或测量来判定贮存温度是否处于受控状态，并且准确真实地进行记录，用于以后的"验证"。因此，在进行温度监控时，可以达成以下三点目的：

①记录追踪贮存温度的变化，使之始终处于有利于保证原料安全的温度波动范围内；

②确定贮存温度是否失控或是否偏离温度上限，若是则需要采取进一步纠正措施；

③通过监控记录证明餐饮原料在此温度条件下贮存是安全的，同时监控记录可为将来的验证、审核提供必需的材料。

（二）温度监控计划或程序

为了保证工作效率，必须建立文件化的监控程序，包括监控对象、监控方法、监控频率以及监控人员，这四个要素构成了监控程序的内容。

1．监控对象

监控对象就是监控什么，通过观测和测量产品或加工过程的特性，来评估一个关键控制点（CCP）是否符合关键限值。也就说，在原料贮存环节，通过监控温度来观察或判断餐饮原料的微生物状态或感官状态，如果温度偏离了关键限值，意味着可能产生微生物危害或原料品质下降。

2．监测方法

即如何进行关键限值和预防措施的监控。监控必须提供快速的或即时的检测结果。微生物学检测既费时、费样品又不易掌握，尤其是对于果蔬、肉等这些容易腐败变质的餐饮原料，在微生物学检验结果出来前，很有可能已经发生变质了。因此很少用于CCP监控，物理和化学检测方法相对快速且操作性更强，是比较理想的监控方法。常用的方法有温度计（自动或人工）、钟表、pH计、水活度（Aw）计、盐量计、传感器以及分析仪器。测量仪器的精度、相应的环境以及校验都必须符合相应的要求或被监控的要求。由测量仪器导致的误差，在制定关键限值时应加以充分考虑。

3．监控的频率

监控可以是连续的，也可以是非连续的。当然连续监控最好，如自动温度、时间记录仪、金属探测仪，因为这样一旦出现偏离或异常能立即做出反应，如果偏离操作限值就采取加工调整，如果偏离关键限值就采取纠正措施。但是，连续检测仪器的本身也应定期查验，也并非设置了连续监控就一劳永逸。而且监控这些自动记录的周期愈短愈好，因为可以及时捕捉影响餐饮原料温度波动问题。

如果不能进行连续监控，那么就必须尽量缩短监控的周期，以便能及时发现可能出现的关键限值或操作限值偏离。其方法和原则如下。

（1）充分考虑到加工过程中被监控数据是否稳定或变异有多大？如果数据欠稳定，监控的频率应相应增加。

（2）产品的正常值与关键限值是否相近？如果二者很接近，监控的频率应相应增加。

（3）如果关键限值出现偏离，餐饮企业受影响的原料有多少？受影响的原料越多，监控的频率应该越高。

4．监控人员

制定监控记录时，明确监控责任是另一个需要考虑的重要因素。从事温度监控的可以是厨师、设备操作者、监督人员、质量控制保证人员或维修人员。由作业的现场人员进行监控是比较合适的，因为这些人在连续观察产品的生产和设备的运转时，比较容易发现异常情况的出现。但是，不论由谁进行监控，最好是方便、有责任心以及有能力进行的人员来完成，这些人员应该具有以下水平或能力。

（1）经过食品安全管理系统（特别是HACCP）的培训。

（2）完全理解温度监控的重要性。

（3）有能力进行监控活动。

（4）能准确地记录每个监控活动。

（5）发现偏离关键限值应立即报告，以便能及时采取纠正措施。

监控人员的作用是及时报告异常事件和关键限值偏离情况，以便采取加工过程调整或纠正措施，所有温度监控记录必须有监控人员签字。

（三）温度异常后的纠偏行动

当监控结果显示一个关键控制点失控时，食品安全管理体系要求必须立即采取纠偏行动，而且必须在偏离导致安全危害出现之前采取措施。

纠偏行动也称纠正措施，是当监控表明偏离关键限值或不符合关键限值时而采取的程序或行动。纠偏行动一般包括两步：第一步，纠正或消除发生偏离关键限值的原因，重新进行控制；第二步，确定在偏离期间生产的产品并决定如何处理，必要时采取纠正措施后还应验证是否有效。

为了更好地理解纠偏行动步骤，具体以餐饮原料或食品的贮藏温度要求在0～4℃为例，若贮藏温度出现偏离，将从以下步骤采取纠偏措施。

首先，纠正和消除产生偏离的原因，将温度返回到受控状态之下。

一旦发生偏离关键限值，应立即报告，并立即采取纠正措施，所需时间越短则能使偏离关键限值的时间越短，这样就能尽快恢复正常生产，重新使温度处于受控状态之下，而且受到影响的不合格原料就越少，经济损失就越小。

其次，隔离、评估和处理在偏离期间所储存的餐饮原料或食品。

对于出现偏差时的餐饮食品原料必须进行确认和隔离，并确定对这些餐饮食品原料的处理方法，可以通过以下四个步骤对餐饮原料或食品进行处置和用于制订相应的纠正措施计划。

（1）根据专家或授权人员的评估或通过生物、物理或化学的测试确定产品是否存在食品安全危害。

（2）根据以上评估，如果产品不存在危害，可以解除隔离，允许使用或流入餐饮市场。

（3）根据以上评估，如果产品存在危害，则确定餐饮原料或食品是否在后续烹调工序中消除危害（如原料中存在微生物超标）或可否改作他用（如动物饲料或农作物肥料）；

值得注意的是，所作出的让步处理或消除危害，必须建立在满足食品安全法的规定下进行，不得使用过期、腐败变质或对人体产生危害的原料。

（4）如不能按（3）处理，餐饮原料或食品必须予以销毁。这是最后的选择，经济损失较大。

如果采取纠正措施，应该加以记录。记录应当包括：①原料的鉴定（如原料的描述，隔离扣留原料或产品的数量）；②偏离的描述（如温度偏离的程度）；③所采取的具体纠正措施；④负责采取纠偏行动的人员姓名、工号。

🔲 练一练

> 国家标准规定，凉菜间温度要求≤25℃。作为某餐饮企业行政总厨，请你制定科学合理的温度监控程序，保证凉菜间温度处于受控状态。

第二节　贮存环节的清洁卫生

一、清洁卫生基本概念

卫生是指为保证食品安全、预防疾病而准备的一切条件和措施。清洁卫生就是为达到预防疾病、满足符合卫生状况而采取的清洁活动。在5S现场管理中，将清洁定义为：通过制度将整理、整顿、清扫标准化并检查，形成习惯。清洁绝非简单清扫，更不能理解为打扫卫生，它更强调制度化、管理程序化、文件化，其目的是对已经改善好的现场卫生进行持续不断地改善，达到更高更好的境界。无论是在仓储、生产还是厨房管理，清洁都能够以较低成本维持和改善卫生条件。

二、清洁的标准

清洁是通过检查前整理、整顿、清扫实施的彻底程度来判断其水平和程度，一般要根据各种生产要素、资源的检查判定表来做具体的检查。清洁内容包括：

（1）作业台、椅子、货架、备件、办公台、文件资料等。在餐饮原料仓储中，需要注意贮存货架的摆放有序、离墙离地，注意物料标签标识规范。

（2）所有标准建立好之后，每个区域设置一块5S现场管理看板。将清洁的标准制作成看板公布在各操作现场，方便操作人员随时按照标准操作，达到现场管理要求。表6-2为常温库清洁卫生标准书。

表6-2　常温库清洁卫生标准书

	现场执行标准		工序/区域		5S清扫标准
责任区名称：常温库			序号	部位	标准
			1	调味品	摆放整齐
					按量摆放
责任人：×××					分类摆放
			2	洗涤剂	保持清洁
					摆放整齐
点检人：×××					做好标识
检查频次：每天2次	整理　整顿 清扫　清洁		3	地面	无杂物、无灰尘
					保持干爽
					保持清洁

三、清洁的步骤

（一）建立标准

食品原料库要求各类原料必须离墙离地、分区存放，并做好物料防护，防止灰尘掉落和交叉污染，特别是过敏物质的交叉污染。对于码垛要求、物料标识卡信息、地面区域划分、防虫灭鼠灭蝇设施点位等，应建立相应清洁标准，最好建立图文并茂的标准，用照片的形式，方便员工遵照执行，即采用"看板管理"。

（二）责任到人

每个区域都要有专人负责，做到"人人都管事，事事有人管"。即使是小型餐饮单位的原料仓库，可能只需一个人负责，但涉及所需事项应当被管理。如谁负责监控温度、谁负责出库入库登记、谁负责原料状态监控等一切涉及原料安全、原料使用的事项。

（三）确定检查周期

检查是验证工程计划是否有效实现的关键，对于温度湿度等贮存条件、物料贮存状态、物料库存量等均需处于受控状态。因此，规模相对小的餐饮单位的原料库内应天天检查，大型餐饮单位或中央厨房级别的，可以每周五巡检，并持续21天以养成习惯。

（四）奖罚激励

一定要设立奖励和处罚，奖励做得好的个人或部门，处罚不行动、做得不好的部门。

（五）宣传教育

厨师长或负责卫生安全的品质部门，应每天晨会通报昨天检查的情况，对存在的问题进行分析、点评，形成一个PDCA循环。每次晨会可以宣传一个知识点，达到教育员工的目的，从而持续改进库房的清洁状态。

第三节　贮存环节的虫害控制

一、虫害对食品安全的影响

公共卫生领域中，害虫是指对人体健康产生有害影响的生物，也称之为有害生物，即四害（苍蝇、蚊子、老鼠、蟑螂）。这里的害虫概念因食品安全管理需要而有很大的外延，在国际食品安全管理中通常将昆虫、啮齿动物和鸟类一并归为害虫。值得说明的是，有害生物都是相对不同环境和人群而言的。例如，鸟类如果放在公园里，是有益的生物；但是对于食品企业而言，飞到生产车间就是"有害生物"。由于它们都是微生物危害和物理危害的重要潜在来源，所以必须被隔离在生产场所和仓库以外。

啮齿动物是已知的沙门菌的携带者，许多鸟类携带弯曲杆菌，它们都是经常引起食物中毒的原因。苍蝇、蚊子、老鼠、蟑螂有几十种以上的病菌及病毒可以传播到人体。通常来说，虫害问题是卫生条件不良的体现。在餐饮原料贮存过程中，若缺乏有效的虫害控制程序可能导致仓储原料质量损失、食品卫生安全缺陷。目前，包括中国在内的许多国家都立法要求实施有效的虫害防护和管理程序。

二、虫害控制三部曲

（一）防护

防护是虫害控制的第一项原则，目的是防止害虫进入现场范围，特别是防止进入餐饮食品原料仓储区域及其他生产区域。

而厨房或餐饮企业的建筑物必须具备能够阻断害虫进入的可能路径。如外门应贴紧地面和墙，如果达不到要求，门、墙和/或地面最好进行修整。也可采用其他适当的临时解决办法，如采用毛刷带或其他"密封"措施，但是必须对这些措施的状态进行例行检查，因为这些措施可能会被啮齿动物咬穿，或在使用过程中，它们本身就可能造成损坏。另外，需要培训员工养成随手关门的良好习惯；在外门最好设置有自动关闭装置或设有警报装置。如可设置气帘，以防止飞虫进入，但是气帘不能防止啮齿动物进入。

外窗和在有污染产品风险区域的窗户应使用纱窗，且纱窗网孔最大对角距离为2mm。纱窗应可拆卸、清洗，并应对其进行例行检查以确保其没有损坏。

管道的缝隙、空心砖和服务设施管道都是潜在的害虫进入点，应使用隔离网或适当的密封以阻隔害虫，如老鼠可以通过5mm的缝隙。排水沟应设置拦截阱捕器，并根据虫害风险评估对拦截阱捕器进行检查，并设置诱饵。

根据虫害风险评估，在一些较大的中央厨房企业，草坪、菜地、车间屋顶，如果需要的话，还需对鸟类进行控制。包括设置鸟网，防止鸟类在屋顶和进料台防止栖息装置，或选择设置声音或视觉威慑物。不过需要注意一些鸟类是受法律保护的，毒杀这些鸟类违反法律。只有经授权的人员才可以选择哪些可以捕杀，哪些是不可以捕杀的。

（二）减少吸引物

虫害控制的第二项原则是通过现场管理减少对害虫的吸引并控制害虫的数量。所有的害虫都需要食物、水、适宜的温度和生存的地方（栖息场所），对这些因素施加影响可以降低害虫侵袭的可能。而食品原料贮存库可以为虫害提供一切所需的食物及栖息场所，最容易吸引虫害。

卫生和清扫管理是消除害虫食物来源和藏身地的两个重要因素。应对废弃的食物妥善存储，避免害虫容易获得；即废弃的食物须丢弃于可以盖紧的垃圾箱内，这在厨房或仓库中应及时清理厨余垃圾。确保垃圾箱定时清空，垃圾应经常倾倒，垃圾箱和其存放区域应按照适当的频率定期进行清洁。

应对建筑物的外部进行适当的维护。这包括消除害虫潜在的栖息场所，对植物进行有效、常规的管理，植物应远离外墙。良好的操作应是距库房外墙周围2～3m为无种植区，或围绕外墙的植物底部0.5m以上的区域要保持空旷。托盘和废弃设备应存储适当，防止啮齿动物藏身其中，并定期检查。为预防害虫，各处不应有滞留水，应当及时清扫仓储地面蔬菜水果带入的水，防止积水。

产品存储位置应距离墙面0.5m远，确保产品容易流转，以便进行检查和清扫。这个距离还有助于阻止害虫进入贮存库的产品。原材料和设备在进入场所之前应得到适当的检查，并以适当的方式存储，避免成为害虫的食物来源和藏身场所。

通常，应对购进的原料进行检查或隔离，确保原料没有被害虫破坏或侵害的现象，如谷物、粗粮原料。对易于被害虫污染的食品，如面粉和巧克力，或对易于被特定害虫影响的材料，如纺织品，需要更高水平的检查。处理这类原料的加工设备，如面粉仓，也易受害虫侵袭，因此也应对其实施定期的检查。

（三）控制

由于无法完全防止害虫进入，所以就必须采用控制措施。一个害虫的出现通常是一个整体问题的征兆，所以害虫的来源、位置和出现的原因必须调查清楚，以降低今后害虫出现的可能。不应只想到对害虫进行诱捕。

1.啮齿动物的控制

综合控制中可能需要使用诱饵来作为控制啮齿动物程序的一部分，但不应被视为唯一的解决方案。应根据引起问题的动物种类，害虫出没的范围，活动区域的大小，选择适当的解决方案。例如，在有大量食物可供害虫选择的情形下，改进卫生条件是长期控制啮齿动物的最好方法。

如果现场可能有老鼠活动或有老鼠存在的显著风险，可以考虑使用毒饵（相关法规授权使用的毒饵）；但是首先应对鼠害的来源和栖息地进行管理，且不应以长期使用诱饵作为鼠害控制的手段。

2. 灭蝇装置

灭蝇装置是协助控制飞虫的普遍方法（图6-2），主要通过紫外线吸引飞虫。注意使用紫外线灭蝇灯之前需要评价靶标害虫的种类，例如果蝇未必会被紫外线所吸引。

带有电网格的灭蝇装置（通常指的是电子灭蝇灯）通过电击杀死飞虫，缺点是通过电击或风吹托盘，飞虫尸体碎片可能掉出造成污染。因此，必须妥善考虑，确保灭蝇灯的位置不会对裸露的餐饮原料造成潜在污染风险。

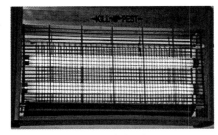

图6-2　粘捕式灭蝇灯

另外一种措施是采用"粘板式系统"，它能将飞虫粘住，防止其逃脱。这种"粘蝇板"的缺点是会随温度变化而融化或变硬，不适用于高温和低温环境，也不适用于多灰尘的环境，因灰尘会积聚在粘板上，且在多害虫出没区域，粘蝇板会因粘满后效果不良。

紫外线灯管是所有灭蝇灯的核心，如果破碎可能会产生污染，因此应对紫外线灯管进行适当的防护。如通常可在灯泡外边加上防护罩，如收缩性塑料薄膜，或将灯泡用防护箱罩住。紫外线灯管的发亮度随使用时间而降低，因此需要最少每12个月更换一次，最好在春季更换灯管，可使紫外灯在虫害风险最高的月份发挥最佳作用。

应根据覆盖区域的大小确定灭蝇装置适合的尺寸，或根据虫害风险评估来确定灭蝇装置的数量。灭蝇装置通常每25m²、50m²或75m²放置一个，并根据灭蝇装置具体参数而定。

🕐 **案例** ▬▬▬▬▬▬▬▬▬▬▬▬▬▬▬▬▬▬▬▬▬▬▬▬▬▬▬▬▬▬▬▬▬

如果在原料仓库中发现有小家鼠觅食原料的情况，该采取什么行动？

a. 停止使用被污染过的原料；

b. 隔离可能受影响的原辅材料，在适当的处理之前，对材料进行仔细检查和评估；

c. 调查小家鼠的来源，如发现小家鼠是通过墙上的小缝隙进入的，应对小缝隙进行临时封堵；若发现是通过明沟箅子进入，则需重新评估明沟盖板间距；

d. 调查潜在的逃跑路线，确定问题覆盖的区域；

e. 检查现场其他区域的原料和产品，评估害虫进一步出现的可能；

f. 对仓储区域进行全面、彻底的清洁。

第四节　餐饮食品原料贮存环节中的其他要求

一、餐饮单位不得贮存的物料

餐饮服务提供者应对购买使用的醇基燃料指定专人保管，做到专柜存放，严禁同食用酒精、散装白酒等食品混合存放。要做好"醇基燃料，严禁饮用""有毒燃料，不可食用"等醒目标签标识，严防误将醇基燃料当白酒饮用。

餐饮服务提供者严禁非法采购、贮存和使用甲醛、工业酒精、工业盐等非食品原料以及河豚、亚硝酸盐、发芽马铃薯等有毒的食品原料。

二、食品添加剂的贮存管理

（1）食品添加剂应专人采购、专人保管、专人领用、专人登记、专柜保存、专用称量。

（2）食品添加剂的存放应有固定的场所（或橱柜）并上锁，标识"食品添加剂"字样，盛装容器上应标明食品添加剂名称。

（3）食品添加剂应存放在常温、阴凉、通风干燥处，避免阳光直射。

第五节　餐饮食品在贮存环节的相关法律规范及标准

一、中华人民共和国食品安全法

第三十三条：具有与生产经营的食品品种、数量相适应的食品原料处理和食品加工、包装、贮存等场所，保持该场所环境整洁，并与有毒、有害场所以及其他污染源保持规定的距离；具有与生产经营的食品品种、数量相适应的生产经营设备或者设施，有相应的消毒、更衣、盥洗、采光、照明、通风、防腐、防尘、防蝇、防鼠、防虫、洗涤以及处理废水、存放垃圾和废弃物的设备或者设施；贮存、运输和装卸食品的容器、工具和设备应当安全、无害，保持清洁，防止食品污染，并符合保证食品安全所需的温度、湿度等特殊要求，不得将食品与有毒、有害物品一同贮存、运输。

第五十四条：食品经营者应当按照保证食品安全的要求贮存食品，定期检查库存食品，及时清理变质或者超过保质期的食品。食品经营者贮存散装食品，应当在贮存位置标明食品的名称、生产日期或者生产批号、保质期、生产者名称及联系方式等内容。

第五十六条：餐饮服务提供者应当定期维护食品加工、贮存、陈列等设施、设备；定期清洗、校验保温设施及冷藏、冷冻设施。餐饮服务提供者应当按照要求对餐具、饮具进行清洗消毒，不得使用未经清洗消毒的餐具、饮具；餐饮服务提供者委托清洗消毒餐具、饮具的，应当委托符合本法规定条件的餐具、饮具集中消毒服务单位。

二、中华人民共和国食品安全法实施条例

第二十四条：贮存、运输对温度、湿度等有特殊要求的食品，应当具备保温、冷藏或者冷冻等设备设施，并保持有效运行。

第二十五条：食品生产经营者委托贮存、运输食品的，应当对受托方的食品安全保障能力进行审核，并监督受托方按照保证食品安全的要求贮存、运输食品。受托方应当保证食品贮存、运输条件符合食品安全的要求，加强食品贮存、运输过程管理。

接受食品生产经营者委托贮存、运输食品的，应当如实记录委托方和收货方的名称、地址、联系方式等内容。记录保存期限不得少于贮存、运输结束后2年。

非食品生产经营者从事对温度、湿度等有特殊要求的食品贮存业务的，应当自取得营业执照之日起30个工作日内向所在地县级人民政府食品安全监督管理部门备案。

三、餐饮服务食品安全监督管理办法

第十五条：餐饮服务提供者应当按照国家有关规定和食品安全标准采购、保存和使用食品添加剂。应当将食品添加剂存放于专用橱柜等设施中，标示"食品添加剂"字样，妥善保管，并建立使用台账。

第十六条：餐饮服务提供者应当严格遵守国家食品药品监督管理部门制定的餐饮服务食品安全操作规范。餐饮服务应当符合下列要求：

①在制作加工过程中应当检查待加工的食品及食品原料，发现有腐败变质或者其他感官性状异常的，不得加工或者使用。②贮存食品原料的场所、设备应当保持清洁，禁止存放有毒、有害物品及个人生活物品，应当分类、分架、隔墙、离地存放食品原料，并定期检查、处理变质或者超过保质期限的食品。③应当保持食品加工经营场所的内外环境整洁，消除老鼠、蟑螂、苍蝇和其他有害昆虫及其滋生条件。④应当定期维护食品加工、贮存、陈列、消毒、保洁、保温、冷藏、冷冻等设备与设施，校验计量器具，及时清理清洗，确保正常运转和使用。⑤需要熟制加工的食品，应当烧熟煮透；需要冷藏的熟制品，应当在冷却后及时冷藏；应当将直接入口食品与食品原料或者半成品分开存放，半成品应当与食品原料分开存放。

四、餐饮服务食品安全操作规范

《餐饮服务食品安全操作规范》是由国家市场监督管理总局于2018年发布施行的，内容涉及餐饮服务场所、食品处理、清洁操作、餐用具保洁以及外卖配送等餐饮服务各个环节的标准和基本规范，旨在指导餐饮服务提供者落实食品安全主体责任，规范餐饮经营行为，提升食品安全管理能力，保证餐饮食品安全。其中，对贮藏设施设备及原料贮藏有明确的要求。

（一）对库房及冷冻（藏）设施的要求

（1）根据食品贮存条件，设置相应的食品库房或存放场所，必要时设置冷冻库、冷藏库。

（2）冷冻柜、冷藏柜有明显的区分标识。冷冻、冷藏柜（库）设有可正确显示内部温度的温度计，宜设置外显式温度计。

（3）库房应设有通风、防潮及防止有害生物侵入的装置。

（4）同一库房内贮存不同类别食品和非食品（如食品包装材料等），应分设存放区域，不同区域有明显的区分标识。

（5）库房内应设置足够数量的存放架，其结构及位置能使贮存的食品和物品离墙离地，距离地面应在10cm以上，距离墙壁宜在10cm以上。

（6）设有存放清洗消毒工具和洗涤剂、消毒剂等物品的独立隔间或区域。

（二）对原料贮存的要求

（1）分区、分架、分类、离墙、离地存放食品；分隔或分离贮存不同类型的食品原料。

（2）在散装食品（食用农产品除外）贮存位置，应标明食品的名称、生产日期或者生产批号、使用期限等内容，宜使用密闭容器贮存。

（3）按照食品安全要求贮存原料。有明确的保存条件和保质期的，应按照保存条件和保质期贮存。保存条件、保质期不明确的及开封后的，应根据食品品种、加工制作方式、包装形式等针对性地确定适宜的保存条件和保存期限，并应建立严格的记录制度来保证不存放和使用超期食品或原料，防止食品腐败变质。

（4）及时冷冻（藏）贮存采购的冷冻（藏）食品，减少食品的温度变化；冷冻贮存食品前，宜分割食品，避免使用时反复解冻、冷冻；冷冻（藏）贮存食品时，不宜堆积、挤压食品。

（5）遵循先进、先出、先用的原则，使用食品原料、食品添加剂、食品相关产品。及时清理腐败变质等感官性状异常、超过保质期等的食品原料、食品添加剂、食品相关产品。

五、餐饮服务通用卫生规范

（一）对原料贮存的要求

《食品安全国家标准 餐饮服务通用卫生规范》（GB 31654—2021）对原料贮存的要求与《餐饮服务食品安全操作规范》中有关内容基本一致，即：

（1）食品原料、半成品、成品应分隔或者分离贮存。贮存过程中，应与墙壁、地面保持适当距离。

（2）散装食品（食用农产品除外）贮存位置应标明食品的名称、生产日期或者生产批号、使用期限等内容，宜使用密闭容器贮存。

（3）贮存过程应符合保证食品安全所需的温度、湿度等特殊要求。

（4）按照先进、先出、先用的原则，使用食品原料、食品添加剂和食品相关产品。存在感官性状异常、超过保质期等情形的，应及时清理。变质、超过保质期或者回收的食品应显著标示或者单独存放在有明确标志的场所，及时采取无害化处理、销毁等措施，并按规定记录。

（二）对有害生物防治的相关要求

（1）应保持餐饮服务场所建筑结构完好，环境整洁，防止虫害侵入及滋生。

（2）有害生物防治应遵循优先使用物理方法，必要时使用化学方法的原则。化学药剂应存在专门设施内，保障食品安全和人身安全。

（3）应根据需要配备适宜的有害生物防治设施（如灭蝇灯、防蝇帘、风幕机、粘鼠板等），防止有害生物侵入。

（4）如发现有害生物，应尽快将其杀灭。发现有害生物痕迹的，应追查来源，消除隐患。

（5）有害生物防治中应采取有效措施，避免食品或者食品容器、工具、设备等受到污染。食品容器、工具、设备不慎污染时，应彻底清洁，消除污染。

第六节　5S现场管理法的应用

一、5S现场管理法的起源

5S现场管理法，也称为"五常法"，是指在生产现场对人员、机器、材料、方法等生产要素进行有效的管理，这是日本企业一种独特的管理办法。

1955年，日本5S的宣传口号为"安全始于整理，终于整顿"。当时只推行了前两个S（整理、整顿），其目的仅是为了确保作业空间和安全。后因生产和品质控制的需要而又逐步提出了3S，即清扫、清洁、修养，从而使应用空间及适用范围进一步拓展。到了1986年，日本的5S有关著作逐渐问世，从而对整个现场管理模式产生了很大的冲击，并由此掀起了5S的热潮。

5S现场管理法一直被认为起源于日本、发展于欧洲，也有中国学者进行过考究，认为5S的雏形最早见于《弟子规》，只不过日本人在工厂实践中加以总结、归纳，最终形成了5S理论。如"整顿"要求分类定位摆放，《弟子规》中："置冠服，有定位，勿乱顿，致污秽""列典籍，有定处；读看毕，还原处"。另外，与"清扫"相关的"房室清，墙壁净；几案洁，笔砚正"等。

二、5S现场管理法的发展

日本企业将5S现场管理作为管理工作的基础，推行各种品质管理方法。第二次世界大战后，日本的产品品质得以迅速提升，并逐步奠定了经济大国的地位，而在丰田公司的倡导推行下，5S现场管理法在塑造企业的形象、降低成本、准时交货、安全生产、高度标准化、创造令人心旷神怡的工作场所、现场改善等方面发挥了巨大作用，逐渐被各国管理界所认识。

有些企业在原来5S的基础上，增加了安全（safety）形成"6S"，再增加节约（save）形成"7S"；也有加上习惯化（shiukanka）、服务（service）及坚持（shikoku），形成"10S"。但是万变不离其宗，核心内容还是5S。

三、5S的含义

5S是指日文SEIRI（整理）、SEITON（整顿）、SEISO（清扫）、SEIKETSU（清洁）、SHITSUKE（素养）这五个单词，如表6-3所示。因为5个单词日文首字母发音都是"S"，所以称为"5S"。

表6-3　5S含义表

中文	日文	英文	典型例子
整理	SEIRI	organization	丢弃过期变质的物料
整顿	SEITON	neatness	餐饮原料分类摆放规整，有"名"有"家"
清扫	SEISO	cleaning	货架区域有专人负责清洁
清洁	SEIKETSU	stangardisation	将原料库房卫生管理标准化、制度化，贯彻执行
素养	SHITSUKE	discipline and training	员工自觉遵守规章制度，自觉维护食品安全卫生

四、5S现场管理法的作用

5S现场管理法是企业管理和现场改善的基础，因其简单、有效，被认为是提升现场管理水平的第一步。食品生产企业或餐饮单位是食品安全第一责任人，生产加工的有序高效管理，是保证食品安全的前提。然而，由于食品生产企业或餐饮服务单位的加工制造现场仍存在诸多问题，主要表现为：现场食品物料分区不清晰，原料、辅料、半成品、成品和不合格品等堆放无序，定置标识不合理、寻找时间长，且不能保证食品原料先进先出，甚至存在因原料过期而造成浪费的现象；现场卫生清洁不彻底、环境脏乱，无清洁标准和清洁频率要求，导致产品微生物超标；随意占用运料通道、安全通道等分区，影响物料传递、运输效率；部分员工素质达不到要求，因操作不当造成交叉污染，影响食品安全。

从食品企业生产实践来看，每个成功实施5S现场管理法的单位都能实现以下效果：

（1）营造整洁现场，提升企业形象，提升客户满意度　推行5S现场管理法使生产现场变得宽敞明亮和干净卫生。在明厨亮灶工程下，这样的生产车间、厨房很容易获得客户的认可和赞赏，给客户一种信任感，使客户认为这样的企业所产出的产品令人放心，进而确保客户满意度。

（2）提高生产效率　通过整理、整顿，使生产现场或厨房没有多余的物品、工具，原料、调味品、半成品摆放整齐，固定位置，所有人员都能快速分辨拿取，从而提高工作效率，员工也可以专注于工作。

（3）提高产品品质　良好的加工环境才能生产出优质的产品，员工时常清扫工作环境，使机器设备保持清洁，避免污染物对机器设备的损伤，使加工环境卫生、原辅料质量安全处于受控状态，从而提高产品品质。

（4）降低生产成本　通过整顿，合理地对物料进行规划分区、分类存放，标识清楚，这样可减少仓储场地，节省寻找时间，节约人力和物力，降低生产成本。

（5）确保安全生产　现场情况一目了然，物品放置规整，安全通道、过道通畅，整个加工现场无多余的物品，作业空间增大，工作场所宽敞明亮、井然有序，减少意外事故的发生。

五、5S现场管理法活动的内容

（一）整理

整理时，首先要对工作场所进行全面性的检查，包括眼睛看得到的和看不到的地方；其次是区分必需品与非必需品，即去掉不要的物品，留下需要的物品；然后再根据物品的使用频率来决定它的管理方法，如"放在作业区内，由员工带在身边""集中放在车间某个规定处"或"由管理部门保管"等。清理非必需品时，应注意使用价值，而不是原来的购买价值，也就是使用价值大于购买价值。

整理的意义是将必需品和非必需品分开，在生产现场只放置必需品。要做到合理地整理，需要按照以下步骤推行。①对生产现场进行全面检查。②制定合理的区分必需品和非必需品的判断标准。③及时清除非必需品。④生产现场的员工应每日自我检查，循环清理非必需品。⑤按照使用频率，对非必需品作相应的处理，如表6-4要求。对于非必需的物品，移到5S"缓存区"，并使用"红牌"做标识，红牌应包括工具或原材料的分类、物品名称、数量、所属工段或部门、日期以及即将采取的行动等信息。

表6-4　必需物品与非必需物品处理方法

类别	使用频率	处理方法
必需物品	每小时	放工作台或随身携带
	1~3天	放在不需要移动就可以拿的位置
	每周	现场存放
	1~3个月	放在工程附近
非必需物品	也许要用	靠近现场的区域
	1年及以上	放在暂存仓库
	待用	放在暂存仓库
	不需要用	废弃/变卖
	不能用	废弃/变卖

（二）整顿

整顿就是要对通过整理后留在工作现场的物品按便于使用的原则分门别类放置，进行定点、定位摆放，明确数量，即定置管理，并有效地进行标识。

1. 整顿的实施步骤

（1）整理放置场所，对整理后清理出来的场地、货架、文件柜进行再分配。

（2）确定放置场所。具体包括：①经常使用的物品应放在附近；②经常使用的物品应放在肩肘间的高度；③不常用的物品应放在其他地方；④使用频率高的工具可采用"配套方式"，即将该产品工序转换或准备作业时需要的一整套工具，集中放入工具箱，需要时可从工具架上拿出工具箱直接去工作台。而使用频率低的工具可采用"收集方式"，即在进行该产品工序转换或准备作业时，按作业指示图从工具箱中取出所需的工具，并集中放入一个箱子，然后拿到工作台。

（3）设置放置场所标记，如用黄色颜色标记清洁剂、紫红色标记存放强酸、强碱物质的区域，并在所放置的物品上标上标记，如标上物品种类的名称、编号。

（4）在作业指导书、工序转换指示图、检查表等各产品、工序的指示资料中明确记录放置场所。

（5）日常的检查、指正、复位等。

2. 整顿三要素

整顿三要素即场所、方法、标识。具体包括：①放置场所。物品的放置场所要100%设定，生产线附近只能放真正需要的物品，物品的保管要定点、定容、定量。②放置方法。要易取，不超出所规定的范围，在放置方法上多下功夫。③标识方法。放置场所和物品原则上一一对应，现物的表示和放置场所的表示，某些表示方法全公司要统一，在表示方法上多下功夫。

3. 整顿的"三定"原则

整顿的"三定"原则具体包括：①定点，即放在哪里合适；②定容，即用什么容器、颜色；③定量，即规定合适的数量。

（三）清扫

清扫就是在整理、整顿的基础上，使物品和场所一直处于整洁、随时可用的状态。其意义在于保持生产现场干净整齐，保持生产设备的干净完好。清扫需要按照以下步骤进行。

（1）根据公司平面图，清晰地划分出各个清扫责任区以及负责人，各个责任区再次细化形成各自的区域责任图，若有必要公共区域可以采用轮流清扫的方式。

（2）生产或烹饪现场的全面清扫，制定区域各岗位清洁清单，规定每周、每日的清扫时间和清扫内容，若在清扫过程中发现不合理的地方，需要立即进行改善，清扫用品要保持清洁和归位。

（3）分析污染源并及时改善，可采用5Why分析法分析污染源，并针对污染源进行有效改善，降低每次清扫的时间。

（四）清洁

清洁表现的是一种状态、一种结果，而不是"清洁"这一动作，先有清扫这样的行为，才有清洁这样的结果，二者是不可分割的。清洁就是认真做好前面的3S的工作，并进行保持。因此需要将上面讲的3S实施的做法制度化、规范化，并贯彻执行。

清洁推行要领：①落实前3S的工作；②制定目视管理、颜色管理的基准；③制定稽核方法；④制定奖惩制度，加强执行；⑤维持5S的意识；⑥厨师长、店长或高层主管经常带头巡查，带头重视。

（五）素养

素养就是从遵守公司的经营方针、基本规则出发，遵守工作规章、纪律，以创造舒适有序的工作环境；遵守4S基准，以提高劳动生产率。当然，素养不只是单纯地遵守规则，在遵守过程中发现不足加以完善才是最重要的。此外，还需不断地进行教育和训练，才能克服惰性，持之以恒，坚持到底。图6-3为素养形成的基本过程。

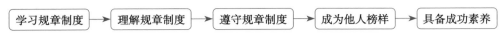

学习规章制度 → 理解规章制度 → 遵守规章制度 → 成为他人榜样 → 具备成功素养

图6-3 素养形成的基本过程

以上简单地介绍了5S的定义和在食品企业的推行。需要注意的是，这5个S并不是各自独立、互不相关的，它们之间是一种相辅相成，缺一不可的关系。整理、整顿、清扫是进行日常5S活动的具体内容；清洁则是对整理、整顿、清扫工作的规范化和制度化管理，以使整理、整顿、清扫工作得以持续开展，保持优良的整理、整顿、清扫水平；素养是要求员工建立自律精神，养成自觉进行5S活动的良好习惯。

新时代我国经济社会进入高质量发展阶段，传统、低端、粗放式的生产方式越来越不能适应市场需求，日益更新的生产技术和管理经验也使传统的生产方式受到挑战。现代食品生产企业和餐饮服务单位有诸多共同点，如严谨规范的运行程序、训练有素的员工、持续改进的意识等。

企业贯彻实施标准化，现场管理是不可或缺的一部分。5S现场管理法作为现场管理的基础，通过对现场实物的管理，使现场更加规范有序。它明确"场所、方法、标识"，确定"定点、定容、定量"，并广泛采用目视管理等方法，使得企业员工的工作环境清洁卫生、安全有序、畅通无阻，同时提高了工人的素质和热情，保证产品的生产效率和质量水平，降低了生产设备的损耗，塑造企业良好形象并为其他管理打下坚实的基础。图6-4是企业实施5S现场管理的流程。

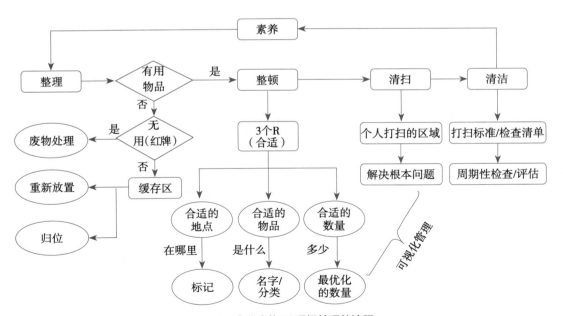

图6-4 企业实施5S现场管理的流程

　　本章主要围绕餐饮原料在贮存环节中因微生物作用、虫害而导致食品安全危害，从温度控制管理、清洁卫生、虫害控制等方面阐述了具体控制方法，介绍了5S管理在餐饮食品企业中的应用，并总结了对贮存条件的有关法规标准要求。

· 思考题 ·

　　1．简述5S管理的基本内容。

　　2．如何理解温度管理是厨房管理的关键内容？

　　3．分析微生物生长与温度的关系。

　　4．原料贮存环节中存在哪些食品安全危害风险？如何预防？

　　5．案例分析题：

　　2021年12月，深圳市民黄女士曾晒照发文称在某品牌奶茶店的饮料里喝出蟑螂。2021年5月，该品牌奶茶店因使用超出保质期的花生碎制作相关饮品，被处以超9万元的罚款。虫害能给食品安全带来巨大的危害，请分析食品加工中出现虫害风险因素及预防措施。

· 主要参考文献 ·

［1］Cichy R F．餐饮卫生质量管理［M］．阎喜霜，译．北京：中国旅游出版社，2011．

［2］戴华，彭涛．国内外重大食品安全事件应急处置与案例分析［M］．北京：中国标准出版社，2015．

［3］英国零售商协会．虫害控制最佳操作指南［M］．伦敦：英国文书局，2008．

［4］杨昀．HACCP质量管理体系的构建研究［J］．食品研究与开发，2021，42（24）：254．

［5］童尧．卤烤鸭加工关键环节微生物分析与HACCP体系建立［D］．重庆：西南大学，2021．

［6］邓宇兵，杨月通．浅谈餐饮业五常管理法［J］．中小企业管理与科技（下旬刊），2016（2）：45．

［7］徐来潮，吴丹，李珂，等．"五常"管理体系对餐饮业食品卫生安全的影响［J］．中国公共卫生管理，2009，25（3）：253-255．

［8］纵伟，郑坚强．食品卫生学［M］．2版．北京：中国轻工业出版社，2020．

［9］桑亚新，李秀婷．食品微生物学［M］．2版．北京：中国轻工业出版社，2022．

［10］胡凡启．5S管理与现场改善［M］．北京：中国水利水电出版社，2011．

第七章
CHAPTER 7

餐饮加工环节的食品安全控制

本章目标

1. 理解餐饮加工环节的人员、加工场所及环境、器具设备、烹调工艺等方面的要求。
2. 能够识别餐饮加工环节中各类食品安全危害因素。
3. 能够熟练运用思维工具，分析食品安全危害来源，制定合理的食品安全控制方案。
4. 培养分析和解决复杂工程问题的能力。
5. 培养食品安全责任意识、问题导向思维和工程数学思维。

课程导入

　　餐饮食品加工从原料的采购、贮存、加工、烹调、运输、销售等各个环节都有可能受到生物性、化学性和物理性的危害，餐饮加工操作流程虽然较为简单，但其加工方式的多样性给餐饮食品安全带来诸多不确定性。加强餐饮加工环节的食品安全控制、消除危害或将可能造成的危害降至可接受水平是本部分重点解决的问题。

解决问题的思路

　　1. 识别食品安全危害来源。餐饮食品加工环节包括清洗、分割切配、解冻、腌制、烹饪（热加工）、冷菜和生食加工及工业化、智能化生产。在加工的不同阶段，均需面临来自加工人员、器具设备、工艺参数、加工环境等方面带来的食品安全威胁，特别需要从复杂的烹饪加工方式中识别加工场所、加工人员、烹调（加工）工艺可能带来的食品安全危害。

　　2. 分析食品安全问题产生的原因。餐饮加工环节所暴露的食品安全问题类型复杂，表层、深层次原因交织。要想找准背后的原因，需要借助更高级的思维工具，如结构化思维、5Why分析法等。找到这些原因之后，需要进行归纳、推理，考虑是技术层面问题还是管理执行问题，抑或食品安全控制程序出现漏洞。

3. 制定解决方案并实施和监控。消除或降低烹饪加工环节中食品安全危害的有关技术规程、文件措施，是建立在全面识别各类危害基础上的。这里需要借助SSOP（卫生操作标准规范），并将SSOP进行可视化，方便烹饪加工环节全员理解。同时，要求现场品控人员做好监控记录，对存在的问题进行反思、调整要求，做到持续改进。

🍳 **工程任务分解**

1. 建立资源信息库。通过调研，建立器具设备清单、岗位任职表及餐饮食品加工工艺描述清单；整理并随时更新食品标准与法规资料库，需列出餐饮加工环节的标准与法规名称、条目或要求。

2. 识别餐饮食品加工环节中的危害因子。在原料进入加工环节到出品的过程中，分别识别生物性、化学性、物理性等三个方面危害的状态。

3. 分析判别食品安全危害产生的根本原因。运用结构分析法、5Why分析法等思维工具，结合实地调研情况，判别食品安全危害原因，找出关键问题。

4. 制定控制程序。为消除危害或将可能造成的危害降至可接受水平，协调加工人员、维修人员、品控人员、管理人员及有关资源，共同制定并遵照执行控制程序，满足餐饮加工环节食品安全控制要求。

📖 **知识储备**

第一节　原料预处理阶段食品安全风险

餐饮食品原料预处理包括烹调前或生食前对食品的所有加工过程，包括但不限于清洗、分割切配、解冻、腌制等。该阶段是比较关键的食品安全风险点，其原因是多方面的。首先，食品原料从仓库取出并去除包装以后，无法避免地暴露在诸多潜在污染的环境下。其次，该阶段的处理绝大多数是在室温条件下进行的，处于"危险温度带"。再者，在此阶段，预处理几乎都由人来完成，受人员卫生意识、卫生防护能力影响，直接接触食品原料会增加污染机会。

一、原料清洗

原料清洗的目的在于洗去原料表面附着的灰尘、泥沙、大量的微生物、寄生虫及其虫卵以及部分残留的化学农药，保证果蔬类、禽肉类等食品原料的清洁卫生，从而保证食品的质量。清洗方法主要包括手工清洗和机械清洗，而机械清洗又包括滚筒式、喷淋式、压气式和桨叶式。因此餐饮食品原料在清洗过程中的食品安全风险主要有以下几个方面。

（一）餐饮原料清洗环节的食品安全风险

1．致病菌污染

粮食的内部和外部多寄附有大量的微生物，主要有细菌、霉菌和酵母菌。就其对粮食的危害程度而言，以霉菌最为突出，酵母菌最轻微。据调查，在小麦、稻谷和玉米三大系列粮食作物中，主要的真菌毒素是黄曲霉毒素和镰刀菌毒素，其次是杂色曲霉毒素和赭曲霉毒素。畜禽肉类在加工、保藏、运输和销售中很容易污染致病菌，如沙门菌、金黄色葡萄球菌等，如在食用前未充分洗净和烹饪加工，可引起肉类食品的腐败变质和食物中毒。据统计，肉类食品是引起细菌性食物中毒最多的食品。

2．寄生虫及其虫卵

各种食材的生长环境不同，有些生长在土地里，有些生长在水里，多少都会沾染一些寄生虫，以水中生长的食材居多。最常见的是水产海鲜类，螺、小龙虾、黄鳝等等，在清洗时要使用盐水浸泡清洗。菱角是生长在水中的植物，而姜片虫喜欢寄生在菱角上。

叶菜类蔬菜（特别是在夏秋季节上市的）叶面、菜梗和叶片间的虫卵较多，一般用冷水很难清洗干净。可将加工整理摘剔的叶菜类蔬菜先放入2%的盐水中浸泡4～5min（时间不宜过长，以防营养成分损失），再用冷水反复清洗，沥水理顺即可。

3．农药残留

农药若为表面残留，经简单的洗涤操作就可除去。对存在于组织内的残留农药，洗涤几乎没有作用。与农药的水溶解度有关，强极性水溶性的农药比弱极性的更容易除去。这是因为不仅在洗涤中农药的高溶解性，而且进入蜡质层的可能性也小。热洗和烫漂处理比冷洗更有效，加入洗涤剂后效果可能更好。

4．灰尘、泥沙等杂质

泥土、砂石和金属是原料中主要无机夹杂物，分别来自田园、晒场、海（河）水、农具和加工机械，叶菜类、菌类、贝类等原料中很常见，若清洗不彻底会导致经烹饪加工后仍然有残留的泥沙等杂质存在，不但影响感官状况，而且损伤牙齿和胃肠道组织。

（二）餐饮原料清洗环节的卫生要求

（1）去除不可食用部分。

（2）蔬菜浸泡15～30min，大颗叶菜应将每片菜叶摘下后彻底清洗。

（3）畜禽、水产类原料处理过程中，尽可能缩短在常温下放置时间，尽可能不超过半小时。

（4）禽蛋在使用前应对外壳进行清洗，必要时进行消毒，避免出现沙门菌污染。

（5）清洗畜禽、水产、蔬菜的清洗水池和食品从业人员洗手水池应能明显区分，特别地，应将所有水池按照用途进行醒目标记，分别标示"动物性食品""植物性食品""水产品""洗手"，与其他水池能够明显区分。

二、分割切配

分割切配是烹饪加工前的必要处理，可能带来的食品安全危害主要为砧板、刀具使用管理不到位导致的。该过程中食品安全危害原因主要有以下几方面。

（一）生菜、生肉处理不当

生食，特别是畜、禽、水产品及其汁水中可能带有致病微生物和寄生虫，蔬菜根、蛋壳等，也可能沾染如沙门菌、创伤弧菌、副溶血性弧菌等致病微生物。这些细菌、病毒和寄生虫通常不能彻底洗掉，一般要高温才能消灭。但是，如果在加工、贮存过程中不注意将它们与熟制食品分开，比如用切过生食品的刀和砧板切熟食品，盛过生食品的容器未经洗净消毒就用来盛放熟食品等，就会将生食品上的致病微生物污染到熟食品上。在适宜的温度、湿度条件下，经过一定时间，这些微生物就会在熟食品上大量繁殖，并产生有毒物质。由于熟食不再高温加热消毒，大量繁殖的微生物就会随食品进入人体内，引发疾病，危害健康。

（二）砧板刀具未有效清洁

使用后未有效清洁的砧板刀具，容易滋生微生物，需要及时有效清洁和消毒或者将原表面加工成新的表面。此外，对于木质、竹制砧板，在使用过程中容易出现木屑，形成异物污染，给人体造成一定伤害。

（三）直接接触原料的加工人员卫生问题

人员卫生问题主要表现为存在手部有化脓性伤口感染、患有有碍食品安全的疾病（如霍乱、细菌性和阿米巴性痢疾、伤寒和副伤寒、病毒性肝炎、活动性肺结核、化脓性或者渗出性皮肤病）、个人卫生防护不当的行为。

三、原料解冻

冷冻食品原料加工前必须完全解冻。解冻过程实质就是热传递的过程，是通过将冷冻原料由冻结状态恢复到原有状态。一些处于休眠状态的微生物会得到复苏，甚至生长繁殖（表7-1），进一步造成食品腐败变质，这是原料解冻过程带来食品安全风险的根本原因。因此，需要控制解冻时间和解冻温度，抑制微生物的生长、繁殖。

从外界介质和食品热交换方式看，食品原料解冻有如下几种。

表7-1　不同解冻方法对136kg全蛋冻制品内微生物的影响

解冻方法	解冻需要时间/h	解冻时微生物增量/%	解冻方法	解冻需要时间/h	解冻时微生物增量/%
26.7℃空气解冻	23	1000	21.1℃流水解冻	12	300
21.1℃空气解冻	36	750	15.6℃搅拌水解冻	9	40
7.2℃空气解冻	63	225	微波加热解冻	0.25	几乎没有
16.6℃流水解冻	15	250			

①空气解冻法。又分为0~4℃缓慢解冻，15~20℃迅速解冻、25~40℃空气蒸汽混合介质解冻和真空解冻四种方法。

②水或盐水解冻法。用4~20℃水或盐水浸没或喷淋实现解冻。

③在加热金属面上的解冻法。

在上述解冻方法中，空气解冻法效果最差，其次是水或盐水解冻法，在加热金属面上解冻效果最好。在温度相同条件下，解冻所需时间也和上述程序相同。

值得注意的是，在潮湿的介质中解冻，食品表面会因微生物作用出现发黏、变色，同时散发腐败变质的气味。而在25~40℃，由于微生物易于生长繁殖，空气蒸汽混合介质解冻法很少使用。

鉴于此，在餐饮食品加工领域，形成较为普遍的冰箱解冻、流水解冻、微波炉解冻等安全方式。

1．冰箱解冻

把原料放在1~5℃的冷藏室进行自然解冻。即把原料放在一个托盘里，用保鲜盒或保鲜袋装好，防止解冻时的汁液溢出。由于是缓慢解冻，其解冻时间也会相应增长，需提前做好计划。但在低温下解冻，可避免微生物大量生长繁殖，是最安全卫生的解冻方法。

2．流水解冻

由于水比空气更能有效地传递热量，待解冻的原料浸泡在水里比在冰箱中解冻速度更快，也比在常温下自然解冻更安全。

将待解冻的原料放在一个密封的塑料袋中包装好，防止细菌从空气或水中进入，这也可以防止水分被吸收到原料中，影响原料煮熟后的口味。

以解冻肉类原料为例，在一个较深的容器中加满水，把肉放在容器中，确保它可以完全浸入水中。每30min换一次水，解冻过程中可能需要换水2~3次。肉类解冻后要立即烹饪，这样才能减少细菌滋生。

特别是对于畜禽水产类原料，流水水温控制在20℃左右，解冻时间不超过2h。

3．微波解冻

微波解冻就是利用微波加热原理使冷冻原料解冻。由于微波的波长比较大，微波加热的穿透力比较好，能够深入内部加工。微波加热这些特征使其具有解冻时间短、汁液损失少、微生物滋生和化学变化问题小等优势。但微波加热解冻也有一些缺陷，特别是局部过度加热，从而影响原料特有的风味和口感。

微波解冻速率受原料性质、原料尺寸、微波频率和振幅等影响。影响热性质的因素如不规则形状和食品物料的不均匀性都使微波解冻过程变得更加复杂。

第二节　烹调加工过程中的食品安全风险

烹调加工主要有炒、爆、熘、烧、烤、炸、煎、贴、焖、炖、蒸、煮、烩、炝、熏等方法，由于受热加工温度的影响，食材在烹调过程中可能产生有毒有害物质，如多环芳烃、丙烯酰胺等物质。

一、生物性危害

烹调过程中涉及热处理的主要有烫漂（焯水）和炒、煎、炸、烤、蒸、煮、烩等烹调工艺。不同微生物的耐热性不一样，一般而言，霉菌和酵母的耐热性都比较低，在50～60℃条件下就可以杀灭；而一些细菌，尤其是细菌形成的芽孢具有较高的耐热性，在100℃条件下，40min后仍存在活性。烹调能杀灭有害微生物，杀死微生物的效果取决于烹调温度、烹调时间、烹调方法、食品性质及微生物的类型和数量。如肉类中的梭状芽孢杆菌具有较强的耐热性，常规烹调温度不足以杀灭这类细菌。

对于副溶血性弧菌、沙门菌、大肠埃希菌、痢疾杆菌、单核细胞增生李斯特菌、变形杆菌等致病菌，在烹调时彻底加热可以杀灭；对于耐热性较高的致病菌，如金黄色葡萄球菌、蜡样芽孢杆菌、肉毒梭状芽孢杆菌等，最好的方式就是保持环境卫生、做好人员卫生管理，并防止交叉污染。

二、化学性危害

（一）高温烹调可能产生的化学性危害

煎、炸等烹调方法，由于温度高，可能产生有毒物质，包括热氧化产物、亚硝胺、多环芳烃、丙烯酰胺等。

（1）热氧化产物　热氧化反应也叫高温氧化，它比常温条件下酸败油脂的自动氧化要剧烈得多。油脂的热氧化与煎炸锅的表面积大小有关。表面积越大，越易引起脂肪氧化。热氧化初期，毒物以过氧化物为主，后期以醛类物质为主。如甘油分子在高温条件下会迅速发生脱水反应，生成丙二醛。当油温高出180℃时，会从油锅的边缘冒出大量白烟，并产生一股难闻的怪味，这就是丙二醛引起的。烹饪人员吸入带有丙二醛的油烟之后，常引起食欲下降，甚至失去食欲，造成所谓"油醉"现象。

（2）极性组分　随着煎炸时间的增加，油脂的黏度增加，极易黏附在煎炸锅的表面，形成聚合油。评价煎炸过程中食用植物油含量的卫生指标为极性组分指标，它包含了所有氧化产物、聚合物、裂解物和水解产物。根据《食品安全国家标准 植物油》（GB 2716—2018）规定，当煎炸过程中食用植物油的酸价超过5%或极性组分超过27%，需强制性地废弃，以确保煎炸食品的食用安全。

（3）N-亚硝基化合物　鱼、肉类食品原料在烘烤、油煎烹调加工处理时，蛋白质因高温产生较多的胺类化合物，包括二甲胺、三甲胺、腐胺、精胺、吡咯烷、氨基乙酰-L-甘氨酸等。这些胺类物质可与亚硝酸盐反应形成亚硝胺。

（4）多环芳烃化合物　高温形成的多环芳烃化合物可来自脂肪分子的热解热聚过程，如炸油条的油在反复循环使用后，其含量会增高。食物原料受热不均匀，常常发生焦化或碳化，这些部位多环芳烃化合物的浓度会大量增加。

（5）丙烯酰胺　研究发现，丙烯酰胺主要是由高碳水化合物、低蛋白质的植物性食品加热至120℃以上形成的，如油炸土豆、油条、油饼。其生成的最佳温度为140～180℃，在加工温度较低时，丙烯酰胺生成量极低。

（二）烟熏烤制可能产生的化学性危害

烟熏烤制过程所使用的燃料会产生多环芳烃类物质，其中苯并［a］芘、二苯并［a，h］蒽有致癌作用。不同的燃料产生的多环芳烃类物质的含量不一样，如钜木屑代替木柴燃料、液体烟熏剂可以大大降低苯并［a］芘的产生。以果木为燃料烤制，产生的多环芳烃较多，以煤气、煤为燃料，则产生的较少。电、远红外线烤制，热源本身不产生多环芳烃。当用煤或柴油作燃料时，烤羊肉中多环芳烃含量较高，在煤炉上烤熟、烤焦的则多环芳烃含量更高，改用丙烷及乙炔气体作燃料时，则未检出多环芳烃。

（三）腌制过程可能产生的化学性危害

在腌制蔬菜时，随着腌制时间的延长，蔬菜中硝酸盐及亚硝酸盐的含量将呈现先上升后下降至平稳的变化趋势。蔬菜腌制不充分会留存有较大量的亚硝酸盐，导致食物中毒。这是由于蔬菜腌渍时，因时间、盐分的不足，腐败菌占优势，可以将硝酸盐还原为亚硝酸盐，导致腌菜中亚硝酸盐含量增高，亚硝酸盐在适宜条件下，与食品中蛋白质的分解产物胺发生亚硝化反应，生成亚硝胺。若长期食用腌渍成熟的蔬菜将增加致癌风险。

硝酸盐、亚硝酸盐作为腌腊肉制品（如咸肉、中式火腿、腊肠）、酱卤肉制品、熏制肉类、西式火腿等肉制品类的防腐剂和发色剂，直接为肉制品中N-亚硝基化合物的合成提供前体物质，在一定条件下与肉中的蛋白质分解的胺类物质发生亚硝化反应而生成亚硝胺。

三、物理性危害

物理性危害是指食品生产加工过程中混入食品中的杂质超过规定的限量，或食品吸附、吸收外来的放射性物质所引起的食品安全问题。在烹调加工环节中，引起食品物理性危害的主要因素为异物污染。

（一）食品中的异物

食品中的异物是指非加工要求或根据产品标准不应该含有的物质，包括但不仅限于金属、玻璃、石头、头发、塑料等。

异物可分为内源性和外源性两大类，其中内源性异物是指产品本身携带的异物，所有不能让客户接受的产品本身的异物，如鱼骨硬刺、猪毛、禽类的羽毛。外源性异物是指原本不属于产品及原辅料中的一部分却混入产品的物质。如金属、玻璃、头发、杂草、飞虫、化学药品、纸片、塑料等。

（二）烹调加工过程中的异物来源

（1）由从业人员带来　主要包括：毛发；指甲及指甲缝隙的附着物；手指有伤、掉皮、附着物，手套破碎产生的碎料；首饰及其他有意或无意带入车间的物品；工作服及裸露便服的线头、绒线；咳嗽的飞沫，甚至痰迹；在车间内饮食、吸烟或进入车间前饮食、吸烟时掉入或携带的皮、壳、碎屑；有意或无意滥用化学药品、化妆品等；也可能存在人为因素，个别人对车间管理人员或车间管理制度不满，为发泄不满的情绪而故意做出的破坏行为。

（2）由器具设备产生　如因设备维修现场保护不当，造成金属屑、塑料屑混入；陶瓷碗碟破碎带来的碎瓷粒、瓷片。

（3）因加工不当产生　由于预处理阶段存在缺陷，异物不能挑出或易混入产品。物料搬运使用时，运输工具、人员、通道及通道环境，发生意外情况；卫生清扫方法不彻底，有残留刷子毛等卫生工具碎片。

四、预防措施

（一）防止交叉污染

用于食品原料、半成品、成品的工用具和容器，以材质、形状或标识（如颜色、文字）进行区分，分开存放。

切配好的半成品应避免受到污染，与原料分开存放，并应根据性质分类存放。切配好的半成品应按照加工操作规程，在规定时间内使用。

所有用于盛装食品的容器均不得直接放置于地面，以防止食品受到污染。生熟食品的加工工具及容器应分开使用并有明显标识。

（二）煮熟煮透

保证食品烧熟煮透，如果用温度和时间来衡量，其加工时应保证食品中心温度应不低于70℃，保持时间15s以上。

对每批食品大致烹调数量、烹调方式和大致时间等作出规定，避免超负荷加工；菜豆等豆荚类食品先放入开水中烫煮10min后再炒；食堂大锅菜尽可能不选择豆荚类食品。

每天上下午至少各1次对所有产品进行中心温度达标验证工作，记录，并及时进行纠偏。

加工后的成品应与半成品、原料分开存放，防止成品膳食污染。

需要冷藏的熟制品，应尽快冷却后再冷藏，冷却应在清洁操作区进行，并标注加工时间和有效期等。

食品再加热应充分。保存温度低于60℃或高于5℃、存放时间超过2h的熟食品，需再次利用的应充分加热，加热前应确认食品未变质。冷冻熟食品应彻底解冻后经充分加热方可食用。加热时食品中心温度应不低于70℃。食品再加热不超过一次，再加热后仍未食用完的应废弃。

（三）清洁卫生

用于烹调的调味料盛放器皿宜每天清洁，使用后随即加盖，不得与地面或污垢接触。

菜品用的围边、盘花应保证清洁新鲜、无腐败变质，已供应顾客食用的食品（包括已使用的油脂和围边菜、辣椒等辅料）必须废弃，坚决杜绝将回收食品经烹调加工后再次供应。

加工的抹布在使用过程中应经常清洗，用后应及时洗净晾干，可将各区域使用的抹布采用不同颜色区分，分开存放、消毒备用。

每天定期清理运出垃圾，防止苍蝇等四害滋生，保持加工间（区域）及周边环境清洁卫生。

（四）规范使用烹调用油

倡导使用预包装食用油，尽量不要使用散装食用油。需要使用散装食用油的，容器标签上应标注食品名称、配料表、生产者（或进口食品经销商）的名称、地址和联系方式、生产日期和保质期、食品生产许可证编号等内容。

置于阴凉处，避免日光照射，光线的照射会加快油脂的分解和氧化。

不使用"地沟油""煎炸老油"。

变质和过期等不符合食品安全标准和要求的食用油要及时清除，不以添加新油的方式延长食用油脂的使用期限，不回收菜肴中的油脂作为食品原料重复使用。

利用检测工具（测油试纸或电子测油仪）每天对使用中的油脂进行检测，不符合国家标准的油脂必须废弃并记录。煎、炒、炸用油累计使用时间最长不超过5天（以检测结果为依据）。

连续煎炸食品的，累计使用时间不超过12h（以检测结果为依据）。

对于废弃油脂，必须知晓处理去向，应有专人管理，并根据供餐量配备相应容量和有明显标识"废弃油脂"的专门容器，用以盛放废弃油脂。

废弃油脂交由环保回收资质的单位收运并签订协议，每次回收时在收运单上双方签字确认，并对每次收运情况进行记录以备监督部门检查。

第三节　备餐配送阶段的食品安全风险

食品在烹调加工之后，要使用各种工具、容器、包装材料及内壁涂料进行盛装或包装，满足备餐、外卖需要。然而，一方面食品容器和包装材料在与食品的接触中就有可能会有有害成分转移到食品中，造成食品的污染。一方面在外卖配送过程中由于防护不当，也会造成食品二次污染。

一、生物性危害

烹调后的食品主要在常温下存放，在该温度下，可能由于环境卫生、备餐人员操作不当造成致病菌感染。随着餐饮外卖的兴起，外卖包装、配送环节已成为食品安全新的风险点，包括外卖配送员群体庞大、配送场景多样等，不可避免地会有微生物污染等食品安全的隐患。外卖人员不规范的配送操作甚至违背道德约束的行为，将会给食品安全带来隐患。

二、化学性危害

盛装食品及外卖包装容器材料分为塑料、橡胶、搪瓷、陶瓷、金属、玻璃、纸质及天然材料。有害物质主要有聚乙烯、聚丙烯、聚氯乙烯、聚苯乙烯、聚碳酸酯、三聚氰胺-甲醛复合材料的残留。

外卖食品通常在高温状态下进行打包装盒，其中涉及包装盒、饮食餐具、餐巾纸和封装袋等材料安全。其中，包装盒材料以塑料居多，有害物质在高温条件下易迁移入食品中。

此外，不合格的餐具所溶出的铅、镉、锑等重金属也是关注的重点。

第四节　冷拼或生食食品的安全风险

冷菜和生食食品属于直接入口食品，也是餐饮业的最高风险食品之一，一旦被污染，就很容易引起食源性疾病。因而控制冷菜和生食加工岗位的关键风险点至关重要，随着现代工业的发展，建议多采用工厂化预包装的冷菜和生食产品，以规避可能的食品安全风险。

一、冷菜或生食的食品安全问题

（一）冷菜或生食食品的细菌性污染

由于冷菜是直接入口食品，食品经热处理后需经过储存、改刀、切配、装盘等工序，与工具、容器、操作人员的手频繁接触，受细菌污染及引起食物中毒的可能性较大，操作人员在改刀熟食、制作冷菜前，应避免用具和容器具带来污染。熟制冷菜的整理、清洗、烧煮过程应在冷菜间之外进行。

（二）冷菜或生食食品的腐败变质

制作冷菜的熟食品一般应当天烧煮，当天食用，夏秋季节由于气温偏高，食品容易发生腐败变质。

二、冷菜或生食的食品安全问题来源

（1）冷菜或生食加工及配送人员携带细菌，导致冷菜或生食被污染。

（2）专用的工具、容器、设施设备清洗不到位，或未进行及时清洁，滋生细菌。

（3）水产品和肉类原料在运输和储存过程中被细菌污染。

（4）生熟食品交叉污染，原料污染熟食。

（5）一些速冻食品原料按照常规方法进行解冻和加热烹饪，不能充分加热，中心温度达不到70℃以上，也不能充分杀死内部的细菌。

（6）富含蛋白质和水的菜肴在高温下储存几个小时后很容易变质。

（7）冷菜加工室凌乱，空气中细菌总数偏高。

三、冷菜或生食的食品安全控制措施

冷菜加工必须坚持"五专"原则，即厨房专间、专人、专用冷藏设备、专用工具与容器和专用消毒设备。

（一）冷菜加工场所要求

供配制凉菜用的蔬菜、水果等食品原料，未经清洗处理干净的，不得带入凉菜间。配备温度计，厨房专间室温控制在25℃以下。

冷菜制作间必须独立设置。加工经营场所面积500m²以下的，冷菜、水果制作可设置在同一间，但应有相对独立的操作区域。500～2000m²的，冷菜、水果制作宜分间设置。2000m²以上的，冷菜、水果制作分间设置。

面积应与就餐场所面积和就餐人数相适应，原则上应大于食品处理区（整个厨房）面积的10%，最小不得少于5m²。

不得设置两个以上（含两个）的门，门宜能自动关闭。内如有窗户的应为封闭式（可开闭式的传递食品用的窗口除外）。出入门应避免与厨房原料通道及餐饮具回收通道等有交叉污染。

宜在靠近食品烹饪区方向设置开合式进菜口，在靠近厨房跑菜通道方向设置出菜口，进、出菜口应采用开合式输送窗，窗口大小应以可通过传送的食品容器，在开合式玻璃窗两面可设置用于暂时放置食品容器的台面。

在人员入口处应设洗手消毒、二次更衣区域和设施，洗手消毒设施上方应有醒目的"六步法"洗手消毒图示。

此外，烹调加工应设预进间，预进间面积和实际操作人数相适应。

（二）加工制作人员要求

厨房专间内加工制作人员应设专人，非操作人员不得擅自进入厨房专间。

厨房专间操作人员经健康体检、培训合格，每日经晨检确认手部无化脓伤口、未患不明原因发热、腹泻、呕吐、皮肤化脓性感染、咽部感染性炎症等方可上岗。

厨房专间操作人员进入厨房专间时，应更换专用工作衣帽并佩戴口罩，工作服（包括衣、帽、口罩）宜用白色或浅色布料制作，厨房专间工作服宜从颜色或样式上予以区分，该工作服装不能穿至厨房专间外；工作服和口罩应每天更换。

厨房专间操作人员头发不得外露，不得留长指甲、佩戴饰物、严禁在操作间吸烟。操作前应严格进行双手清洗消毒，配备定时器，在操作中定时进行消毒，可每半小时消毒双手一次。手部洗涤剂和消毒剂配备合适，且每2h定时测量消毒液有效浓度。接触即食食品可以戴手套操作。

加工前应认真检查待加工食品，发现有腐败变质或者其他感官性状异常的，不得进行加工，且应单独标识存放和记录处理。

（三）专用冷藏设备要求

厨房专间冰箱上标示仅供冷菜存放，冰箱内不放置食品原料、半成品和不洁物品。尽量缩短冷菜在常温下存放时间。控制冷菜加工的数量，尽量当餐制作食用，加工后在5～60℃条件下存放超过2h的，应废弃或再加热后供应。

控制熟制冷菜烹调后的冷却时间：2h内冷却至10℃以下。冰箱内部每周至少消毒1次。

（四）专用工具与容器要求

配备厨房专间专用的刀、砧板、容器、抹布及其他工具。配备专用冷菜品种容器，在固定位置存放，实行定位管理。厨房专间内专用工具、容器不接触非即食食品。

厨房专间内使用的设备、工具、容器用前应消毒，操作中每2h消毒一次为佳，用后应洗净并保持清洁。

（五）专用消毒设备要求

厨房专间每餐（或每次）使用前，用紫外线灯等消毒设备对空气和操作台消毒半小时，使用中定时进行消毒。使用紫外线灯消毒的，应在无人工作时开启30min以上，并做好记录。

厨房专间内设工具清洗消毒池和手部消毒设施。

二次更衣室内不放置非即食食品、私人物品、清洁工具和杂物。厨房专间内标示消毒频次和消毒液浓度要求，并进行记录。厨房专间洗手处标示应该洗手的情形，以及规范洗手的步骤和方法。

第五节　裱花糕点加工的食品安全风险

裱花糕点主要指含奶油的甜点，如裱花蛋糕、提拉米苏、慕斯蛋糕、芝士蛋糕等。

一、裱花蛋糕加工食品安全问题的主要表现

（一）违规使用食品添加剂

违规添加金银箔粉、违规使用非食品级装饰品（如羽毛、塑料摆件）等。

（二）出现细菌性污染的风险

消毒不彻底，造成容器具与食品之间的交叉污染；原料及半成品储存时间长，制作裱花蛋糕的鲜奶油与蛋坯加工后不立即使用、放置时间长，使细菌在这些营养丰富的食品中大量繁殖，造成细菌感染。

二、裱花蛋糕加工食品安全问题的来源

裱花蛋糕加工的食品安全问题主要来自以下几个方面。

（1）从业人员卫生素质、卫生意识差。

（2）工器具、容器清洗、消毒不彻底，造成细菌污染。

（3）制作裱花蛋糕的鲜奶油和蛋糕坯都是极容易滋生细菌的半成品，储存时间较长或者储存方式方法不当，都会造成食品安全问题。

（4）裱花蛋糕经常会用到水果做装饰或者夹心，水果清洗不彻底或储存不当，使用发生腐败变质的水果。

三、裱花蛋糕加工食品安全控制措施

裱花蛋糕的制作需要在室温较低的环境下进行，操作间的温度应不高于25℃。设专间、专人、专用工具制作含奶油甜点。蛋糕坯应在专用冰箱中冷藏保存。

裱浆和经清洗消毒的新鲜水果应当天加工、当天使用、当晚废弃。

植脂奶油裱花蛋糕贮存温度在3±2℃；蛋白裱花蛋糕、奶油裱花蛋糕、人造奶油裱花蛋糕贮存温度不得超过20℃，在保质期内使用。

第六节　生食海产品加工的食品安全风险

一、生食海产品加工中食品安全问题的主要表现

多为生食动物性海产品，是指以鲜、活、冷藏、冷冻的鱼类、甲壳类、贝类、头足类等海产品为原料，经洁净加工而未经腌制或熟制的、可直接食用的产品。在加工过程中的主要表现为以下几方面。

（一）海产品可食用部分受到细菌污染

海产品一般都由活的或鲜度极高的海产品加工。如水体受到生活污水、工业污水污染，则海产品可能带有肠道致病菌。在引起食物中毒的案例中，以海鱼为原料加工的，常以副溶血性弧菌引起食物中毒为主；以淡水鱼为原料加工的，则以沙门菌引起者居多。其他导致海产品污染的情况如加工制作后未放置在密闭容器内冷藏保存，或者未放置在食用冰上保存并用保鲜膜分隔。

（二）海产品的寄生虫污染

淡水鱼是一些人体寄生虫的中间宿主，较为多见的为肝吸虫和异形吸虫，而海鱼中以异尖线虫为主。与淡水鱼类相比，海鱼相对带菌量较少，鱼的深部肌肉应视为无菌。

二、生食海产加工食品安全问题的来源

生食海产品主要因养殖环境、运输过程、加工操作等因素，容易导致肝吸虫、肺吸虫、囊虫等寄生虫，以及副溶血性弧菌、金黄色葡萄球菌、沙门菌等微生物污染，食用受污染海产品易发生食物中毒或食源性疾病。容器和用具的卫生问题也是容易造成生食海产品细菌污染的一个因素。

三、食海产加工食品安全控制措施

（1）加工前应认真检查待加工食品，发现有腐败变质或者其他感官性状异常的，不得进行加工且单独标识存放和记录处理。

（2）生长于深海的龙虾、象拔蚌等生食海产品应单独养殖，不得与浅海海产品共用一套海水循环过滤系统。

（3）从事生食海产品加工的人员操作前应清洗、消毒手部，操作时佩戴口罩。用于生食海产品加工的工具、容器应专用，用前应消毒，用后应洗净并在专用保洁设施内存放。

（4）加工操作时应避免生食海产品的可食部分受到污染。

（5）加工后的生食海产品应当放置在密闭容器内冷藏保存，或者放置在食用冰中保存，并用保鲜膜分隔。

（6）放置在食用冰中保存时，加工后至食用的间隔时间不得超过1h。

（7）生鱼片（包括生食贝类）选择海水鱼贝类制作，不供应淡水类水产制作的生鱼片。生鱼片、腌制生食水产品等不宜供应老人、病人、儿童等免疫力低下的敏感人群，在宴席、重大活动中应谨慎使用；生鱼片要有专用加工场所，专用场所应醒目标识区域范围；生鱼片加工前经过超低温冷冻，以杀灭可能存在的寄生虫（可由水产工厂处理）；如整条（个）加工，应先进行表面清洗消毒，再到专用场所分切；加工好的生鱼片用食用冰保存，加工后1h内食用。

第七节　现榨饮料及水果拼盘的食品安全风险

一、现榨饮料及水果拼盘食品安全问题

现榨饮料是指以新鲜水果、蔬菜及谷类、豆类等五谷杂粮为原料，现场榨汁制作的、供顾客直接饮用的非定型包装果蔬汁、五谷杂粮汁等饮品。现榨饮料与水果拼盘可能出现

食品安全问题的表现有以下几方面。

（一）出现微生物污染

现榨饮料及水果拼盘最常见的一个问题就是微生物污染，在很多设施简陋、卫生条件差的饮品店中，微生物污染是非常容易发生的现象。工作人员操作不规范，很可能会省略对原材料的清洁和消毒等处理流程，使鲜果本身带有的细菌进入果汁或拼盘中，导致饮料和水果拼盘被污染。另一方面，榨汁机中残留的果汁和果渣也容易使机器成为细菌生长繁殖的温床。所以，及时对榨汁机进行清洁也是一个很重要的问题。除此之外，发生霉变、生虫的五谷杂粮也会引起现榨饮料造成食品安全问题。

（二）出现化学性污染

除了农药残留外，有毒金属污染是一个不容忽视的问题。有毒金属污染不仅是由于通过土壤、水体而富集于鲜果，使用不合格的榨汁机、水果长时间接触不合格容器等都会造成有毒金属污染食品。

二、现榨饮料及水果拼盘食品安全问题的来源

（1）工作人员操作不规范，对用具以及原材料的清洗消毒不到位。

（2）原料储存方式不当，造成原料发生霉变或者腐败。

（3）现榨饮料为直接饮用的新鲜饮品，用水若为生水会引起腹泻等问题。

（4）加工操作环境的清洁度不够，环境细菌超标。

三、现榨饮料及水果拼盘食品安全控制要求

现榨果蔬汁和水果拼盘必须在专用加工场所或厨房专间加工，且应与生鱼片加工场所分开，专用场所应醒目标识用途及区域范围。

设生食蔬菜水果专用清洗消毒水池，蔬菜、水果应新鲜，清洗消毒后加工。从事现榨饮料和水果拼盘制作的人员，操作前应清洗、消毒手部，操作时佩戴口罩。用于饮料现榨及水果拼盘制作的设备、工具、容器应专用。每餐次使用前应消毒，用后应洗净并在专用保洁设施内存放。

现榨果蔬汁和水果拼盘应当餐食用，当餐不能用完的，应妥善处理，不重复利用。现榨饮料应存放于加盖的容器中，加工后至食用的间隔时间不超过2h；现榨杂粮饮品应烧熟煮透后方可供应。不得供应腐败变质、酸败、霉变生虫、混有异物、掺杂使假、隔顿隔夜或者感官性状异常的现榨饮料。

用于制作现榨饮料、食用冰等食品的水，应为通过符合相关规定的净水设备处理后或煮沸冷却后的饮用水。

制作现榨饮料不得掺杂、掺假或使用非食用物质。

以蔬菜、水果原料加工的沙拉，应设专用加工场所或厨房专间，以及清洗消毒水池。果蔬经清洗消毒后加工；色拉存放于0～6℃条件下，存放时间不超过10h，且不得过夜；存放于6～25℃条件下，存放时间不得超过2h。

第八节　加工环节的食品安全控制

一、食品安全控制手段

（一）人机料法环测（5M1E）

人、机、料、法、环、测是对全面质量管理理论中的六个影响产品质量的主要因素的简称。由于这前五个因素的英文名称的第一个字母是M，第六个因素为E，所以常简称为5M1E。5M1E是现场管理的根本，是提升管理水平的主要方向；在设计阶段充分进行5M1E分析和验证，可以使设计方案更符合工作作业要求。要解决现场问题还要和其他管理工具相结合使用，以发现问题产生的根本原因并制定相应的改进措施。常见的工具有以下几种：①鱼骨图/鱼刺图/石川图分析法；②故障树分析法；③头脑风暴法；④5WHY分析法；⑤5W2H分析法。

（1）人（man）　即人员，指制造产品的人员或操作者对质量的认识、技术熟练程度、身体状况等。从人的角度分析问题，包括人的作业是否不规范，培训是否不完善，管理是否有漏洞等。

（2）机（machine）　即机器，制造产品所用的设备，机器设备、测量仪器的精度和维护保养状况等。从设备角度找问题发生的原因，如设备未维护、设备参数设置错误、设备数量不足、设备老化等原因。

（3）料（material）　即材料，指制造产品所使用的原材料，材料的成分、物理性能和化学性能等。从原料的角度发现问题，主要原因有到货不良、产品设计缺陷、库存过多、储存不当等原因。

（4）法（method）　即方法，指制造产品所使用的方法，这里包括生产工艺、设备选择、操作规程等。从作业方法的角度发现问题，有作业未制定方法、方法不对、方法不完善、方法有漏洞等原因。

（5）环（environment）　即环境，指产品制造过程中所处的环境，如工作地的温度、湿度、照明和清洁条件等。从作业环境角度发现问题，包括工艺布局不合理、环境潮湿、光线不足、空间不足等。食品行业对环境的要求会更高。

（6）测（measurement）　即测量，主要指测量工具、测量方法，以及经过培训和授权的测量人。

（二）设备设施的有效清洁

设施设备的有效清洁，是指要通过清洁和消毒，把设施设备的有害微生物杀灭，以使食品接触表面的微生物状况达到食品安全可接受的水平。

在食品加工过程中，污染物很容易在食品加工人员、设备、食品和表面之间转移。因此，为了防止交叉污染和减少食源性疾病的风险，食品操作者必须确保对直接接触食物的手、表面、器具、设备等进行适当的、彻底的清洁和消毒。

（三）色标管理（目视化管理）

色标管理实质是对餐饮从业人员操作习惯的规范，对物品的合理分类和标记。

推行色标管理，是防止食品交叉污染、食品中毒事故的有效方法之一，是餐饮业正在推行的一种行之有效的科学管理手段，具有形象直观、信息表达清晰、警示明显的特点。通过对餐饮环节加工制作器具的管理，规范从业人员按照色标器具操作，有利于提高从业人员食品安全管理执行力，消除食品安全风险隐患，切实保障公众饮食安全。

色标管理可以分为：

（1）功能加工间色标管理　如对每个加工间实施色标管理，令每个加工间内所使用的器具均对应相应颜色，达到同区域同色标。

（2）设施设备色标管理　如灶台、冰箱、操作台和餐桌等使用颜色进行标识。

（3）工器具色标管理　如蔬菜间、水产间和荤菜间内的菜筐、刀具、砧板和抹布等使用不同颜色进行标识。

（4）仓库内器具色标管理　如盛放调味料及散装食材的桶使用白色色标法。

（5）工装色标管理　如后厨操作人员工装和供餐间操作人员工装颜色或形状区分。

（四）交叉污染的控制

生、熟盛器不分是引起交叉污染的主要原因之一，避免交叉污染是预防食物中毒的关键环节，在操作过程中容易被忽视，应高度重视。

1．避免盛器（或工具）引起的交叉污染

（1）生、熟食品盛器能够明显加以区分。

（2）配备数量充足的生、熟食品盛器。

（3）清洗生、熟食品盛器的水池应完全分开。

（4）清洗后的生、熟食品盛器应分开放置。

（5）如需擦拭盛装熟食品的盛器，应用经消毒的专用抹布。

2．避免烹饪人员引起的交叉污染

（1）尝味时，应将少量菜肴盛入碗中进行品尝，而不应直接品尝菜勺内的食品。

（2）烹饪后的熟食品一般应用消毒后的工具进行分装或整理，如需用手直接操作，则

必须先清洗、消毒双手，最好戴清洁的一次性塑料或橡胶手套。

（3）烹饪人员接触污染物（如上厕所、接触生食品）后，必须清洗消毒双手才能继续加工操作。

3．避免存放不当引起的交叉污染

（1）烹饪后的熟食品应与生食品分开放置。

（2）如只能放置在同一操作台，应按照上熟下生的原则，将生食品放置在操作台，熟食品放置在操作台上方的搁架上。

（五）食品留样

学校（含托幼机构）食堂、养老机构食堂、医疗机构食堂、建筑工地食堂等集中用餐单位的食堂以及中央厨房、集体用餐配送单位、一次性集体聚餐人数超过100人的餐饮服务提供者，应按规定对每餐次或批次的易腐食品成品进行留样。每个品种的留样量应能满足检验检测需要，且不少于125g。留样食品应使用清洁的专用容器和专用冷藏设施进行储存，留样时间应不少于48h。留样记录应包括食品名称、留样量、留样时间、留样人员、审核人员等项目。

（六）餐饮食品加工新技术

如水油混合油炸技术、智能远程控制系统、人工智能技术、智慧厨房。

1．水油混合油炸技术

水油混合油炸技术是指在同一敞口容器中加入油和水，相对密度小的油占据容器的上半部，相对密度大的水则占据容器的下半部，将电热管水平安置在容器的油层中，油炸时食品处在油层中，油水界面处设置水平冷却器和强制循环风机对水进行冷却，使油水分界的温度控制在55℃以下。炸制食品时产生的食物残渣从高温油层落下，积存于底部温度较低的水层中，同时残渣中所含的油经过水层分离后又返回油层，落入水中的残渣可以随水排出。

该技术使油局部受热，因而油的氧化程度显著降低，炸制食品时产生的食物残渣积存于底部的水层中，反复油炸食品后的油不需要过滤，避免了传统纯油油炸过程中，油因氧化聚变而成为废油的浪费现象，大大降低了油的损耗，节油效果十分明显。炸制过程中油始终保持新鲜状态，炸出的食品香、味俱佳，外观品质良好。适用炸鸡、炸牛排、炸羊排、薯条等各类油炸食品，操作简单、环保卫生。

2．智能远程控制系统

在中央厨房安装智能远程控制系统，使用餐需求单位和餐饮服务提供单位，能直观了解食品生产流程中的卫生情况。通过安装智能远程控制系统，让餐饮服务单位的后厨从幕后走到前台，将餐饮服务单位的操作间、洗消间、健康晨检、食品留样等关键部位透明化，直接展示给消费者，使"后厨"成为可视、可感、可知、可查的阳光厨房，让消费者可以直观感知厨房的环境卫生和食品粗加工、切配、烹饪、清洗、消毒等各环节真实状况，并加以监督。监管部门、餐饮企业可通过影像采集设备全面采集并记录关键环节操作情况，采取针对性监管措施，加强食品安全监管，提升餐饮服务食品安全管理水平。

3．人工智能技术

人工智能（artificial intelligence，AI）是研究、开发用于模拟、延伸和扩展人的智能的理论、方法、技术及应用系统的一门新的技术科学。AI是计算机科学的一个分支，它企图了解智能的实质，并生产出一种新的能以与人类相似的方式做出反应的智能机器，该领域的研究包括机器人语言识别、图像识别、自然语言处理和专家系统等。人工智能的概念于1956年被提出，即让机器人能像人一样认知、思考和学习，人工智能从诞生以来，理论和技术日益成熟，应用领域也不断扩大，当前人工智能广泛应用于社会各个领域，将会对社会结构产生重大变革。AI时代的到来，不管是对个人、企业还是国家都将是一个全新的机遇和挑战，人工智能技术在餐饮行业逐渐应用，具体如下。

（1）精准调控就餐环境　一般来说，餐厅的温度由人工调节成固定温度，且受到人流量、季节变化的影响，实际温度在动态变化，而人工调节不能实时进行。可以借助人工智能设备，发挥其实时监测和自动调控的功能。具体来讲，将人工智能设备安装在就餐区域的中心位置，使其覆盖到整个就餐区域。根据其实时监测到的餐厅人流量的大小、所处当地的地理季节、气候信息和多年平均气温值等数据，对环境温度进行自动调控，从而确保餐厅就餐的顾客在舒适宜人的温度中享受美食和服务。

灯光会影响顾客就餐的氛围和舒适感，快餐厅的灯光设置普遍缺乏专业性，影响不同功能区域灯光作用的发挥。人工智能设备利用大数据和深度学习对人体光线的舒适度有更专业的了解，并通过对餐厅不同功能分区的感知，对光线进行实时调控。如在公共就餐区域，光线变得柔和而不刺眼；在顾客就座进餐的小区域，人工智能设备通过微感知和微调节，把顾客落座区域的光线调暗，突出台面的光线强度和亮度；根据菜品多少实时调节，运用点光源和多光源，当菜品数量少时，智能调用点光源突出个别菜品的色泽，当菜品众多时，调用多光源突出所有菜品的整体色泽；此外，在功能分区的过渡地带，灯光随之智能过渡，使顾客感到自然而不突兀。

噪声是快餐厅普遍存在的问题。除运用除噪、隔声设备进行外部干预外，还可运用人工智能设备实时监测就餐环境中声音分贝大小，通过自动播放背景音乐的方式减少噪声对顾客的影响。当就餐环境中的声音分贝不高时，人工智能设备实时播放节奏舒缓、轻柔的音乐作为餐厅背景音乐；当就餐环境中的声音过于嘈杂时，人工智能设备即可适时调整播放音乐的曲目和音量，从而使顾客愉快享受整个就餐过程。

（2）改善经营管理及服务　人工智能设备可实时接收订单，并对订单进行分析整合，将同时段相同的订单菜品一次下单，减少重复工作，降低服务员的拿取次数。同时，人工智能设备还可分析订单菜品的数量及拿取时间，智能调节订单顺序，减少顾客等待时间。

人工智能设备可根据库存原材料数量和备料经验，精准制订原材料采购计划，以保证每日的原材料品种对路、数量合适、补货及时；还可对原材料进行自主质量检测，在原材料入库时智能识别其种类及储藏要求，控制库房的温度、湿度，对其进行归类存放，确保原材料质量合格。

（3）缩减成本　餐饮业不像高科技行业、医药行业、娱乐行业有高的利润空间，许多餐饮公司被持续增高的各种成本支出拖垮，包括食品成本、半变动成本、固定成本和人工成本。首先，人工智能可以将食材加工的所有环节统一前置到外包供应商和中央厨房，利用自动温控30万级超洁净智能仓库，所有食材经0～4℃冷链保鲜物流直达门店。其次，人工智能可用一组机械臂进行配菜，客人通过智能设备点单后，数据传输到后厨菜品仓库中，机械臂轻松取下，仅用2min即可完成这个过程，可大幅缩短客人等餐时间。

（4）食品安全　人工智能技术涉及知识表示、自动推理和搜索方法、机器学习和知识获取、知识处理系统、自然语言理解、计算机视觉、智能机器人、自动程序设计等多种类别和学科。在食品安全监管领域涉及的技术主要有动态侦测技术、动态定位技术、卷积神经网络3种。食品安全智能识别的流程涉及流媒体处理、提取关键数据、视频动态追踪识别、判别识别需求、按需求组合逐层调用AI，分析比对识别结果6个步骤，共有流动态处理、分区状态监控、AI识别、视频结构化4个部分。通过食品安全智能识别，可以实时监控厨房内工作人员按规定穿戴衣帽口罩的情况，厨房内可能出现的老鼠等热血生物的情况，标记出厨房内的设施设备（清洗设施、消毒设施、保洁设施）并记录其使用状况。

4. 智慧厨房

智慧厨房是指将厨房内燃气灶、光照传感器、日光灯、壁挂炉、燃气表、温度检测仪、红外监测仪等智能燃具、智能表、智能开关、报警器等设备通过智能无线终端互联起来，用户可以通过系统软件，自由控制各智能设备间的操作，各智能设备之间也可以联动，以实现对厨房的安全自动监控、环境自动监控，实现燃气设备的智能运行、能耗自动最佳控制，以此保证厨房环境的健康舒适，为用户智能便捷的生活服务。智慧厨房后台系统还将能源消耗、食材品质、食客反馈等数据实时反馈给食材供应商、农场、后厨等环节，形成食品溯源、定向种植、订单采购、菜谱优化、能源管理等数据闭环，让种植更精准、食品更安全、菜品更美味、能源更高效。餐饮企业和中央厨房企业需尽快采取措施，着手建立自己的大数据库，积累经营所需的各种数据，逐步引入人工智能技术。在企业经营管理的三个层级，即战略决策层、战术管控层、执行作业层，人工智能技术都有用武之地。

二、餐饮食品在加工环节的相关法律规范、标准要求

（一）人员卫生管理

我国《餐饮服务食品安全操作规范》《食品安全国家标准 餐饮服务通用卫生规范》（GB 31654—2021）规定了从事餐饮食品工作人员的卫生要求，主要包括以下几方面。

1．健康管理

（1）从事接触直接入口食品工作（清洁操作区内的加工制作及切菜、配菜、烹饪、传菜、餐饮具清洗消毒）的从业人员（包括新参加和临时参加工作的从业人员，下同）应取得健康证明后方可上岗，并每年进行健康检查，取得健康证明，必要时应进行临时健康检查。

（2）食品安全管理人员应每天对从业人员上岗前的健康状况进行检查。患有发热、腹泻、咽部炎症等病症及皮肤有伤口或感染的从业人员，应主动向食品安全管理人员等报告，暂停从事接触直接入口食品的工作，必要时进行临时健康检查，待查明原因并将有碍食品安全的疾病治愈后方可重新上岗。

（3）手部有伤口的从业人员，使用的创可贴宜颜色鲜明，并及时更换。佩戴一次性手套后，方可从事非接触直接入口食品的工作。

2．培训考核

餐饮服务企业应每年对其从业人员进行一次食品安全培训考核，特定餐饮服务提供者应每半年对其从业人员进行一次食品安全培训考核。

（1）培训考核内容为餐饮食品安全有关的法律法规、基础知识及本单位的食品安全管理制度、加工制作规程等。

（2）培训可采用专题讲座、实际操作、现场演示等方式。考核可采用询问、观察实际操作、答题等方式。

（3）对培训考核及时评估效果、完善内容、改进方式。

（4）从业人员应在食品安全培训考核合格后方可上岗。

3．人员卫生

（1）个人卫生　从业人员应保持良好的个人卫生。

①从业人员不得留长指甲、涂指甲油。工作时，应穿清洁的工作服，不得披散头发，佩戴的手表、手镯、手链、手串、戒指、耳环等饰物不得外露。

②食品处理区内的从业人员不宜化妆，应戴清洁的工作帽，工作帽应能将头发全部遮盖住。

③进入食品处理区的非加工制作人员，应符合从业人员卫生要求。

（2）口罩和手套　专间的从业人员应佩戴清洁的口罩和手套。

①专用操作区内从事下列活动的从业人员应佩戴清洁的口罩：现榨果蔬汁加工制作；果蔬拼盘加工制作；加工制作植物性冷食类食品（不含非发酵豆制品）；对预包装食品进行拆封、装盘、调味等简单加工制作后即供应的；调制供消费者直接食用的调味料；备餐。

②专用操作区内从事其他食品加工制作的从业人员，宜佩戴清洁的口罩。

③其他接触直接入口食品的从业人员，宜佩戴清洁的口罩。

④如佩戴手套，佩戴前应对手部进行清洗消毒。手套应清洁、无破损，符合食品安全

要求。手套使用过程中，应定时更换手套。手套应存放在清洁卫生的位置，避免受到污染。

4．手部清洗消毒

（1）从业人员在加工制作食品前，应洗净手部，手部清洗宜符合《餐饮服务从业人员洗手消毒方法》。

（2）加工制作过程中，应保持手部清洁。出现下列情形时，应重新洗净手部：

①加工制作不同存在形式的食品前；

②清理环境卫生、接触化学物品或不洁物品（落地的食品、受到污染的工具容器和设备、餐厨废弃物、钱币、手机等）后；

③咳嗽、打喷嚏及擤鼻涕后。

（3）使用卫生间、用餐、饮水、吸烟等可能会污染手部的活动后，应重新洗净手部。

（4）加工制作不同类型的食品原料前，宜重新洗净手部。

（5）从事接触直接入口食品工作的从业人员，加工制作食品前应洗净手部并进行手部消毒，手部清洗消毒应符合《餐饮服务从业人员洗手消毒方法》（请扫二维码查看）。加工制作过程中，应保持手部清洁。出现下列情形时，应重新洗净手部并消毒：

餐饮服务从业人员洗手消毒方法

①接触非直接入口食品后；

②触摸头发、耳朵、鼻子、面部、口腔或身体其他部位后。

5．工作服

（1）工作服宜为白色或浅色，应定点存放，定期清洗更换。从事接触直接入口食品工作的从业人员，其工作服宜每天清洗更换。

（2）食品处理区内加工制作食品的从业人员使用卫生间前，应更换工作服。

（3）工作服受到污染后，应及时更换。

（4）待清洗的工作服不得存放在食品处理区。

（5）清洁操作区与其他操作区从业人员的工作服应有明显的颜色或标识区分。

（6）专间内从业人员离开专间时，应脱去专间专用工作服。

（二）加工场所及布局

我国《餐饮服务食品安全操作规范》及《食品安全国家标准 餐饮服务通用卫生规范》（GB 31654—2021）规定了加工场所及布局的卫生要求，具体包括以下几点。

（1）食品处理区应设置在室内，并采取有效措施，防止食品在存放和加工制作过程中受到污染。

（2）按照原料进入、原料加工制作、半成品加工制作、成品供应的流程合理布局。

（3）分开设置原料通道及入口、成品通道及出口、使用后餐饮具的回收通道及入口。无法分设时，应在不同时段分别运送原料、成品、使用后的餐饮具，或者使用无污染的方式覆盖运送成品。

（4）设置独立隔间、区域或设施，存放清洁工具。专用于清洗清洁工具的区域或设施，其位置不会污染食品，并有明显的区分标识。

（5）食品处理区加工制作食品时，如使用燃煤或木炭等固体燃料，炉灶应为隔墙烧火的外扒灰式。

（6）饲养和宰杀畜禽等动物的区域，应位于餐饮服务场所外，并与餐饮服务场所保持适当距离。

（三）设备与工具

我国《餐饮服务食品安全操作规范》及《食品安全国家标准 餐饮服务通用卫生规范》（GB 31654—2021）规定了设备与工具的卫生要求，具体包括以下几点。

（1）食品加工用设备和工具的构造应有利于保证食品卫生、易于清洗消毒、易于检查，避免因构造原因造成润滑油、金属碎屑、污水或其他可能引起污染的物质滞留于设备和工具中。

（2）食品容器、工具和设备与食品的接触面应平滑、无凹陷或裂缝，设备内部角落部位应避免有尖角，以避免食品碎屑、污垢等的聚积。

（3）设备的摆放位置应便于操作、清洁、维护和减少交叉污染。

（4）用于原料、半成品、成品的工具和容器，应分开并有明显的区分标志；原料加工中切配动物性和植物性食品的工具和容器，宜分开并有明显的区分标志。

（5）所有用于食品处理区及可能接触食品的设备与工具，应由无毒、无臭味或异味、耐腐蚀、不易发霉的，符合卫生标准的材料制造。不与食品接触的设备与工具的构造，也应易于保持清洁。

（6）食品接触面原则上不得使用木质材料（工艺要求必须使用除外），必须使用木质材料的工具，应保证不会对食品产生污染。

（四）烹调加工

我国《餐饮服务食品安全操作规范》及《食品安全国家标准 餐饮服务通用卫生规范》（GB 31654—2021）规定了对烹调加工的要求。

1．加工制作基本要求

（1）加工制作的食品品种、数量与场所、设施、设备等条件相匹配。

（2）加工制作食品过程中，应采取下列措施，避免食品受到交叉污染：

①不同类型的食品原料、不同存在形式的食品（原料、半成品、成品，下同）分开存放，其盛放容器和加工制作工具分类管理、分开使用，定位存放；

②接触食品的容器和工具不得直接放置在地面上或者接触不洁物；

③食品处理区内不得从事可能污染食品的活动；

④不得在辅助区（如卫生间、更衣区等）内加工制作食品、清洗消毒餐饮具；

⑤餐饮服务场所内不得饲养和宰杀禽、畜等动物。

（3）加工制作食品过程中，不得存在下列行为：

①使用非食品原料加工制作食品；

②在食品中添加食品添加剂以外的化学物质和其他可能危害人体健康的物质；

③使用回收食品作为原料，再次加工制作食品；

④使用超过保质期的食品、食品添加剂；

⑤超范围、超限量使用食品添加剂；

⑥使用腐败变质、油脂酸败、霉变生虫、污秽不洁、混有异物、掺假掺杂或者感官性状异常的食品、食品添加剂；

⑦使用被包装材料、容器、运输工具等污染的食品、食品添加剂；

⑧使用无标签的预包装食品、食品添加剂；

⑨使用国家为防病等特殊需要明令禁止经营的食品（如织纹螺等）；

⑩在食品中添加药品（按照传统既是食品又是中药材的物质除外）；

⑪法律法规禁止的其他加工制作行为。

（4）对国家法律法规明令禁止的食品及原料，应拒绝加工制作。

2．加工制作区域的使用

（1）中央厨房和集体用餐配送单位的食品冷却、分装等应在专间内进行。

（2）下列食品的加工制作应在专间内进行：生食类食品；裱花蛋糕；冷食类食品［2.（3）中的食品加工除外］。

（3）下列加工制作既可在专间也可在专用操作区内进行：①备餐；②现榨果蔬汁、果蔬拼盘等的加工制作；③仅加工制作植物性冷食类食品（不含非发酵豆制品）；对预包装食品进行拆封、装盘、调味等简单加工制作后即供应的；调制供消费者直接食用的调味料。

（4）学校（含托幼机构）食堂和养老机构食堂的备餐宜在专间内进行。

（5）各专间、专用操作区应有明显的标识，标明其用途。

3．粗加工制作与切配

（1）冷冻（藏）食品出库后，应及时加工制作。冷冻食品原料不宜反复解冻、冷冻。

（2）宜使用冷藏解冻或冷水解冻方法进行解冻，解冻时合理防护，避免受到污染。使用微波解冻方法的，解冻后的食品原料应被立即加工制作。

（3）应缩短解冻后的高危易腐食品原料在常温下的存放时间，食品原料的表面温度不宜超过8℃。

（4）食品原料应洗净后使用。盛放或加工制作不同类型食品原料的工具和容器应分开使用。盛放或加工制作畜肉类原料、禽肉类原料及蛋类原料的工具和容器宜分开使用。

（5）使用禽蛋前，应清洗禽蛋的外壳，必要时消毒外壳。破蛋后应单独存放在暂存容器内，确认禽蛋未变质后再合并存放。

（6）应及时使用或冷冻（藏）贮存切配好的半成品。

4．成品加工制作

（1）专间内加工制作要求如下。

①专间内温度不得高于25℃。

②每餐（或每次）使用专间前，应对专间空气进行消毒。消毒方法应遵循消毒设施使用说明书要求。使用紫外线灯消毒的，应在无人加工制作时开启紫外线灯30min以上并做好记录。

③由专人加工制作，非专间加工制作人员不得擅自进入专间。进入专间前，加工制作人员应更换专用的工作衣帽并佩戴口罩。加工制作人员在加工制作前应严格清洗消毒手部，加工制作过程中适时清洗消毒手部。

④应使用专用的工具、容器、设备，使用前使用专用清洗消毒设施进行清洗消毒并保持清洁。

⑤及时关闭专间的门和食品传递窗口。

⑥蔬菜、水果、生食的海产品等食品原料应清洗处理干净后，方可传递进专间。预包装食品和一次性餐饮具应去除外层包装并保持最小包装清洁后，方可传递进专间。

⑦在专用冷冻或冷藏设备中存放食品时，宜将食品放置在密闭容器内或使用保鲜膜等进行无污染覆盖。

⑧加工制作生食海产品，应在专间外剔除海产品的非食用部分，并将其洗净后，方可传递进专间。加工制作时，应避免海产品可食用部分受到污染。加工制作后，应将海产品放置在密闭容器内冷藏保存，或放置在食用冰中保存并用保鲜膜分隔。放置在食用冰中保存的，加工制作后至食用前的间隔时间不得超过1h。

⑨加工制作裱花蛋糕，裱浆和经清洗消毒的新鲜水果应当天加工制作、当天使用。蛋糕坯应存放在专用冷冻或冷藏设备中。打发好的奶油应尽快使用完毕。

⑩加工制作好的成品宜当餐供应。

⑪不得在专间内从事非清洁操作区的加工制作活动。

（2）专用操作区内加工制作要求如下。

①由专人加工制作。加工制作人员应穿戴专用的工作衣帽并佩戴口罩。加工制作人员在加工制作前应严格清洗消毒手部，加工制作过程中适时清洗消毒手部。

②应使用专用的工具、容器、设备，使用前进行消毒，使用后洗净并保持清洁。

③在专用冷冻或冷藏设备中存放食品时，宜将食品放置在密闭容器内或使用保鲜膜等进行无污染覆盖。

④加工制作的水果、蔬菜等，应清洗干净后方可使用。

⑤加工制作好的成品应当餐供应。

⑥现调、冲泡、分装饮品可不在专用操作区内进行。

⑦不得在专用操作区内从事非专用操作区的加工制作活动。

（3）烹饪区内加工制作要求如下。

①一般要求：a. 烹饪食品的温度和时间应能保证食品安全。b. 需要烧熟煮透的食品，加工制作时食品的中心温度应达到70℃以上。对特殊加工制作工艺，中心温度低于70℃的食品，餐饮服务提供者应严格控制原料质量安全状态，确保经过特殊加工制作工艺制作成品的食品安全。鼓励餐饮服务提供者在售卖时按照GB 31654—2021相关要求进行消费提示。c. 盛放调味料的容器应保持清洁，使用后加盖存放，宜标注预包装调味料标签上标注的生产日期、保质期等内容及开封日期。d. 宜采用有效的设备或方法，避免或减少食品在烹饪过程中产生有害物质。

②油炸类食品：a. 选择热稳定性好、适合油炸的食用油脂。b. 与炸油直接接触的设备、工具内表面应为耐腐蚀、耐高温的材质（如不锈钢等），易清洁、维护。c. 油炸食品前，应尽可能减少食品表面的多余水分。油炸食品时，油温不宜超过190℃。油量不足时，应及时添加新油。定期过滤在用油，去除食物残渣。鼓励使用快速检测方法定时测试在用油的酸价、极性组分等指标。定期拆卸油炸设备，进行清洁维护。

③烧烤类食品：a. 烧烤场所应具有良好的排烟系统。b. 烤制食品的温度和时间应能使食品被烤熟。c. 烤制食品时，应避免食品直接接触火焰或烤制温度过高，减少有害物质产生。

④火锅类食品：a. 不得重复使用火锅底料。b. 使用醇基燃料（如酒精等）时，应在没有明火的情况下添加燃料。使用炭火或煤气时，应通风良好，防止一氧化碳中毒。

⑤糕点类食品：a. 使用烘焙包装用纸时，应考虑颜色可能对产品的迁移，并控制有害物质的迁移量，不应使用有荧光增白剂的烘烤纸。b. 使用自制蛋液的，应冷藏保存蛋液，防止蛋液变质。

⑥自制饮品：a. 加工制作现榨果蔬汁、食用冰等的用水，应为预包装饮用水、使用符合相关规定的水净化设备或设施处理后的直饮水、煮沸冷却后的生活饮用水。b. 自制饮品所用的原料乳，宜为预包装乳制品。c. 煮沸生豆浆时，应将上涌泡沫除净，煮沸后保持沸腾状态5min以上。

三、中央厨房（预制菜）生产环节控制要求

（一）原料加工

中央厨房食品原料加工时应进行挑选、解冻、清洗（干燥）、去皮，剔除腐烂、病、虫、异常、畸形，其他感官性状异常的，去除不可食用部分。畜禽类、果蔬类、水产类原料应当分池清洗，清洗后要沥干，去除多余水分，禽蛋在使用前应对外壳进行清洗，必要时进行消毒。盛装沥干食品的容器不得与地面直接接触，以防止食品受到污染。要严格按照加工配方和工艺规程，对原料进行切配、分割、腌制和上浆等加工。切配、调制好的半

成品应根据性质分类存放，与原料分开，避免受到污染。需冷藏或冷冻保存的半成品应该按照储存条件分类存放。动物性食品的腌制应在4℃以下冷藏条件下进行，易腐食品暂存应在7℃以下冷藏条件下进行，分装应在25℃以下条件下进行。

（二）热加工

热加工是指食品的煎、炒、炸、焖、煮、烤、烘、蒸等加热处理过程。中央厨房产品热加工前应认真检查待加工食品，发现有腐败变质或者其他感官性状异常的，不得进行加工。热加工的食品应能保证加热温度的均匀性。需要熟制的应烧熟煮透，其加工时食品中心温度应≥70℃。热加工后的食品应与生制半成品、原料分开存放，熟制的食品与未熟制的食品分开存放，避免受到污染。应按照GB 2716—2018《食品安全国家标准 植物油》的要求，采取措施或监测控制食用油煎炸过程的安全质量（表7-2）。若无法实施监控措施的，连续煎炸食品的食用油累计使用期限不超过12h，非连续使用的食用油使用期限不超过3天。废弃的食用油应全部更换，不能以添加新油的方式延长使用期限。

表7-2　植物油理化标准

项目	分类	指标			检验方法
		植物原油	食用植物油（包括调和油）	煎炸过程中的食用植物油	
酸价/（mg/g）	米糠油	≤25			GB 5009.229
	棕榈（仁）油、玉米油、橄榄油、棉籽油、椰子油	≤10	3	5	
	其他		≤4		
过氧化值/（g/100g）		≤0.25	0.25	—	GB 5009.227
极性组分/%		—	—	≤27	GB 5009.202
溶剂残留量/（mg/kg）		—	≤20	—	GB 5009.262
游离棉酚/（mg/kg）	棉籽油	—	≤200	200	GB 5009.148

（三）冷却

中央厨房热加工处理的易腐食品应在快速冷却设备或冷却专间内进行冷却，在2h内将食品中心温度降至10℃以下。应及时测量每批冷却后食品的中心温度，2h内食品中心温度未降到10℃以下的，不得使用。用于即食食品冷却的快速冷却设备或冷却专间应专用，不得用于冷却热加工半成品。采用冷却专间方式冷却的，应当符合专间操作要求。

（四）分装

中央厨房分装前应认真检查待分装食品，发现有腐败变质或者其他感官性状异常的，不得进行分装。即食食品分装应当在食品加工专间内进行，并符合专间操作要求。

（五）包装和标签

中央厨房配送的食品应采用密闭包装。鼓励采用真空（充氮）方式进行包装。中央厨房加工配送食品的最小使用包装或食品容器包装上的标签应标明食品名称、加工单位、生产日期及时间、保存条件、保质期、加工方法与要求、成品食用方法等。中央厨房加工食品过程中使用食品添加剂的，应在标签上标明。非即食的熟制品种应在标签上明示"食用前应彻底加热"。

（六）工用具清洗消毒和保洁要求

中央厨房的工用具使用后应及时洗净，定位存放，保持清洁。接触热加工半成品和即食食品的工用具、容器要专用，使用前要消毒，消毒后的工用具应储存在专用保洁柜（或保洁间）内备用，保洁柜应有明显标记。应定期检查消毒设备、设施是否处于良好状态。采用化学消毒的应定时测量有效消毒浓度。消毒后工、用具和容器不得重复使用一次性包装材料。已消毒和未消毒的工用具应分开存放，保洁柜（或保洁间）应当定期清洗，保持洁净，不得存放其他物品。

（七）专间操作要求

中央厨房专间内应当由专人加工制作，非操作人员不得擅自进入专间。不得在专间内从事与食品加工无关的活动。专间每次使用前应进行空气和食品货架的消毒。使用紫外线灯消毒的，应在无人工作时开启30min以上。进入专间前应更换洁净的工作衣帽，并将手洗净、消毒，工作时应戴口罩，操作中适时地消毒双手。加工操作时专间温度应在25℃以下。专间内应使用专用的设备、工具、容器，用前应消毒，用后应洗净并保持清洁。专间内不得放置未经消毒的原料、半成品等易造成交叉污染的物品。

（八）有效期要求

中央厨房相关企业应根据加工生产工艺的特点和国家相应标准的规定，制定原料、生制半成品、热加工半成品、即食食品的保质期，必要时应进行产品保质期试验和验证，并严格执行保质期规定。

（九）食品添加剂使用要求

中央厨房使用食品添加剂的，应在技术上确有必要，并在达到预期效果的前提下尽可能降低使用量。按照《食品安全国家标准 食品添加剂使用标准》（GB 2760—2014）规定的食品添加剂品种、使用范围、使用量，规范使用食品添加剂。但在餐饮企业及中央厨房不得采购、储存、使用亚硝酸盐（包括亚硝酸钠、亚硝酸钾）。应专柜（位）存放食品添加剂，并标注"食品添加剂"字样。使用容器盛放拆包后的食品添加剂的，应在盛放容器上标明食品添加剂名称，并保留原包装。应专册记录使用的食品添加剂名称、生产日期或批号、添加的食品品种、添加量、添加时间、操作人员等信息，GB 2760—2014规定按生产需要适量使用的食品添加剂除外。使用有GB 2760—2014中"最大使用量"规定的食品添加剂，应精准称量使用。

（十）生产加工过程的监控

中央厨房应针对生产过程中的关键环节制定操作规程，并严格执行。配方和工艺条件未经核准不得随意更改。应根据产品工艺特点，规定各类产品用于杀灭或抑制微生物生长繁殖的方法，如冷冻冷藏、高温灭菌等，并实施有效监控。应按配方和工艺规定要求，对关键技术参数进行监控，并有监控记录，具体监控内容见表7-3。用于测定、控制、记录的监控设备，如温湿度计、压力表等，应定期校准、维护，确保准确有效。

表7-3　中央厨房生产加工过程的关键技术参数控制表

工艺名称	适用产品	关键技术参数控制内容	
原料加工	有此工艺要求的产品	防止工用具容器交叉污染、环境温度控制、食品添加剂品种、范围及使用量严格按照GB 2760—2014执行	
热加工	有此工艺要求的产品	时间和中心温度控制、防止工用具容器交叉污染	
冷却	有此工艺要求的产品	时间和中心温度控制	
分装	全部产品	环境温度控制、防止工用具容器交叉污染	
	即食食品	生产环境微生物监控	
工用具清洗消毒	即食食品	热力消毒的温度及消毒时间、化学消毒使用的消毒剂浓度	
贮存	需要采取温控措施的产品	产品中心温度、环境温度控制	
运输	需要采取温控措施的产品	产品中心温度、环境温度控制	

·本章小结·

本章系统阐述了一般餐饮食品及现榨果汁、冷菜、裱花糕点、生食海产品在加工环节中的食品安全问题、来源及预防措施，列举了5M1E法在分析食品安全问题的作用，以帮助快速解决餐饮食品安全问题。同时，归纳和总结了食品安全法律规范、标准对加工人员、场所、设备工具等方面的要求，并介绍了中央厨房（预制菜）在生产环节的食品安全控制要求。

·思考题·

1. 有效清洁的基本内涵是什么？如何做到设备的有效清洁？
2. 冷菜制作对专间环境的要求有哪些？

3．阐述5M1E的内容，并利用5M1E法分析预制红烧肉中微生物超标的原因。

4．试分析现榨饮料可能存在的食品安全风险主要有哪些。

· 主要参考文献 ·

［1］湖北省团餐快餐生产供应协会．餐饮服务食品安全操作指南［M］．北京：中国医药科技出版社，2017．

［2］张泓．中央厨房导论［M］．北京：科学出版社，2020．

［3］肖岚．中央厨房工艺设计与管理［M］．北京：中国轻工业出版社，2021．

［4］蔡倪．浅谈我国餐饮产业链中央厨房中预制菜的发展趋势［J］．食品安全导刊，2021（23）：187–188．

［5］孙亚男．扬州狮子头菜肴的中央厨房加工机理及品质调控研究［D］．无锡：江南大学，2021．

［6］周欢伟．中央厨房食品减压冷却过程分析及速度提升［J］．包装与食品机械，2020，38（5）：31–34．

［7］翁士增．"5M1E"分析法在制造型企业精细化管理中的应用研究——以浙江省为例［J］．安徽行政学院学报，2013，4（4）：64–70．

［8］王思雨．基于城市青年生活方式的智慧厨房服务系统设计探索［J］．工业设计研究，2019（1）：155–161．

［9］韩娟，曹增增，宋蕊曦．智能时代中国餐饮的未来发展模式探究［J］．科技经济市场，2021（7）：10–11．

［10］张宇晴，杨铭铎．4种烹饪工艺对食品加工安全特性影响的研究进展［J］．食品安全质量检测学报，2019，10（17）：5728–5734．

［11］孟宇竹，雷昌贵，路大勇．油炸对肉类食品品质的影响及预防措施［J］．肉类工业，2018（7）：48–50．

［12］朱婧．烧烤风味鱼肉香肠的研发及不同加热方式对其品质的影响［D］．锦州市：渤海大学，2020．

第八章

餐饮食品安全监督管理

本章目标

1. 了解食品安全法律法规、食品安全标准的概念，理解我国食品安全标准和法律法规体系，并最终形成自觉遵纪守法、合规的工作意识。

2. 了解GMP、SSOP、HACCP的发展和主要内容，并掌握HACCP体系的基本原理，能够熟练运用HACCP建立餐饮食品质量管理体系。

3. 了解餐饮企业食品安全监督管理手段，形成依法执法、依法经营的法制意识。

课程导入

食品安全监督是指为了保证食品安全，防止食品污染和有害因素对人体的危害，保障人体健康，由食品安全监督管理部门依据食品安全法律法规授权在其管辖范围内，按法定程序对食品生产经营单位和个人在食物链全过程中执行食品安全法律、法规、规章和食品安全标准的情况进行检查、监测、监督和处罚的行政执法过程。那么，餐饮食品经营活动需要满足哪些食品安全监督管理要求呢？

解决问题的思路

本章所要解决的问题（任务）是理解食品安全监督管理涉及的标准与法规、质量安全管理体系及监督管理手段，并遵照食品安全监督管理内容开展餐饮食品经营活动。因此，本章主要为概念性或事实性知识，内容较为丰富且抽象。因此，为完成本章学习任务，需要按照模型（数据→信息→知识→智慧→影响力）进行进阶式学习，即了解、练习、内化，如GB 7718—2011对预包装食品标签有具体的规定，但只去记忆这些规定的话，解决不了预包装食品标签违规标识的问题。假设在审核标签文案时对照标准条款进行比对，在多次练习后，就能够熟练按照食品标签要求输出合法合规的标签文案。

1. 理解我国食品安全标准类型、构成及食品安全法律法规的适用范围、上下位关系。

2. 能够掌握食品质量管理中GMP、SSOP和HACCP三者的区别及联系，为建立本单位食品质量安全管理体系列出前提方案。

3. 在法律、标准指引下，依法获得食品生产经营许可，并在日常生产经营中接受食品安全监督管理。

第一节　标准与法律法规

一、食品安全标准

（一）食品安全标准概念

食品安全标准是指对食品中具有与人类健康相关的质量要素和技术要求及其检验方法、评价程序等所作的规定。食品安全标准是判定食品是否符合安全卫生要求的重要技术依据，对食品安全监督管理有重要意义。主要包括食品工业基础标准、食品产品标准、检验方法标准、包装材料及容器标准等，强制性标准代号为"GB"。

食品安全标准是比较特殊的一类食品标准，其主要特点包括适应性、先进性、相对性，滞后性、可修订性等。

（二）食品安全标准主要内容

食品安全标准应当包括下列内容：①食品、食品添加剂、食品相关产品中的致病性微生物，农药残留、兽药残留、生物毒素、重金属等污染物质以及其他危害人体健康物质的限量规定；②食品添加剂的品种、使用范围、用量；③专供婴幼儿和其他特定人群的主辅食品的营养成分要求；④对与卫生、营养等食品安全要求有关的标签、标志、说明书的要求；⑤食品生产经营过程的卫生要求；⑥与食品安全有关的质量要求；⑦与食品安全有关的食品检验方法与规程；⑧其他需要制定为食品安全标准的内容。

（三）食品安全标准性质

1．政策法规性

食品安全标准按照《中华人民共和国食品安全法》规定制定。食品安全标准被赋予了在法制化食品安全管理中的法规特性。

2．科学技术性

科学技术性是标准的本质。标准是科学技术的产物。只有基于科学技术制定的标准才能起到对食品安全监督管理的技术支撑作用。

3．强制性

根据《中华人民共和国标准化法》的规定，凡是涉及人体健康与安全的标准，都应是强制性标准。《中华人民共和国食品安全法》规定，食品安全标准是强制执行的标准。

4．社会性和经济性

主要指执行食品安全标准所能产生的社会效益和经济效益。食品安全标准的实施，可有效控制和保证食品中与健康相关的质量要素，防止食源性疾病的发生，保障消费者健康，可产生明显的社会效益。食品安全标准的经济效益包括直接效益和间接效益两方面，直接经济效益如减少食品资源的浪费，避免食品安全问题引发的经济纠纷，促进食品的进出口贸易等；间接经济效益如减轻因食源性疾病产生的疾病负担，提高国民劳动生产力，促进经济发展等。

（四）食品标准分类

1．根据制定标准的主体进行分类

（1）食品安全国家标准　食品安全国家标准是对需要在全国范围内统一的食品安全质量要求所制定的标准。由国务院卫生行政部门会同国务院食品药品监督管理部门制定、公布。国务院标准化行政部门提供国家标准编号。国家标准一经批准发布实施，与国家标准相重复的行业标准、地方标准即行废止。国家标准的编号由国家标准代号、标准发布顺序和发布的年号组成。国家标准的代号由大写的汉语拼音字母组成，强制性标准的代号为"GB"。

（2）行业标准　对于需要在某个行业范围内全国统一的标准化对象所制定的标准称为行业标准。行业标准由国务院有关行政主管部门主持制定和审批发布并报国务院标准化行政主管部门备案。行业标准的编号由行业标准代号、标准顺序号和年号组成。行业标准的代号由国务院标准化行政主管部门备案。行业标准的编号由行业标准代号、标准顺序号和年号组成。行业标准的代号由国务院标准化行政主管部门规定，不同行业的代号各不相同。涉及食品的行业标准主要有商业（SB）、农业（NY）、商检（SN）、轻工（QB）、化工（HG）等。

（3）食品安全地方标准　对地方特色食品，没有食品安全国家标准的，省、自治区、直辖市人民政府卫生行政部门可以制定并公布食品安全地方标准，报国务院卫生行政部门备案，食品安全国家标准制定后，该地方标准即行废止。地方标准的编号由地方标准代号、标准顺序号和发布年号组成。地方标准的代号由汉语拼音字母（DB）加上省、自治区、直辖市行政区划代码前两位数字加斜线，组成强制性地方标准代号。

（4）食品安全企业标准　食品安全企业标准是由食品生产企业制定并由企业法人代表或其授权人批准、发布的食品安全标准。食品安全企业标准有两种情况，一是当企业生产的食品没有国家标准和地方标准的，企业必须制定相应的企业标准作为组织生产的依据；二是当企业生产的食品已经有国家标准或地方标准的，企业也可以根据需要制定严于国家标准或地方标准要求的企业标准，以提高食品的安全水平。企业标准的编号由企业标准代号、标准顺序和发布年号组成。企业标准代号由汉语拼音字母"Q"加斜线再加上企业代号组成。

2．根据标准的适用对象分类

（1）食品原料与产品安全标准。

（2）食品添加剂使用标准。

（3）营养强化剂使用标准。

（4）食品容器与包装材料标准。

（5）食品中农药最大残留限量标准。

（6）食品中真菌与真菌毒素限量标准。

（7）食品中污染物限量标准。

（8）食品中激素（植物生长素）、抗生素及其他兽药限量标准。

（9）食品企业生产卫生规范。

（10）食品标签标准。

（11）辐照食品安全标准。

（12）食品检验方法标准　包括：①食品微生物检验方法标准。②食品理化检验方法标准。③食品安全性毒理学评价程序与方法标准。④食品营养素检验方法标准。

（13）其他如食品餐饮具洗涤剂、消毒剂标准等。

3．按标准的适用范围分类

（1）产品标准。

（2）基础标准。

（3）生产企业规范标准。

（4）检验方法标准。

（5）其他需要制定为食品安全标准的内容。

（五）我国食品安全相关标准

我国现行的食品标准基本上是按照标准的内容进行分类并公布的，如食品工业基础及相关标准、食品卫生标准、食品产品标准、食品添加剂标准、食品包装材料及容器标准、食品检验方法标准等。

1．食品基础标准

食品基础标准是指在食品领域具有广泛的使用范围，涵盖整个食品领域或某个食品专业领域内的通用条款和技术要求。主要包括通用的食品技术术语标准，相关量和单位标准，通用的符号、代号（含代码）标准等。

2．食品安全限量标准

食品安全限量标准包括食品中有毒有害物质限量标准与食品接触材料卫生要求以及食品添加剂使用限量标准，如GB 2760—2014《食品安全国家标准 食品添加剂使用标准》。食品中有毒有害物质限量标准又包括食品中农药残留限量标准，兽药残留限量标准，食品中有害金属、非金属及化合物限量标准，食品中生物毒素限量标准，食品中微生物限量标准。

3．食品检验检测方法标准

食品检验检测方法标准包括食品微生物检验方法标准、食品卫生理化分析方法标准、食品感官分析方法标准、毒理学评价方法标准等。《食品卫生检验方法 理化部分 总则》（GB/T 5009.1—2003）、《食品卫生微生物学检验》系列（GB/T 4789）的发布与实施，对食品卫生监督和食品卫生检验工作起到了极大的指导和推动作用。

4．食品质量安全控制与管理技术标准

食品质量安全控制与管理技术标准指通用的为满足和达到食品及食品生产、加工、储存、运输、流通和消费中的质量、安全、卫生要求的各种控制与管理技术规范、操作规程等标准。

5．食品标签标识标准

我国目前的食品标签标识标准主要有《食品安全国家标准 预包装食品标签通则》（GB 7718—2011）、《食品安全国家标准 预包装食品营养标签通则》（GB 28050—2011）《包装储运图示标志》（GB/T 191—2008）、《包装设计通用要求》（GB/T 12123—2008）等。

6．食品产品标准

食品产品标准的主要内容包括产品分类、技术要求、试验方法、检验规则以及标签与标志、包装、储存、运输等。食品产品标准是食品工业生产标准化过程中涉及最多的一类标准。食品工业标准化体系包括19个专业，其中谷物食品、肉禽制品、水产食品、罐头食品、食糖、焙烤食品、糖果、调味品、乳及乳制品、果蔬制品、淀粉及淀粉制品、食品添加剂、蛋制品、发酵制品、饮料酒、软饮料及冷冻食品、茶叶等专业的主要产品都有国家标准或行业标准，如《食品安全国家标准 生乳》（GB 19301—2010）、《中式香肠质量通则》（GB/T 23493—2022）、《大豆油》（GB/T 1535—2017）、《酿造酱油》（GB/T 18186—2000）、《碳酸饮料（汽水）》（GB/T 10792—2008）、《食品安全国家标准 饼干》（GB 7100—2015）、《特香型白酒》（GB/T 20823—2017）、《小麦粉馒头》（GB/T 21118—2007）等。

7．食品接触材料与制品标准

食品接触材料及制品标准包括《食品安全国家标准 食品接触材料及制品用添加剂使用标准》(GB 9685—2016)、《复合食品包装袋卫生标准》(GB 9683—1988)、《液体食品无菌包装用纸基复合材料》(GB/T 18192—2008)、《液体食品无菌包装用复合袋》(GB 18454—2019)、《液体食品包装用塑料复合膜、袋》(GB19741—2005)、《包装用双向拉伸聚酯薄膜》(GB/T 16958—2008)等。

8．其他标准

食品的相关标准还有绿色食品标准、有机食品标准、无公害食品标准、森林食品标准、超市食品标准、快餐食品标准、辐照食品标准等。

二、食品安全法律法规

(一)法律法规概念及特征
1．法律法规的基本概念

法律法规是国家制定或认可并由国家强制力保证实施的规范性文件总称。法律由享有立法权的立法机关(在我国是全国人民代表大会及其常务委员会),依照法定程序制定或认可,并由国家强制力(主要是司法机关)保证实施,反映由特定物质生活条件所决定的统治阶级意志,以规定当事人权利和义务为内容,以确认、保护和发展统治阶级所期望的社会关系和社会秩序为目的,对全体社会成员具有普遍约束力的一种特殊社会行为规范。

法规是指国务院及其行政部门依据职权或被授权制定、颁布的法令、条例、规则、章程等法定规范文件的总称,如国务院颁布的行政法规(常以法令的形式出现)、省级人民代表大会及其常设机构颁布的地方法规、自治机构权力机关颁布的自治法规、国务院行政部门及省市人民政府颁布的部门规章和地方规章等。

法律与法规一经颁布实施,即具有法律效力,任何组织和个人,均应遵守。需要说明的是,广义的法律包含各种法规,同样,广义的法规也包含各项法律。

2．法律法规的基本特征

在阶级社会,法律法规集中反映统治阶级根本的、共同的、整体的愿望和利益要求,具有如下基本特征。

(1)法律法规是调整人们行为或社会关系的一种特殊社会规范 社会规范有很多种,按内容可分为思想规范、政治规范、法律规范、道德规范、生活规范、工作规范与学习规范等。法律法规作为一种特殊的社会规范,在形式上具有规范性、一般性和概括性特征。其适用对象不是特定的某一个人或某一类人,而是一般的人。其适用不是一次性,而是在其生效期内反复适用,即一般适用。

(2)法律法规由国家制定或认可 社会规范只有经过国家的制定或认可,才有可能成为法律法规。制定法律法规是指国家有权制定法律法规的权力机关，依照法定程序制定不同法律效力的规范性文件，表现为成文法；认可是指国家根据需要，对社会上早已存在且合统治阶级根本利益的风俗习惯、社会道德、宗教伦理等行为规范加以确认，并赋予一定的法律效力，表现为习惯法。

（3）法律法规由国家强制力保证实施　法律法规由国家强制力保证实施，其强制性表现为通过国家机关的法律适用活动，强制适用对象履行法定义务，对违法行为予以制裁以维护法律法规的权威性。

（4）法律法规是权利和义务的有机统一　法律法规通过规定人们的权利和义务来调整社会关系，不同于社会道德只以义务来调整社会关系。公民在法律面前一律平等，任何公民在享有宪法和法律法规规定的权利的同时，也必须履行其规定的义务。

（二）我国食品安全相关法律法规

1．食品安全法律

法律由全国人民代表大会审议通过、国家主席签发，其法律效力最高，也是制定相关法规、规章及其他规范性文件的依据。目前我国的食品安全相关法律主要包括《中华人民共和国食品安全法》《中华人民共和国农产品质量安全法》《中华人民共和国进出境动植物检疫法》等。

1995年10月30日第八届全国人民代表大会常务委员会第十六次会议审议通过的《中华人民共和国食品卫生法》，是我国第一部正式制定的食品卫生法，是我国食品卫生法律体系中法律效力层级最高的规范性文件，它是制定从属性的食品卫生行政法规、规章以及其他规范性文件的依据。

《中华人民共和国食品安全法》于2009年2月28日经第十一届全国人民代表大会常务委员会第七次会议通过，于2009年6月1日正式实施。现行《中华人民共和国食品安全法》已由中华人民共和国第十二届全国人民代表大会常务委员会第十四次会议于2015年4月24日修订通过，自2015年10月1日起施行，根据2018年12月29日第十三届全国人民代表大会常务委员会第七次会议《关于修改〈中华人民共和国产品质量法〉等五部法律的决定》第一次修正，根据2021年4月29日第十三届全国人民代表大会常务委员会第二十八次会议《关于修改〈中华人民共和国道路交通安全法〉等八部法律的决定》第二次修正。现行《中华人民共和国食品安全法》包括总则、食品安全风险监测和评估、食品安全标准、食品生产经营、食品检验、食品进出口、食品安全事故处置、监督管理、法律责任、附则共十章一百五十四条。

《中华人民共和国农产品质量安全法》于2006年4月29日第十届全国人民代表大会常务委员会第二十一次会议通过，根据2018年10月26日第十三届全国人民代表大会常务委员会第六次会议《关于修改〈中华人民共和国野生动物保护法〉等十五部法律的决定》修正，2022年9月2日第十三届全国人民代表大会常务委员会第三十六次会议修订，并于2023年1

月1日起实施。现行《中华人民共和国农产品质量安全法》包括总则、农产品质量安全风险管理和标准制定、农产品产地、农产品生产、农产品销售、监督管理、法律责任、附则共八章八十一条。

2. 食品安全法规

食品安全法规的法律效力层级低于食品安全法律，高于食品安全规章。食品安全法规有国务院制定的行政法规和地方性法规之分。

根据《中华人民共和国宪法》《地方各级人民代表大会和地方各级人民政府组织法》以及国务院发布的《法规规章备案条例》，食品安全行政法规是指国务院按照一定程序制定颁布的食品安全方面的规范性文件，在我国食品安全法律体系中其法律效力层级仅次于法律。如《中华人民共和国食品安全法实施条例》《乳品质量安全监督管理条例》《农业转基因生物安全管理条例》等都属于行政法规。

食品安全地方性法规是指省、自治区、直辖市以及省、自治区人民政府所在地的市和经国务院批准的较大的市的人民代表大会及其常务委员会，根据本行政区的情况和实际需要，在不与宪法、法律、行政法规相抵触的前提下按法定程序所制定的地方性食品安全法规的总称。省、自治区、直辖市的人民代表大会及常务委员会制定的地方性食品安全法规应报全国人民代表大会常务委员会和国务院备案。省、自治区的人民政府所在地的市和经国务院批准的较大市的人民代表大会及常委会制定的地方性食品安全法规，须报省、自治区的人民代表大会及常务委员会批准后施行。

第二节　食品安全管理体系

一、良好生产规范（GMP）

（一）GMP的发展概况

良好生产规范（good manufacture practice，GMP）是美国首创的一种保障产品质量的管理方法。1963年美国食品与药物管理局（FDA）制定了药品的GMP，并于1964年开始实施。1969年世界卫生组织（WHO）要求各成员国政府制定实施药品GMP，以保证药品质量。同年，美国公布了《食品制造、加工、包装储存的现行良好操作规范》，简称FGMP基本法。1972年，欧洲共同体14个成员国联合公布了GMP总则，日本、英国、新加坡和很多工业先进国家也相继引进食品GMP。目前世界上许多国家相继采用了GMP对食品企业进行质量管理，取得了显著的社会和经济效益。

我国政府明确规定所有药品制剂和原料药的生产必须符合GMP要求，药品生产企业要取得"药品GMP证书"。我国食品企业卫生质量管理规范的制定开始于20世纪80年代中期。从1988年开始，我国先后颁布了20多个食品良好生产规范，重点对厂房、设备、设施和企业自身卫生管理等方面提出卫生要求，以促进我国食品卫生状况的改善，预防和控制各种有害因素对食品的污染。

（二）GMP的内涵

所谓良好生产规范是指为保证食品安全、质量而制定的，贯穿食品生产全过程的一系列措施、方法和技术要求。GMP要求食品生产企业具备良好的设备、合理的生产工艺流程和完备的质量管理检测系统，以此确保生产的食品能够符合规定的安全标准。

GMP也是一种具体的食品质量保证体系，其要求食品工厂在制造、包装及储运食品等过程的有关人员以及建筑、设施、设备等的设置，卫生制造过程，产品质量等管理均能符合良好生产规范，防止食品在不卫生条件或可能引起污染及品质变坏的环境下生产，减少生产事故的发生，确保食品安全卫生和品质稳定。

GMP重点关注的领域是确认食品生产过程安全性，防止异物、毒物、微生物污染食品；有双重检验制度，防止出现人为的损失；标签的管理，生产记录、报告的存档以及建立完善的管理制度。

（三）实现GMP的目标

首先，确认食品生产过程的安全性，将人为差错控制到最低限度。质量管理部门依据管理手册监测食品生产加工科学使用硬件设备设施使产品能够做到标准化生产。

其次，清除发生食品污染的各种隐患。加工设施的清洁、操作人员的健康体检、封闭车间的强化管理、标准操作流程等避免食品污染。

最后，确保质量管理体系有效运行。通过实施标签管理、生产记录、报告存档等管理制度确保质量管理体系能够有效运行。

（四）GMP的分类

GMP主要有以下几种类型：①国家权力机构颁布的GMP。如美国FDA制定的低酸性罐头GMP，我国政府制定的《保健食品良好生产规范》等。②由行业组织制定的GMP，可作为同类企业共同参照、自愿遵守的GMP。③企业内部制定的GMP，只作为企业内部管理的规范。

（五）GMP的基本内容

第一，人员方面。要想在食品企业内实施GMP，就要具有一定数量的专业技术人才和管理人才。技术人才提供质量管理的技术参数，管理人才制定各种管理规则，全员培训食品安全知识和GMP知识，全员参与确保产品安全。第二，硬件方面。厂房、设施与设备要与GMP的要求相匹配。厂房选址应安全，车间布局合理，生产设备要求先进性和实用性结合，容易清洗且安全可靠。第三，软件方面。指组织、制度、工艺、卫生标准、记录文件等管理规章制度。要制定完备的技术标准、管理标准、工作标准和记录凭证类文件，实施标准化管理，减少人为差错发生的概率。具体而言，GMP主要有以下几方面的内容。

1．企业工作人员的要求

食品企业生产和质量管理部门的负责人应具备大专以上相关学科学历，应能按照GMP的要求组织生产或进行品质管理，能对原料采购、产品生产和品质管理等环节中出现的实际问题作出正确的判断和处理。从业人员上岗前必须进行食品安全法律法规及相应的技术培训，企业应建立各层次的培训考核制度，确保全员具备相应的知识素质要求。

2．企业的设计与设施的要求

（1）厂房环境　不得将工厂设在容易遭受污染的地方。工厂周围不得有粉尘、有害体等污染源。厂房道路应便于清洗，采用混凝土、沥青等硬质材料铺设，防止积水和尘土飞扬。

（2）厂房及其设施　包括厂房与生产车间的合理布局与配置。厂房要按照工艺流程与卫生安全需要有序配置；内部布局要合理，划分明确的生产区和生活辅助区，应杜绝原材料、半成品和成品之间的交叉污染；地面、屋顶、墙壁、门窗等都要符合相应的国家标准要求，给排水设施要确保安全畅通，照明设施保证照度能满足生产需要，所使用的光源不改变食品原有的颜色；洗手设施应包括干手设备、洗涤剂等，水龙头应采用脚踏式或感应式。

（3）设备与工具　接触食品物料的设备、工具、管道等的制造材料要符合食品安全的要求，应采用无毒、无味、抗腐蚀、抗吸水的材料制作。所有的加工设备的设计和构造应能防止污染，容易清洗和消毒。要配备必需的检验设备和用于测定、控制或记录的测量仪、记录仪等。

3．质量管理的要求

（1）机构的设立　食品企业必须建立相应的质量管理部门或者组织。管理部门的工作人员应该由经过专业培训具有相应资格的管理人员担任。

（2）机构的任务　质量管理部门负责生产全过程的质量监督管理。要贯彻以预防为主的管理原则，逐渐把质量管理工作的重点从事后检验转移到事前设计和制造上来，消除生产不合格产品的各种隐患。

（3）生产过程的管理　在生产过程管理中，要制定和执行"生产管理手册"。按照标准化程序规程进行产品质量控制。应采用科学的管理方法确保食品安全，所有的生产作业都应符合卫生安全原则。工厂的整体卫生应由一名或数名指定人员进行监督。必要时，应采用化学的、微生物的或外来杂质的检测方法去验明可能发生的食品污染。

（4）食品原料、半成品和成品的管理　食品的原料采购、检验、运输、分选、加工、包装、储存等所有作业都应严格按照标准要求进行。对于半成品的品质管理应按照HACCP的原则和方法，找出预防污染、保证产品安全的关键控制点重点监控。对成品的品质管理应制定其质量标准、检测项目以及检验方法，每批成品均需检验和保留样品，对不合格的产品要有适当的处理方法。

4．成品储存与运输的要求

储存成品时应防止阳光直射、雨淋、高温、撞击等。仓库应设有各种防鼠、防虫设施，并定期清扫、消毒。仓库出货时应按照先进先出的原则进行。运输工具也应符合相关要求，根据要求配备防雨、防尘、保温等设施。运输作业应轻拿轻放，防止剧烈震荡和撞击，运送物资不得与有毒有害物质混装、混运等。

5．标识的要求

食品的各种标识应符合《食品安全国家标准 预包装食品标签通则》（GB 7718—2011）的要求。

6．卫生管理的要求

建筑物和机械装置、设施、给排水系统应保持良好的卫生状态；制定有效的消毒方法和制度，确保所有场所的清洁卫生，防止食品污染；厂房应定期或必要时开展除虫灭害工作，采取防蝇、防鼠、防昆虫等滋生的有效措施；各类卫生设施也要有专人负责管理，保持良好状态；对食品从业人员定期体检，必须取得健康合格证后持证上岗。

7．成品售后意见处理的要求

应建立顾客意见处理制度。对顾客提出的书面或口头意见，质量管理负责人应及时调查原因并予以妥善处理。应建立不合格品回收制度和相应的运作体系，包括回收的制度、回收品的鉴定、回收品的处理和防止再发生的措施等。

食品的种类繁多，各种食品的生产过程也都有各自的特点和要求，因此，GMP体系所规定的各种原则只是确保食品安全的基本框架，企业应根据食品生产的具体情况，制定符合GMP基本要求的规章制度，确保本企业的食品安全。

（六）实施GMP的意义

GMP的实施，首先为食品生产过程提供了一整套标准，使食品生产经营人员认识食品生产的特殊性，由此产生积极的工作态度，激发他们对食品质量高度负责的精神，消除生产上的不良习惯，使食品生产企业对原料、辅料、包装材料的要求更为严格。其次，GMP的实施，有助于食品生产企业采用新技术、新设备，从而保证食品质量。同时，也为食品安全监督管理机构提供监督检查的依据，并为扩大食品国际贸易提供支持基础。由此可见，实施GMP，不仅能够确保食品安全，维护广大消费者的身体健康，而且能够提高食品生产企业在消费者心目中的企业形象和地位，由此也就提高了食品企业和产品的竞争力。

二、卫生标准操作程序（SSOP）

卫生标准操作程序（sanitation standard operating procedure，SSOP）是由食品加工企业帮助完成在食品生产中维护GMP的全面目标而使用的操作程序。SSOP与食品卫生处理和加工环境的清洁程度及处理措施相联系。在某些情况下，SSOP可以减少在HACCP 计划中关键控制点的数量。遵守SSOP是必要的，SSOP能极大地提高HACCP计划的效力。《食品安全国家标准 餐饮服务通用卫生规范》（GB 31654—2021），实际上就结合了SSOP，规定了餐饮服务活动中食品采购、贮存、加工、供应、配送和餐（饮）具、食品容器及工具清洗、消毒等环节场所、设施、设备、人员的食品安全基本要求和管理准则。

为确保食品在卫生状态下加工，充分达到良好生产规范（GMP）的要求，食品生产加工单位应针对食品或烹调场所制定并实施一个书面的SSOP或类似的文件。SSOP最重要的是具有至少8个涉及卫生方面（不限于这8个方面）的内容，加工者根据这8个卫生控制方面的内容加以实施，以消除与卫生有关的危害。实施过程中还必须有检查、监控、记录，如果实施不力还要及时进行纠正并保持记录完整。SSOP至少包括以下8项内容。

（一）水和冰的安全性

生产用水（冰）的卫生质量是影响食品安全的关键因素，对于任何食品的加工，首要的一点就是要保证水的安全。

（1）关键卫生条件　与食品和食品接触面有关的水的安全供应；制冰用水的安全供应；饮用水与非饮用水间没有交叉相连关系。

（2）餐饮业用水和冰安全的要求　①水质标准应满足供应水应能保证加工需要，水质应符合《生活饮用水卫生标准》（GB 5749—2022）。②食用冰块、直接与食品接触的冰必须采用符合饮用水标准的水制作；设备和盛放冰块的器具必须保持良好的清洁状态；冰的存放、粉碎、运输、盛装等都必须在卫生条件下进行，防止与地面接触造成污染。③设施供水设施完好，一旦损坏能立即维修好，避免供水设施被其他液体污染。供水设施被污染的主要原因有交叉污染、回流（压力回流、虹吸管回流）。

防治措施：食品接触的非饮用水（如冷却水、污水或生活废水等）的管道系统与食品加工用水的管道系统，应以不同颜色明显区分，并以完全分离的管路输送，不得有逆流或相互交接现象；推水系统设计符合餐饮业加工要求，防止发生交叉污染；水龙头需要一个典型的真空中断器或其他阻止回流装置以避免产生负压情况，防止回吸清洗槽、解冻槽、漂洗槽的水（如果水管中浸满水，而水管没有防止回流装置保护，脏水可能被吸入饮用水中）。

（二）与食品接触的表面（包括设备、手套、工作服）的清洁程度

与食品接触的表面一般包括直接接触面（加工设备、工器具和台案、加工人员的手或手套、工作服等）和间接接触面（未经清洗消毒的冷库、卫生间的门把手、垃圾箱等）两种。

1. 餐饮业对食品接触面的状况要求

食品接触面要保持良好状态，其设计、安装便于卫生操作；表面结构应抛光或为浅色，易于识别表面残留物，易于清洗、消毒；设备夹杂物品残渣易清除；手套、工作服清洁且状况良好。食品加工用设备和工用具的构造有利于保证食品卫生、易于清洗消毒、易

于检查，应有避免润滑油、金属碎屑、污水或其他可能引起污染的物质混入食品的构造。食品接触面应平滑、无凹陷或裂缝，设备内部角落部位应避免有尖角，以避免食品碎屑、污垢等的聚积，设备的摆放位置应便于操作、清洁、维护。所有用在食品处理区及可能接触食品的设备与工用具，应由无毒、无臭味或异味、耐腐蚀、不易发霉且可承受重复清洗和消毒的、符合卫生标准的材料制造；除工艺上必须使用的外（如面点制作），食品接触面原则上不可使用木质材料。必须使用木质材料工用具时，要保证不会对食品产生污染。

工作服（包括衣、帽、口罩）宜用白色（或浅色）布料制作，可按其工作的场所从颜色或式样上进行区分，如粗加工、烹调、仓库、清洁等。手套应不易破损，不得使用线手套。

2. 餐饮业食品接触面消毒保洁的要求

食品接触表面在加工前和加工后都应彻底清洁，并在必要时消毒。首先必须进行彻底清洗（除去微生物赖以生长的营养物质、确保消毒效果），再进行冲洗，然后进行消毒。

工作服应有清洗保洁制度，并按有关卫生管理规定处理相关事项。如工作服应集中清洗和消毒，应有专用的洗衣房，洗衣设备、能力要与实际相适应，不同区域的工作服要分开。并每天清洗消毒（工作服是用来保护产品的，不是保护加工人员的），不使用时必须储藏于不被污染的地方。

加工设备和器具的清洗消毒的频率：大型设备在每班加工结束之后，工器具每2～4hv加工设备、器具（包括手）被污染之后应立即进行。

制定有效的清洗和消毒方法及管理制度，清洗消毒的方法必须安全卫生。使用的洗涤剂、消毒剂必须符合《食品安全国家标准 洗涤剂》（GB 14930.1—2022）和《食品安全国家标准 消毒剂》（GB 14930.2—2022）等有关规定，用于清扫、清洗和消毒的设备、用具应放置在专用场所妥善保管。

3. 餐用具清洗、消毒的方法

需参见《食品安全国家标准 餐饮服务通用卫生规范》附录B"餐用具清洗消毒指南"，鼓励采用热力等物理方法消毒餐用具。

4. 餐具清洗、消毒和保洁的方法

可参考《餐饮业和集体用餐配送单位卫生规范》"推荐的餐饮具清洗消毒方法"。

（三）防止发生交叉污染

交叉污染是通过生食、食品加工者或食品加工环境把生物或化学的污染物转移到食品的过程。此方面涉及预防污染的人员要求、原材料和熟食产品的隔离及预防污染的设施。

1. 人员要求

适宜地对手进行清洗和消毒能防止污染。个人物品也能导致污染并需要远离生产区存放。在加工区内吃、喝或抽烟等行为不应发生，这是基本的食品卫生要求。手经常会靠近鼻子，约50%人的鼻孔内有金黄色葡萄球菌；皮肤污染也是一个关键因素，未经消毒的

肘、胳膊或其他裸露皮肤表面不应与食品或食品接触表面相接触。

2．隔离

防止交叉污染的一种方式是合理选址和合理设计布局。食品原材料和成品必须在生产和储藏中分离以防止交叉污染。原料和成品必须分开，原料冷库和熟食品冷库分开是解决交叉污染的好办法。产品储存区域应每日检查。另外注意人流、物流、水流和气流的走向，要从高清洁区到低清洁区，要求人走门、物走传递口。

（四）手的清洗与消毒、卫生间设施的维护与卫生保持

手的清洗和消毒的目的是防止交叉污染。一般的清洗方法和步骤可参考《餐饮业和集体用餐配送单位卫生规范》"推荐的从业人员洗手消毒方法"。例如，手的清洗台的建造需要防止再污染，水龙头以膝动式、电力自动式或脚踏式较为理想。清洗和消毒频率一般为：每次进入时；加工期间每30min～1h进行1次；当手接触了污染物、废弃物后等。卫生间需要进入方便、卫生和良好维护，具有自动关闭、不能开向加工区的门。这关系到空中或飘浮的病原体和寄生虫进入。卫生间的设施要求位置要与加工区相连接，门不能直接朝向加工区，通风良好，地面干燥，整体清洁数量要与人员相适应，进入厕所前要脱下工作服并换鞋。

（五）防止外来污染物污染

食品加工经常要使用一些化学物质，如润滑剂、燃料、杀虫剂、清洁剂、消毒剂等，加工过程中还会产生一些污物和废弃物，如冷凝物和地板污物等。下脚料在生产中要加以控制，防止污染食品及包装。

加工者需要了解可能导致食品被间接或不被预见地污染而导致食用不安全的所有途径，如被润滑剂、燃料、杀虫剂、冷凝物和有毒清洁剂中的残留物或烟雾剂污染。被污染的水滴或冷凝物中可能含有致病菌、化学残留物和污物，导致食品被污染。地面积水或池中的水可能溅到产品、产品接触面上，使得产品被污染。脚或交通工具通过积水时会产生喷溅。

水滴和冷凝水较常见，且难以控制，易形成霉变。一般采取的控制措施有顶棚呈圆弧形、良好通风、合理用水、及时清扫、控制房间温度稳定等。

（六）有毒化学物质的标记、储存和使用

食品加工有时需要特定的物质，这些物质有毒有害，主要包括洗涤剂、消毒剂（如次氯酸钠）、杀虫剂（如1605）、润滑剂、食品添加剂（如硝酸钠）等。使用时必须小心谨慎，按照产品说明书使用，做到正确标记、储存安全，否则会增加食品被污染的风险。

这些物品需要适宜的标记、要有清楚的标识、单独的储藏区域，如果可能，清洗剂和其他毒素及腐蚀性成分应储藏于密闭储存区内。

（七）从业人员的健康与卫生控制

1．健康检查

（1）全体员工（包括临时工）在上岗前，必须接受指定医疗单位的健康检查，取得健

康证后方可上岗。

（2）管理部负责建立和保管全体员工的健康档案，并负责每年组织员工进行体检。

（3）凡有碍食品卫生的疾病患者，如病毒性肝炎患者、活动性肺结核患者、肠伤寒及其带菌者、细菌性痢疾及其带菌者、化脓性或渗出性皮肤病患者、手外伤未愈合者等，不得参加直接接触食品的加工，痊愈后应经体检合格方可重新上岗。

2．从业人员的健康卫生要求

（1）生产人员进入加工车间必须穿戴干净的工作服、鞋和帽，不允许化妆、戴首饰及手表等，每天更换清洗工作服，养成良好的卫生习惯。

（2）生产车间负责对本车间员工的健康情况进行检查，凡发现或报告患有有碍食品安全的疾病，必须调离与食品接触的岗位。

3．员工培训

（1）食品从业人员必须经过卫生培训。

（2）培训内容包括食品安全法律法规；卫生标准操作程序要求；公司制定的其他相关卫生操作规范、清洁消毒操作要求等。

（3）管理部负责培训的组织工作，制造中心负责对生产车间的员工进行卫生知识培训，必要时进行考核，并做好培训记录。

（八）害虫的防治

害虫主要包括啮齿类动物、鸟和昆虫等携带某种人类疾病病原菌的动物。通过害虫传播的食源性疾病的数量巨大，因此虫害的防治对食品加工是至关重要的。害虫的灭除和控制包括全范围，甚至包括环境周围，重点是厕所、下脚料出口、垃圾箱周围、储藏室等。

清理所有昆虫、害虫的滋生地，如废物、垃圾堆积场地、不用的设备、产品废物和未除尽的植物等是减少吸引害虫的因素。预防害虫通过窗、门和其他开口，如打开的天窗、排污洞和水泵管道周围的裂缝等进入加工设施区。采取的主要措施包括：清除昆虫、害虫滋生地和预防进入的风幕、纱窗、门帘，适宜的挡鼠板、翻水弯等，还包括生产区用的杀虫剂、车间人口用的灭蝇灯和黏鼠胶、捕鼠笼等，但不能用灭鼠药。

家养的动物，如用于防鼠的猫和用于护卫的狗或宠物不允许进入食品生产和储存区域。由这些动物引起的食品污染构成了同动物害虫引起的类似风险。

三、危害分析与关键控制点（HACCP）

（一）HACCP体系简介

1．HACCP的发展概况

HACCP体系诞生于美国，1959年美国国家航空航天局为确保宇航员的食品安全而开发研制出HACCP体系，最早适用于太空食品的生产。1971年，在美国食品生产中开始应用HACCP管理；1972年，美国食品药品监督管理局（FDA）开始培训专门人员推广HACCP；1989年美国国家食品微生物标准顾问委员会起草了《用于食品生产的HACCP原理基本准则》，并于1992年制定出HACCP的7个基本原理1993年起草了《应用HACCP原理的指导书》，在全世界大力推行HACCP计划，并对HACCP名词术语、发展HACCP的基本条件、CCP（关键控制点）判断图的使用等细节进行详细的规定，危害分析的范围也从食品微生物危害扩展到食品化学和物理性危害分析，使HACCP体系更加完备。

由于美国政府规定，外国生产进口到美国的水果汁、海产品、肉禽产品等食品企业必须获得HACCP认证，所以HACCP也相继成为世界许多国家或地区的食品质量安全保证体系。目前，欧盟、日本、澳大利亚、新西兰、泰国等都相继发布了各自的HACCP法规。

我国从1990年开始探讨HACCP的应用，由原中华人民共和国卫生部组织对各种食品生产HACCP体系管理的课题进行研究，后来国家进出口商品检验局也开始进行食品生产HACCP研究。自2002年12月开始，我国正式启动对HACCP体系认证机构的认可。2012年5月1日，我国正式实施了《危害分析与关键控制点（HACCP）体系认证实施规则》，并于2023年1月1日起实施新版《HACCP体系认证实施规则》，这是当前指导我国HACCP认证工作的重要指导文件。

2. HACCP的内涵

HACCP（hazard analysis and critical control point）直译为危害分析与关键控制点。通过系统性地确定具体危害及其关键控制措施，来保证食品安全的管理体系，包括对食品的生产、流通和餐饮服务环节进行危害分析，确定关键控制点，制定控制措施和程序等内容。该体系适用于食品生产、流通，以及餐饮服务中的食品安全、质量控制。值得说明的是，虽然HACCP体系不是一个零风险系统，但它能够最大限度地降低食品安全风险，保护食品供应链和食品生产的安全。在酒店和餐饮企业中推广HACCP，可以最大限度地保证食品卫生安全，预防食物中毒的发生。

（二）实施HACCP的基础和步骤

1. 实施HACCP的基础

良好生产规范（GMP）和卫生标准操作规程（SSOP）是建立HACCP的前提条件或支持程序。HACCP的支持程序一般都要符合政府的卫生法规、各行业的生产规范、良好生产规范（GMP）和卫生标准操作规程（SSOP）。通常HACCP的支持程序主要涉及以下方面。

（1）清洁　清洁程序是食品生产过程中影响食品安全的一个关键因素。

（2）校准　校准程序可以保证使用的检验工具、监测设备或测量仪器等得到精心维护，从而确保这些监测工具的测量精确性。

（3）虫害控制　虫害控制程序对生产安全、优质食品是非常重要的。虫害控制要求建立完备的文件和记录。

（4）人员培训　负责HACCP方案制定、验证和审核的人员必须经过培训，培训内容要用文件的形式记录保存下来。

（5）产品的标识和可追溯性　产品的标识内容应包括产品描述、级别、规格、包装、最佳食用期或者保质期、批号、生产商。可追溯性包括两个基本要素：一是能够确定生产过程的危害输入种类（如杀虫剂、除草剂、化肥等）和输入来源；二是能够确定产品的去向。针对发生安全危害的主要原因来采取相应的纠偏措施。

（6）挑选合格供应商　向所有供应商提供本企业的标准采购说明书，明确对采购原材料的要求标准，并以文件的形式记录保存。

（7）生产操作手册　包括良好的生产规范、卫生标准操作规程和作业指导书。

2．实施HACCP的步骤

食品种类不同，食品加工条件、生产工艺、管理水平和生产人员素质等也存在差异，因此不同食品企业制订的HACCP计划也就不同。目前还不存在一个成熟完备的方法适用于所有食品的HACCP监控。各企业都是结合本企业的实际情况来制订本企业的食品HACCP计划。以下步骤1~5可看作是预备工作，步骤6~12是正式步骤。

步骤1，组建 HACCP小组。为保证 HACCP方案的顺利实施，应由训练有素、专业面广的成员组成HACCP小组。HACCP小组成员应该首先接受正规培训，负责编写HACCP体系文件、监督HACCP体系的实施、企业员工HACCP培训、执行HACCP体系建立和实施过程中的主要职责。HACCP小组成员及职责可参考表8-1。

表8-1　HACCP小组成员及其职责

编号	姓名	性别	学历	年龄	职务	职责	负责项目
01	×××	××	××	××	总经理	HACCP小组组长	负责制定HACCP体系文件
02	×××	××	××	××	副总经理	HACCP小组副组长	监督HACCP体系的实施指导
03	×××	××	××	××	厨师长	HACCP小组组员	执行和实施HACCP体系中的关键性工作
04	×××	××	××	××	食品安全经理	HACCP小组组员	从业人员培训
05	×××	××	××	××	各岗位主管	HACCP小组组员	负责各CCP的监控

步骤2，进行产品说明。产品说明应包括产品的具体营养成分、物理或化学特性、包装、安全信息、加工方法、储存方法和食用方法。餐饮业供餐食品的描述可参考表8-2。

表8-2　产品描述情况

项目	说明
产品名称	名称表述尽量规范
烹饪原料	原辅料及调味品的品种、产地等信息
加工方法	各种加工烹饪工艺的描述
包装	采用什么容器装盛产品
贮存条件	采用什么形式送达消费者（如餐车、服务员端送、保温车等）
食物方法、食用期限	最安全的食用期限

步骤3，明确产品用途。产品用途是指所预期的最终消费者对该产品的食用方法。明确产品用途时特别要注意那些特殊敏感人群，因为有些对正常人来说食用安全的食品可能会给特殊敏感人群造成危险。

步骤4，绘制流程图。加工流程图是用简单的方框或符号，清晰、简明地描述从原料接收到成品储运的整个加工过程（包括相关配料等辅助加工步骤）。绘制流程图的时候，为保证流程图的现实性，最好有现场工作人员参加，提供生产细节。

步骤5，现场验证流程图。流程图精确与否对危害分析的正确性和完整性是非常关键的。对流程图中列出的步骤必须亲临加工现场进行验证。

以上5个步骤也可以看作制订HACCP计划的预备步骤，可以看作制订HACCP计划的前期准备工作。以下是根据HACCP的7个基本原理（包括进行危害分析，确定预防措施；确定关键控制点；确定关键限值；监控关键控制点；确定纠偏措施；建立审核程序；建立记录和文件管理系统）实施的7个步骤。

步骤6，进行危害分析，确定预防措施。目前，将危害划分为生物性、化学性、物理性。生物性危害包括细菌、毒素的危害，以及影响这些生物性危害的因素。化学性危害包括各种化学污染。物理性危害包括各种物理性污染。危害分析工作可以用来明确危害分析的思路，故应将分析过程和分析结果填入危害分析工作表。常见的加工方式存在的危害及控制措施可参考表8-3，餐饮食品加工危害分析工作表可参考表8-4。

表8-3　常见加工方式存在的危害及控制措施

加工类型	存在危害	控制环境	控制措施
生食	原料中的生物及化学污染； 加工过程污染	控制原料； 预防交叉污染	购买合格原料； 执行清洗程序； 保持加工人员及加工器具清洁

续表

加工类型	存在危害	控制环境	控制措施	
热加工即时食用	原料化学污染；成品生物污染	控制原料烹调工艺	购买合格原料；加热食品到杀灭微生物的温度和时间	
热加工后放冷食用	原料化学污染；生物污染	控制原料放置或冷藏环境与温度	控制放置时间和温度	
热加工后保温食用	原料化学污染；生物污染	控制原料保温环境	控制保温温度和时间	
热加工后放冷，复热食用	原料化学污染；生物污染	冷却放置场所，再加热	冷却时间和温度；再加热温度及时间	

表8-4 餐饮食品加工危害分析工作表

烹饪原料/加工步骤	确定本步骤引入的、受控的或增加的潜在危害	潜在的食品显著性（是/否）	对第三栏判断依据	防止显著危害的控制措施	该步骤是否为关键控制点CCP（是/否）
	生物性				
	化学性				
	物理性				

步骤7，确定关键控制点。CCP对控制食品安全是非常重要的，CCP数量取决于食品种类或食品生产工艺的复杂性、性质和范围。食品生产过程的CCP主要有：操作人员与环境卫生条件、产品配方控制、特殊卫生措施、冷却、杀菌、交叉污染等。

在制订HACCP计划时，通过关键控制点判断树来帮助寻找CCP（图8-1关键控制点判断树）。值得注意的是，CCP的控制对象是产品，由于加工过程的特异性，对于已经确定的CCP，如果出现工厂位置、原料配方、加工过程、仪器设备、卫生控制、其他支持性计划以及用户的改变等情况，都可以导致原来的CCP完全改变。

步骤8，确定关键限值。关键限值起到决定产品的安全与否、质量优劣与否的重要作用。

在实际生产过程当中建立操作限值也是确保产品安全的一项重要措施。这是因为操作限值与关键控制限值相比，是一种更加严格的限值标准，实际工作中能够切实起到降低发生偏差危险的作用。

步骤9，监控关键控制点。监控就是按照事先制订好的HACCP计划进行观察或测量，并以此判定一个CCP是否处于控制之中，要准确真实地进行记录监控，并填写HACCP计

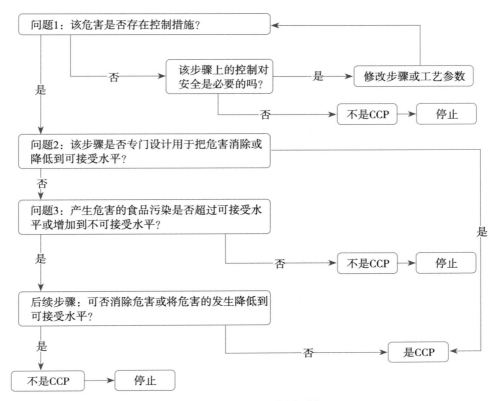

图8-1　关键控制点判断树

划表（表8-5），用于以后的验证和文件管理。监控有现场监控和非现场监控之分。

步骤10，确定纠偏措施。纠偏措施是针对CCP的关键控制限值所出现的偏差而采取的专门程序或行动。每一个CCP都应该有一个或多个纠偏措施以保证HACCP体系的正常运转。

步骤11，建立审核程序。审核是检查整个HACCP体系是否有能力保证企业生产出符合规定的、安全的、高品质的食品，以及HACCP的各项控制措施是否得到贯彻执行。

步骤12，建立记录和文件管理系统。保存准确的记录是HACCP体系的关键部分，所有记录都要求在现场实际工作时完成，严禁事后补写。

表8-5　HACCP计划表

CCP	显著危害	控制措施	关键限值	操作限值	监控				纠偏措施	记录	验证
					对象	方法	频率	人员			

3．实施HACCP的意义

HACCP作为一种与传统食品安全质量管理体系截然不同的崭新的食品安全保障模式，它的实施对保障食品安全具有广泛而深远的意义。

第一，作为被实践证明过的能够有效保证食品安全的HACCP体系，能够提高消费者的消费信心。第二，增强食品企业的出口竞争力，可有效地消除世界贸易技术壁垒。第三，可增加市场机会，消费者更加青睐实施HACCP安全体系的餐饮企业生产的食品和菜肴。第四，降低生产成本（减少回收/食品废弃）。第五，提高产品质量的标准性和一致性。这是因为HACCP的实施使生产过程更规范，员工执行相同的操作手册可提高产品质量的均质性。第六，能够提高员工对食品安全的全员参与意识。这是因为HACCP的实施使生产操作更规范，由此能够增加员工之间的协作关系，促进员工全面参与企业的食品安全管理。

4．GMP、SSOP、HACCP之间的关系

GMP是保障食品安全和质量而制定的贯穿食品生产全过程的一系列技术要求、措施和方法。它要求食品生产企业具备良好的生产设备、合理的生产过程、完善的质量管理和严格的质量检测系统，以确保最终的产品质量。GMP规定了食品在生产、加工、储运和销售等方面的基本要求，由政府食品安全主管部门用法规和强制性标准形式发布，具有强制性。其规定的硬件和软件两个方面是食品生产企业必须达到的基本要求。

SSOP是企业为了达到GMP所规定的要求，所使用的企业内部作业指导性文件，指导食品在生产加工过程中如何实施清洗、消毒和卫生保持，以保证食品符合卫生要求。它不具有GMP的强制性，是企业的内部管理文件，其规定是具体的，负责指导卫生操作和卫生管理的具体措施。

GMP具有原则性，是食品企业必须达到的基本条件，SSOP是企业内部管理性文件，是具体的，它们相辅相成。制订SSOP计划要以GMP为依据，GMP是SSOP的法律基础。使企业达到GMP的要求，生产出安全卫生的食品是制定和实行SSOP的最终目的。HACCP是国际上共同认可和接受的食品安全保证体系，主要对食品中微生物、化学和物理危害进行安全控制，其根本目的是由企业自身通过生产体系进行全面系统的分析和控制来预防食品安全问题的发生。HACCP体系是一种科学、合理、针对食品生产加工过程进行控制的预防性体系，该体系的建立和应用可保证食品危害得到有效控制，以防止发生公共危害的问题。

GMP和SSOP共同作为HACCP体系建立的基础。企业达不到GMP法规的要求或没有制定有效的、具有可操作性的SSOP或有效地实施SSOP，则实施HACCP计划将成为一句空话。由此可看出，GMP是食品安全控制体系的基础，SSOP计划是根据GMP中有关卫生方面的要求的卫生控制程序，HACCP计划则是控制食品安全的关键程序。

第三节　食品安全监督管理手段

一、行政许可

行政许可是指行政机关依据法定的职权，应行政相对方的申请，通过颁发许可证等形式，依法赋予行政相对方从事某种活动的法律资格或实施某种行为的法律权利的具体行政行为。《中华人民共和国行政许可法》中指出："本法所称行政许可，是指行政机关根据公民、法人或者其他组织的申请，经依法审查，准予其从事特定活动的行为。"《中华人民共和国食品安全法》第三十五条规定："国家对食品生产经营实行许可制度。从事食品生产、食品销售、餐饮服务，应当依法取得许可。但是，销售食用农产品和仅销售预包装食品的，不需要取得许可。县级以上地方人民政府市场监督管理部门应当依照《中华人民共和国行政许可法》的规定，审核申请人提交的本法第三十三条第一款第一项至第四项规定要求的相关资料，必要时对申请人的生产经营场所进行现场核查；对符合规定条件的，准予许可；对不符合规定条件的，不予许可并书面说明理由。"许可证制度已经越来越广泛地适用于国家卫生管理的领域，已成为食品安全监督的重要手段。

（一）食品生产许可

食品生产许可是在国家市场监督管理总局负责监督指导下，县级以上地方市场监督管理部门所负责的本行政区域内，根据食品生产许可管理合法主体的申请，依据法律法规、规章和食品安全国家标准等要求进行审核后，赋予其从事食品安全法律所规定的食品、食品添加剂及食品相关产品的生产资格的行为。在中华人民共和国境内，对从事食品生产活动，必须依法取得食品生产许可。而市场监督管理部门按照食品的风险程度对食品生产实施分类许可，实行一企一证的原则，即同一个食品生产者从事食品生产活动，应当取得一个食品生产许可证。

生产许可证的管理机构是市场监督管理部门，其可按照食品的风险程度对食品生产实施分类许可；国家市场监督管理总局负责监督指导全国食品生产许可管理工作；县级以上地方市场监督管理部门负责本行政区域内的食品生产许可管理工作；省、自治区、直辖市市场监督管理部门可以根据食品类别和食品安全风险状况，确定市、县级市场监督管理部门的食品生产许可管理权限。保健食品、特殊医学用途配方食品、婴幼儿配方食品的生产许可由省、自治区、直辖市市场监督管理部门负责。县级以上地方市场监督管理部门实施食品生产许可审查，应当遵守《食品生产许可管理办法》《食品生产许可审查通则》。企业申请取得食品生产许可，应当符合《中华人民共和国食品安全法》的相关规定。县级以上地方人民政府食品药品监管部门依法实施食品生产许可工作，对经审查符合许可条件的企业，发放食品生产许可证书。

食品生产环节中申请食品生产许可，应当按照以下食品类别提出：粮食加工品，食用油、油脂及其制品，调味品，肉制品，乳制品，饮料，方便食品，饼干，罐头，冷冻饮品，速冻食品，薯类和膨化食品，糖果制品，茶叶及相关制品，酒类，蔬菜制品，水果制品，炒货食品及坚果制品，蛋制品，可可及焙烤咖啡产品，食糖，水产制品，淀粉及淀粉制品，糕点，豆制品，蜂产品，保健食品，特殊医学用途配方食品，婴幼儿配方食品，特殊膳食食品，其他食品等。国家市场监督管理总局可以根据监督管理工作需要对食品类别进行调整。

1．食品生产许可的条件

申请人应按《食品生产通用卫生规范》的要求组织生产，申请许可时应符合的主要条件包括：

（1）具有与生产的食品品种、数量相适应的食品原料处理和食品加工、包装、贮存等场所，保持该场所环境整洁，并与有毒、有害场所及其他污染源保持规定的距离。

（2）具有与生产的食品品种、数量相适应的生产设备或者设施，有相应的消毒、更衣、盥洗、采光、照明、通风、防腐、防尘、防蝇、防鼠、防虫、洗涤以及处理废水、存放垃圾和废弃物的设备或者设施；保健食品生产工艺有原料提取、纯化等前处理工序的，需要具备与生产的品种、数量相适应的原料前处理设备或者设施。

（3）有专职或者兼职的食品安全管理人员和保证食品安全的规章制度。

（4）具有合理的设备布局和工艺流程，防止待加工食品与直接入口食品、原料与成品交叉污染，避免食品接触有毒物、不洁物。

（5）法律法规规定的其他条件。

2．食品生产许可证的管理

国家市场监督管理总局负责制定食品生产许可证正本、副本式样。省、自治区、直辖市市场监督管理部门负责本行政区域食品生产许可证的印制、发放等管理工作。

食品生产许可证分为正本、副本。正本、副本具有同等法律效力。

食品生产许可证应当载明：生产者名称、社会信用代码（个体生产者为身份证号码）、法定代表人（负责人）、住所、生产地址、食品类别、许可证编号、有效期、日常监督管理机构、日常监督管理人员、投诉举报电话、发证机关、签发人、发证日期和二维码。副本还应当载明食品明细和外设仓库（包括自有和租赁）具体地址。生产保健食品、特殊医学用途配方食品、婴幼儿配方食品的，还应当载明产品注册批准文号或者备案登记号；接受委托生产保健食品的，还应当载明委托企业名称及住所等相关信息。

食品生产许可证编号由SC（"生产"的汉语拼音字母缩写）和14位阿拉伯数字组成。数字从左至右依次为：3位食品类别编码、2位省（自治区、直辖市）代码、2位市（地）代码、2位县（区）代码、4位顺序码、1位校验码。

食品生产者应当妥善保管食品生产许可证，不得伪造、涂改、倒卖、出租、出借、转让。

食品生产者应当在生产场所的显著位置悬挂或者摆放食品生产许可证正本。

申请变更的，应当提交食品生产许可变更申请书、食品生产许可证（正本、副本）、变更食品生产许可事项有关的材料以及法律法规规定的其他材料。

（二）食品经营许可

《中华人民共和国食品安全法》规定，国家对食品生产经营实行许可制度。《食品经营许可和备案管理办法》中规定，在中华人民共和国境内，从事食品销售和餐饮服务活动，应当依法取得食品经营许可。食品经营者在不同经营场所从事食品经营活动的，应当依法分别取得食品经营许可或者进行备案。通过自动设备从事食品经营活动或者仅从事食品经营管理活动的，取得一个经营场所的食品经营许可或者进行备案后，即可在本省级行政区域内的其他经营场所开展已取得许可或者备案范围内的经营活动。省、自治区、直辖市市场监督管理部门可以根据食品经营主体业态、经营项目和食品安全风险状况等，结合食品安全风险管理实际，确定本行政区域内市场监督管理部门的食品经营许可和备案管理权限。国家市场监督管理总局负责指导全国食品经营许可和备案管理工作。县级以上地方市场监督管理部门应当加强食品经营许可和备案信息化建设，在行政机关网站公开食品经营许可和备案管理权限、办事指南等事项，应当通过食品经营许可和备案管理信息平台实施食品经营许可和备案全流程网上办理。

《中华人民共和国食品安全法》第二条将食品销售和餐饮服务合并称为食品经营。食品经营业态分为食品销售经营者、餐饮服务经营者、集中用餐单位食堂。申请人应当按照食品经营主体业态和经营项目分类提出申请《食品经营许可证》。食品经营者从事食品批发销售、中央厨房、集体用餐配送的，利用自动设备从事食品经营的，或者学校、托幼机构食堂，应当在主体业态后以括号标注。

食品经营项目分为食品销售（散装食品销售、散装食品和预包装食品销售）、餐饮服务（热食类食品制售、冷食类食品制售、生食类食品制售、半成品制售、自制饮品制售等）、食品经营管理（食品销售连锁管理、餐饮服务连锁管理、餐饮服务管理等）等三类。食品经营者从事散装食品销售中的散装熟食销售、冷食类食品制售中的冷加工糕点制售和冷荤类食品制售应当在经营项目后以括号标注。具有热、冷、生、固态、液态等多种情形，难以明确归类的食品，可以按照食品安全风险等级最高的情形进行归类。

1. 食品经营许可证的申请审查内容

（1）对食品安全管理制度和机构的审核。

①是否有健全的食品安全管理制度和岗位的责任制。食品经营企业应当具有保证食品安全的管理制度。食品安全管理制度应当包括：食品采购和索证制度、库房与食品贮存管理制度、食品销售过程的食品安全制度、从业人员健康检查和培训制度、食品用具清洗消毒制度、设施设备清洗消毒和维修保养制度、散装食品安全管理制度、过期食品和感官异常食品的处理制度、食品安全管理员制度、食品安全自检自查与报告制度、食品安全突发

事件应急处置方案等。

②是否设有食品安全管理机构和组织结构，配有食品安全管理人员。大中型食品经营单位从管理层至不同部门均应设置食品安全负责人，小型食品经营单位也应设置相应大班组或柜台负责人，明确岗位食品安全责任制。

（2）对经营场所建筑及布局的审核。

①面积必须与生产、经营的产品品种、数量相适应：食品经营者应当具有与经营的食品品种、数量相适应的食品经营和贮存场所。经营项目中有自制熟肉制品、面食制品等产品的，必须设置相应的专用加工间。

②建筑材料：地面应使用耐磨防滑、不渗水、易于清洗的材料铺设，墙面应采用浅色、无毒、不渗水材料涂覆，天花板应采用不吸水、光滑、无毒、防霉、不易脱落涂覆或吊装。

③经营场所的布局：经营场所布局的原则是防止食品交叉污染。大中型综合性商场（超市）必须划定相对集中的食品经营区域。小型综合性商店食品经营要设食品专柜。生的动物食品销售尽量远离直接入口食品经营柜台。应按照"生熟分开"的原则设定散装食品销售区域。生熟食品销售地点应保持一定的距离。散装食品销售区域应具有明显的区分或隔离标识并保持清洁。

（3）对食品安全卫生设施的审核。

食品经营者应当根据经营项目设置相应的经营设备或设施，以及相应的消毒、更衣、盥洗、采光、照明、通风、防腐、防尘、防蝇、防鼠、防虫等设备或设施。直接接触食品的设备或设施、工具、容器和包装材料等应当具有产品合格证明，应为安全、无毒、无异味、防吸收、耐腐蚀且可承受反复清洗和消毒的材料制作，易于清洁和保养。

①库房：食品经营单位要设置食品库房，库房内设有离地的物品存放平台或层架，配备与食品保存相适应的设备、设施。配置与库房体积相适应的通风设施，通风面积与地面面积之比不小于1∶16，窗户进风口距地面2m以上。

②冷藏设施：配备与食品经营单位经营规模相适应的保鲜柜、冰箱、冰柜及冷冻、冷藏库。按照经营食品的品种满足生、熟食品分开的要求并有明显的标志。

③卫生防护设施：销售直接入口的散装食品必须配有无毒防护材料制作的防尘设施遮盖，并有禁止消费者触摸的标志。非长年使用空调的食品经营场所，应配置有防蝇、防尘的纱门、纱窗或门帘。库房与外界直接相通的木制门，下端应装有金属防鼠板，门缝间隙不得大于6mm。下水道出口处要有防鼠网，防鼠网网眼应小于6mm。

④更衣室：大中小食品经营单位应设更衣室、更衣柜。

⑤卫生间：食品经营单位内设的卫生间不能位于经营区域内，厕所必须是冲水式的，且配备有流动水的洗手设备。

⑥废弃物存放：经营场所内配备的废弃物盛放容器必须是密闭容器。严禁在散装食品经营区域放置废弃物处理设施。食品加工过程中废弃的食用油脂必须集中存放，定期按照

相关规定予以处理。

⑦加工用水：加工用水的水质必须符合《生活饮用水卫生标准》。

⑧现场加工食品专用间：食品专用间应符合相应的卫生规范和要求。

2．食品经营许可证的管理

食品经营许可证分为正本、副本。正本、副本具有同等法律效力。食品经营许可证发证日期为许可决定做出的日期，有效期为5年。

食品经营许可证应当载明：经营者名称、社会信用代码（个体经营者为身份证号码）、法定代表人、住所、经营场所、主体业态、经营项目、许可证编号、有效期、日常监督管理机构、日常监督管理人员、投诉举报电话、发证机关、签发人、发证日期和二维码。

在经营场所外设置仓库（包括自有和租赁）的，还应当在副本中载明仓库具体地址。

食品经营许可证编号由JY（"经营"的汉语拼音字母缩写）和14位阿拉伯数字组成。数字从左至右依次为：1位主体业态代码、2位省（自治区、直辖市）代码、2位市（地）代码、2位县（区）代码、6位顺序码、1位校验码。.

食品经营者应当妥善保管食品经营许可证，不得伪造、涂改、倒卖、出租、出借、转让。食品经营者应当在经营场所的显著位置悬挂或者摆放食品经营许可证正本。

二、监督检查

（一）概述

食品安全监督检查是指食品安全监督主体依法对管理相对人遵守食品安全法律法规和具体行政决定所进行的了解和调查，并依法处理的卫生行政执法活动。食品安全法律、规范、规章颁布实施后和行政决定。命令生效后，食品安全监督主体必须对遵守情况进行检查监督。

食品安全监督检查具有如下特征：①是一种单方面的依职权实施的具体行政行为；②食品安全监督检查可以影响但不直接处理和改变相对人的法律地位；③食品安全监督检查是一种给相对人设定程序性义务和限制其权利的行为。

（二）食品安全监督检查的分类

1．定期食品安全监督检查与不定期食品安全监督检查

定期食品安全监督检查是指食品安全监督主体按照食品安全监督工作计划和要求，在一定时期内（如一个月、半年、一年等）有规律地对管理相对人进行若干次监督检查。这种监督检查对相对人会产生稳定的警戒作用，促使其事先做好准备。不定期食品安全监督检查是指没有固定的时间间隔的监督检查。这种监督检查时相对人无法有准备地应付检查，更有利于客观、真实地发现问题，以便纠正违法错误。

2．一般食品安全监督检查与特定食品安全监督检查

这是根据监督检查对象是否为特定相对人所做的分类。一般食品安全监督检查是指食

品安全监督主体对不特定的管理相对人遵守食品安全法律、法规、规章的情况进行普遍的监督检查。一般食品安全监督检查可以使食品安全监督主体从宏观上把握相对人的守法情况，起到宏观控制的作用。特定食品安全监督检查是指食品安全监督主体针对特定的管理相对人遵守食品安全法律、法规、规章的情况进行的监督检查。特定食品安全监督检查可以使食品安全监督主体从微观上把握相对人的守法情况，制止和纠正具体的违法行为。

3. 全面食品安全监督检查与重点食品安全监督检查

全面食品安全监督检查是指食品安全监督主体对管理相对人进行食品安全法律规范要求的全部内容的监督检查。重点食品安全监督检查是指食品安全监督主体对部分相对人或食品安全法律规范的部分要求，或针对部分相对人对法律规范的部分要求进行的食品安全监督检查。

此外，食品安全监督检查还可以从其他不同的角度进行分类，如根据食品安全监督检查的时间阶段分类，可分为事前食品安全监督检查、事中食品安全监督检查、事后食品安全监督检查；根据食品安全监督检查与监督主体的职权关系做分类，又可分为依职权食品安全监督检查与依授权食品安全监督检查。

（三）食品安全监督检查的方式

食品安全监督检查的方式是指食品安全监督的主体为了达到食品安全监督检查的目的而采取的手段和措施。根据不同的情况可采用不同的食品安全监督检查方式：①现场核查。是指食品安全监督主体直接深入现场进行的监督检查，是一种常用的监督检查方式。②查验。是食品安全监督主体对管理相对人的某种证件或物品进行检查、核对。通过查验可以发现问题、消除隐患。③查阅资料。是指食品安全监督主体通过查阅书面材料对管理相对人进行的一种书面监督检查方式，是食品安全监督检查的一种常用方式。④统计。是指食品安全监督主体通过统计数据了解相对人守法情况的一种监督检查方法。

三、宣传教育

食品安全法制宣传教育是指食品安全监督主体将食品安全法律规范的基本原则和内容向社会做广泛的传播，使人们能够得到充分的理解、认识和受到教育，从而自觉地遵守食品安全法律规范的一种活动。食品安全监督主体依法进行食品安全监督，也是一个实施食品安全法律规范的过程。其根本目的是保护人民的健康，维护公民、法人和其他组织的合法权益。为了防止侵犯公民健康权益的违法行为的发生，应当以预防为主，对公民、法人和其他组织实施食品安全法制宣传教育，使广大人民知法、守法。因此，食品安全法制宣传教育已成为食品安全监督主体的食品安全监督人员在日常食品安全监督活动中普遍采用的手段之一。

食品安全法制宣传教育根据所针对的对象不同，有一般性的宣传教育和具体的宣传教育两种形式。一般性宣传教育是通过电视、报纸、标语、图画等多种形式的宣传工具，经常性地针对所有的人进行食品安全法制宣传，普及食品安全知识，使人们受到教育；对新颁布和新修订的与食品安全相关的法律法规，要及时开展专题宣传活动以保证法律法规的顺利贯彻实施。具体的宣传教育是指食品安全监督主体或者食品安全监督人员在具体的监督活动中，通过纠正和处理相对人的违法行为，针对某特定的公民、法人或者其他组织进行食品安全法制宣传教育。通过不同形式的食品安全法制宣传教育，无论对消费者、食品安全监督主体还是相对人都具有重要的意义。

四、行政处罚

（一）概述

行政处罚是指食品安全监督的主体为维护公民健康，保护公民、法人或其他组织的合法权益，依法对相对人违反卫生行政法律规范、尚未构成犯罪的行为给予的惩戒或制裁。行政处罚是食品安全监督的重要手段。

行政处罚具有如下特征：①行政处罚的主体具有法定职权的监督主体；②行政处罚的对象是违反食品安全法律规范的管理相对人；③行政处罚的前提是管理相对人实施了违反食品安全法律规范且未构成犯罪的行为；④行政处罚的目的是行政惩戒制裁。

行政处罚必须遵循处罚法定原则，处罚公正、公开原则，处罚与教育相结合原则，做出罚款决定的机构与收缴罚款的机构相分离的原则，一事不再罚原则，处罚救济原则。

食品安全监督主体在受理、处罚相对人违反法律规范的行为时，应遵循行政处罚的管辖（地域管辖、级别管辖、指定管辖、移送管辖、涉嫌犯罪案件的移送），即应由哪一级、哪一个区域的食品安全监督主体处罚。

（二）卫生行政处罚的适用

卫生行政处罚的适用是指对卫生行政法律规范规定的行政处罚的具体运用，也就是食品安全监督主体在认定相对人卫生行政处罚行为的基础上，依法决定对相对人是否给予卫生行政处罚和如何给予卫生行政处罚的活动。它是将食品安全法律规范有关卫生行政处罚的原则、形式、具体方法等运用到卫生行政法案件中的活动。

适用卫生行政处罚，必须符合下列条件：以卫生行政违法行为的实际存在为前提；以《中华人民共和国行政处罚法》和相应的食品安全法律规范为依据；由享有该项卫生行政处罚的食品安全监督主体实施所适用的对象必须是违反卫生行政法律规范并已达到法定责任年龄和有责任能力的公民、法人或者其他组织；适用卫生行政处罚必须遵守时效的规定。

卫生行政处罚适用的方法有：不予处罚或免予处罚、从轻或减轻处罚、从重处罚、行政处罚与刑事处罚竞合适用。

（三）卫生行政处罚的种类和形式

根据卫生行政处罚的内容对相对人所产生的影响，卫生行政处罚分为申诫罚、财产罚、行为罚。

申诫罚（精神罚或声誉罚）是影响相对人声誉或名誉的卫生行政处罚，即食品安全监督主体以一定的方式对违反食品安全法律规范的相对人在声誉上或名誉上惩戒，包括警告和通报批评。如管理相对人受到申诫罚后不纠正违法行为就转用更严厉的处罚方式。

财产罚是影响相对人财产权利的处罚。即强制违反卫生行政法律规范的相对人缴纳一定数额的金钱或剥夺其一定的财产权利，包括罚款，没收违法所得、没收非法所得。这是应用最广泛的一类以经济手段进行的处罚。

行为罚（能力罚）是影响相对人卫生行政法上的权利能力和行为能力的处罚，即食品安全监督主体限制或剥夺相对人卫生行政权利能力和行为能力的处罚，包括责令停产停业。

· 本章小结 ·

本章系统阐述了食品安全标准、食品安全法律法规体系及GMP、SSOP、HACCP等三个关键食品质量安全管理体系，在此基础上，总结分析了食品安全监督管理的基本手段，包括行政许可、监督检查、宣传教育和行政处罚。

· 思考题 ·

1. 试述GMP、SSOP、HACCP体系之间的关系。
2. 食品安全监督管理手段包括哪些？
3. 查一查相关标准法规要求，餐饮食品经营许可应当具备哪些条件？
4. 假设某企业开发生产一款预制红烧肉，请你制定获得市场准入的工作任务流程。
5. 某创业者在第三方网络平台开展外卖小吃经营，应当遵循哪些法律或规范性文件？

· 主要参考文献 ·

［1］凌强. 食品营养与卫生安全［M］. 北京：清华大学出版社，2017.
［2］孙晓红，李云. 食品安全监督管理学［M］. 北京：科学出版社，2021.
［3］李威娜，罗通彪. 食品安全与质量控制［M］. 武汉：武汉理工大学出版社，2013.
［4］王颖，易华西. 食品安全与卫生［M］. 北京：中国轻工业出版社，2020.
［5］熊敏. 餐饮食品安全［M］. 南京：东南大学出版社，2020.